SELECTED CASES
OF GENERAL SURGERY

主编·龚渭华

普外科
典型病例精选

上海科学技术出版社

图书在版编目（CIP）数据

普外科典型病例精选 / 龚渭华主编. -- 上海 : 上海科学技术出版社, 2025. 4. -- ISBN 978-7-5478-6834-8

Ⅰ. R6

中国国家版本馆CIP数据核字第2024LK6138号

普外科典型病例精选
主编　龚渭华

上海世纪出版（集团）有限公司
上海 科 学 技 术 出 版 社 出版、发行
（上海市闵行区号景路159弄A座9F-10F）
邮政编码201101　　www.sstp.cn
上海雅昌艺术印刷有限公司印刷
开本 787×1092　1/16　印张 16.5
字数 360千字
2025年4月第1版　2025年4月第1次印刷
ISBN 978-7-5478-6834-8/R·3113
定价：148.00元

本书如有缺页、错装或坏损等严重质量问题，请向印刷厂联系调换

内 容 提 要

本书以案例形式,介绍了甲状腺、乳腺、胃、十二指肠、肝、胆、胰、脾、阑尾、结肠疾病等常见普外科疾病的诊治经验。每个案例均从三大板块进行叙述,即病例介绍、临床经验、知识拓展。病例介绍包括现病史、体格检查、辅助检查、治疗过程等;临床经验介绍了作者诊治此病例的心得和要点;知识拓展则阐述了疾病相关重点知识及前沿进展。

书中对每个病例进行了细致的解析,可以帮助普外科临床医生和医学生锻炼以病例诊治为中心的临床思维,提升其对医学知识的运用能力和解决临床问题的能力。

编者名单

主 编

龚渭华·浙江大学医学院附属第二医院

编者名单

（按姓氏笔画排序）

王　理·浙江大学医学院附属第二医院

邓靖宇·天津医科大学肿瘤医院

厉学民·浙江大学医学院附属金华医院（金华市中心医院）

朱初明·南京医科大学第一附属医院（江苏省人民医院）

朱栩杭·浙江省肿瘤医院

任宝清·山西省人民医院

刘　勇·天津医科大学肿瘤医院

刘　晨·天津医科大学肿瘤医院

刘　静·复旦大学附属肿瘤医院

刘宝清·浙江大学医学院附属浙江医院

李雪洋·天津医科大学肿瘤医院

杨　力·南京医科大学第一附属医院（江苏省人民医院）

吴晓英·浙江省立同德医院

张殿彩·南京医科大学第一附属医院（江苏省人民医院）

周　敏·浙江大学医学院附属第二医院
赵高平·四川省医学科学院四川省人民医院
胡　建·浙江大学医学院附属第四医院
侯绪鹏·天津医科大学肿瘤医院
俞　星·浙江大学医学院附属第二医院
闻　良·浙江大学医学院附属第一医院
徐子忠·陕西省咸阳市第一人民医院
高　强·复旦大学附属中山医院
龚渭华·浙江大学医学院附属第二医院
梁雨荣·中国人民解放军总医院第一医学中心
韩春勇·天津医科大学肿瘤医院

秘　书
谢伟勋·浙江大学医学院附属第二医院
苗小龙·青岛大学附属医院
吴泽来·浙江大学医学院附属第二医院

主 编 简 介

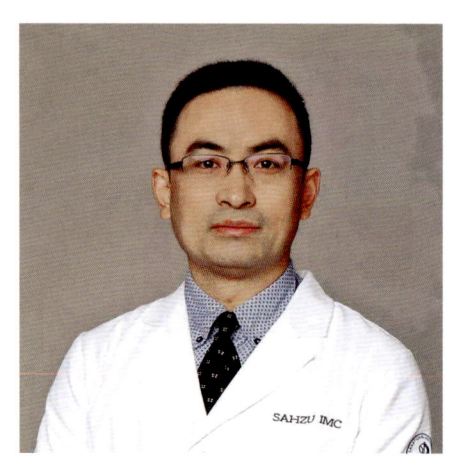

龚渭华

浙江大学教授，博士生导师，主任医师，浙江大学医学院附属第二医院普外科副主任兼胃肠外科副主任。浙江大学引进的高层次海外人才，国家优秀青年基金获得者，浙江省杰出青年基金获得者，浙江大学临床拔尖青年人才项目（A 类）入选者，浙江大学"临床名师计划"入选者，浙江省"万人计划"科技创新领军人才，浙江省新世纪 151 人才（第二层次），浙江省医坛新秀，浙江省钱江人才。中国抗癌协会胃癌专业委员会委员，中国医师协会肛肠分会第四届委员会转化医学专业学组副组长。多次荣获国际会议的"Travel Award"。

南开大学医学院临床医学（七年制）硕士，德国柏林自由大学、柏林洪堡大学联合夏里特医学院博士毕业。曾学习和工作于德国海德堡大学外科医院、美国加州大学洛杉矶分校医学中心、德国柏林魏尔啸医院、美国哈佛医学院贝斯以色列女执事医疗中心、日本癌症研究会有明医院消化器外科（师从日本胃癌学会主席 Takeshi Sano 教授）、澳大利亚新南威尔士大学全球健康所。担任教育部青年长江学者、教育部博士后海外引才专项、英国医学基金会、意大利卫生部、捷克卫生部等函评专家；担任 Medicine Advances 青年编委，Annali Italiani di Chirurgia 和 Current Trends in Immunology 编委；参与编写了 Advancement and New Understanding in Medical Science、全国高等学校"十四五"医学规划教材——器官·系统整合系列《消化系统》，主编 Rodent Transplant Medicine、《胃和胃肿瘤——您需要了解的知识》。

序 一

外科医生的成长是一个艰难且漫长的过程。普外科的特点是病情复杂、工作强度大、手术难度高。对年轻的普外科医师而言，在日常繁忙的工作中如何养成良好的临床思维习惯和不断提高处置疑难病情的能力，如何正确把控手术指征，特别是在术中应对各种复杂突发状况是他们逐渐走向成熟的必经之路。

本书在介绍普外科具体病例和临床诊治规范的基础上，侧重于临床诊断分析和治疗策略的制订，并对每个案例的处理心得进行总结，兼具实用性和可读性，以更加直观、生动的形式激发青年医师的学习兴趣，帮助读者总结经验教训、夯实临床基础，达到"温故而知新"的目的。本书图文并茂，讲解精炼，便于领会和记忆，是年轻医生非常好的普外科入门辅助教材，也是临床工作的重要参考书。

龚渭华博士是浙江大学外科学教授，曾在德国海德堡大学、柏林自由大学、柏林洪堡大学联合夏里特医学院学习工作，还在美国和日本等国际知名医学中心接受过系统的训练，相信由他担任主编的《普外科典型病例精选》能成为一本很好的临床参考书，同时，读者还可以从中感受到一个成熟外科医生是如何成长起来的。本书的参编者都是活跃在国内普外科的临床第一线，具有丰富的临床经验，他们不仅了解各自领域最新的研究动态和目前存在的问题，且对普外科医生的知识需求也有切身体会。

因此，此书凝聚了编者们大量的心血，我很高兴为之作序，并将该书推荐给所有步入普外科殿堂的年轻医生们。"千里之行，始于足下"，我相信此书的出版对我国普外科医师的培训及人才队伍建设会起到积极的推动作用。

是为序！

樊代明

中国工程院院士

美国医学科学院外籍院士

法国医学科学院外籍院士

中国抗癌协会（CACA）理事长

亚洲肿瘤学会（AOS）会长

世界整合肿瘤协会（WAIO）会长

2024年11月23日

序 二

普通外科学是一门基本而又传统的学科，该学科近十年来在理念更新、技术创新方面发展迅速。尽管其亚专科建设对诊疗的精细化发展很重要，但在临床实践过程中，临床医生不可避免地都会遇到普外科中的各种混杂疾病，就有必要了解普外科各个亚专业的内容，尤其在遇到紧急复杂的病情时。俗话说"实践出真知"，外科医生们在大量纷繁复杂的临床实践工作中，除了关注重要的手术技术外，更重要的是对临床理论知识的"萃取"，累积的经验不局限于个人专有，而是通过传播让更多人有所收获，尤其是当面向广大基层外科医生时。

龚渭华教授作为外科临床一线医生，带着科研的思维，在临床工作过程中用心搜集普外科的经典案例，并联合全国知名医院同仁一道编撰此书，从甲状腺、乳腺、胃、十二指肠、肝、胆、胰、脾、阑尾、结肠疾病等临床案例角度叙述，不仅图文并茂、贴合实际，而且生动细腻地剖析整个诊治过程，并结合临床前沿内容介绍，让人记忆深刻。

"从实践中来，再回实践中去"，相信本书的出版可以帮助提高临床医生和医学生的临床诊治思维，增强医生们解决临床实际问题的能力，有助于推动普通外科学的临床实践发展。

樊 嘉
中国科学院院士
复旦大学附属中山医院名誉院长
中国医师协会外科医师分会会长
2024 年 11 月 26 日

前　言

笔者自小喜爱听故事，上大学时也爱听老师讲医学故事，耐人寻味的故事让人记忆深刻，又会让人想深入探究和学习。虽然工作时间不算长，但笔者深切感受到临床医学是一门立足于理论科学基础之上的经验科学，也是一门"在临床经验中探寻科学规律、在科学理论中指引临床践行"的学科。

临床上，会发现不少患者就诊于不同医院不同医生或同一个医院不同专家，他们会收到多种不同的治疗建议，这往往让患者困惑不已。很多疾病的治疗方案选择最终都需要经得起时间的考验，比如笔者小时候时常扁桃体炎发作，那个年代的耳鼻喉科医生建议摘除扁桃体，但后来临床研究发现，扁桃体摘除后心肌炎的发病风险激增。事实上，每个器官的存在都是合理的。一方面，我们需要循证医学证据来支撑临床实践，比如现在临床上出现了不少的肺癌、甲状腺癌患者（俨然和临床检出率密切相关），但绝大部分患者都是早期，不需要手术治疗。日本著名的 Kuma 甲状腺病医院对 1 235 例患者的研究发现，多数甲状腺微小癌为惰性，随访 10 年仅 8% 肿瘤会长大，3.8% 出现淋巴结转移；日本研究发现胃切除者中 < 5 mm 的胃间质瘤发现率高达 35%，德国尸检发现 50 岁以上者中 < 10 mm 的胃间质瘤发现率高达 22.5%；这些科学数据为我们临床判断提供了很高的价值，比如 20 mm 胃间质瘤的无症状老年患者，结合预期寿命，往往可以考虑随访观察即可。这不仅节约医疗资源，更是减少对患者的身体"破坏"。另一方面，任何两个患者之间都不会出现完全相同的情况，所以，每个患者都是我们很好的

"老师"；每次经验的累积，我们内心都非常感谢"老师"的信任；面对每个患者的诊疗和手术，我们时常会感到"如履薄冰，如临深渊"，这也是我们对生命的一种敬畏。每个患者都是我们的教材，我们唯有努力积累经验，快速让自己成长，才能不辜负患者的信任。不同患者的相同疾病、同一疾病的不同方面都值得我们静心思考，"患者较高的生活质量、较长的生存时间"是我们追求的治疗目标。

案例是临床医学实践的总结，本书展示了编者们在临床工作中遇到的典型的甲状腺、乳腺、胃、十二指肠、肝、胆、胰、脾、阑尾、结肠疾病病例，每个案例均有编者的剖析和总结，实用性强。希望本书可帮助缩短临床外科医生的成长时间，让青年医生可以更快提升临床技能，更好地服务于患者。

在复杂多变的临床现象中，我们始终要"知其然"，更要"知其所以然"，怀揣炙热的心灵（heart），运用勤劳灵巧的双手（hands），调动更关键的头脑（head）（3H），以梦为马，不忘学医初心，让宝贵的临床案例经验取之于病患、同行，用之并受益于广大病患，最终让神圣的医学职业变成我们每个人的事业。共勉之！

龚渭华

2024 年 10 月 8 日

目 录

第 1 章 · 甲状腺疾病 — 001

- 病例 1 · 儿童甲状腺髓样癌 001
- 病例 2 · 桥本甲状腺炎背景下弥漫性甲状腺癌误诊为隐匿甲状腺癌 008
- 病例 3 · 甲状腺癌颈清扫术后淋巴漏形成 012
- 病例 4 · 巨大甲状腺乳头状癌 016
- 病例 5 · 异位甲状旁腺腺瘤 020

第 2 章 乳腺疾病 — 026

- 病例 6 · 乳腺癌保留乳头乳晕的全乳切除 + 腋窝淋巴结清扫 + 双蒂腹壁下动脉穿支皮瓣乳房再造 + 对侧缩乳术 026
- 病例 7 · 乳腺癌垂直切口缩乳悬吊整形保乳术 031

第 3 章 胃十二指肠疾病 — 034

- 病例 8 · 反复急诊消化道穿孔 034
- 病例 9 · 肺癌合并胃癌 038
- 病例 10 · 同时性食管-胃多原发恶性肿瘤 042
- 病例 11 · 骨肉瘤胃转移 051
- 病例 12 · 胃癌根治术后 32 小时发生肺动脉梗死 057
- 病例 13 · 胃癌根治术后当天明显腹胀 060

病例 14 · 高龄、肺功能欠佳合并心房颤动、胃癌　065

病例 15 · 胃癌术后黄疸　072

病例 16 · 胃癌术后肌间静脉血栓形成　075

病例 17 · 胃肿瘤术后新发心房颤动　081

病例 18 · 胃癌术后低白蛋白血症　085

病例 19 · 胃癌新辅助化疗期间 D- 二聚体升高（颈内静脉附壁血栓形成）　088

病例 20 · 胃癌中 PET-CT 应用　090

病例 21 · 胃癌术后急性胃潴留（胃排空延迟）　093

病例 22 · 腹腔镜远端胃次全切除 + 毕 Ⅱ 吻合术后输入袢发生 Petersen 嵌顿疝　096

病例 23 · 远端胃切除术后十二指肠残腔大出血诊治　099

病例 24 · 胃癌腹膜转移转化治疗后手术　102

病例 25 · 无法手术的伴有出血的胃癌（介入治疗和靶向药物治疗）　108

病例 26 · 冠状动脉支架植入术后行胃癌根治术　113

病例 27 · 胃间质瘤术后针灸应用　116

病例 28 · 胃巨大间质瘤及 PET-CT 应用价值　119

病例 29 · 误以为间质瘤的残留脾　123

病例 30 · 疑似"弥漫型胃癌"的胃淋巴瘤　128

病例 31 · 十二指肠间质瘤（一）　132

病例 32 · 十二指肠间质瘤（二）——术后"5～6 周"现象　136

病例 33 · 小肠间质瘤　141

第 4 章　肝胆疾病　143

病例 34 · 原发性肝癌合并皮肌炎　143

病例 35 · 原发性肝肉瘤误诊为肝囊肿行开窗引流术　146

病例 36 · 肝嗜酸性肉芽肿误诊为转移性肝癌　149

病例 37 · 晚期胆囊癌经综合治疗后实现肿瘤完全缓解　152

第 5 章　胰腺疾病　156

病例 38 · 根治性胰十二指肠切除术中门静脉系统切除重建（一）　156

病例 39 · 根治性胰十二指肠切除术中门静脉系统切除重建（二） 160

第 6 章　脾疾病　164

病例 40 · 以脾破裂为首发表现的慢性髓系白血病　164

第 7 章　小肠疾病　170

病例 41 · 急诊回肠出血　170
病例 42 · 急性肠系膜上动脉栓塞　174
病例 43 · 绞窄性肠梗阻探查手术中保留肠段　178
病例 44 · 小肠间质瘤肝转移双转化治疗　180
病例 45 · 不可手术的小肠巨大间质瘤　186
病例 46 · 罕见类型肠道淋巴瘤者反复肠穿孔　189
病例 47 · 小肠系膜巨大囊性淋巴管瘤　194
病例 48 · 肠系膜囊肿　198

第 8 章　阑尾疾病　202

病例 49 · 口服华法林下急诊阑尾手术及围手术期处理　202
病例 50 · 孕妇阑尾炎　205

第 9 章　结肠疾病　208

病例 51 · 结肠癌术后复发致肠梗阻再行手术后复杂腹腔感染　208

第 10 章　腹外疝　212

病例 52 · 腹股沟疝术前意外发现心房黏液瘤　212
病例 53 · 急诊嵌顿疝中腹腔镜应用　215
病例 54 · 腹腔镜疝修补（TAPP）术后血清肿　218

病例 55 · 腹部切口术后裂开　221

第 11 章　腹部损伤　225

病例 56 · 急诊腹部外伤（电转伤）　225
病例 57 · 外伤手术后十二指肠瘘　227
病例 58 · 结肠穿孔的保守治疗　230

第 12 章　腹膜炎　233

病例 59 · 病毒性腹膜炎误诊为急性阑尾炎　233

第 13 章　急腹症　237

病例 60 · 合并再生障碍性贫血的黄体破裂　237

第 14 章　其他普外科疾病　240

病例 61 · 腹腔内游离体　240
病例 62 · EB 病毒感染　242

第 1 章
甲状腺疾病

病例 1　儿童甲状腺髓样癌

朱栩杭

一、病例介绍

【现病史】　患者 9 岁男性儿童，因"发现甲状腺结节 2 月余"入院。患者于 2 月余前在当地中医院体检发现甲状腺结节，2022-11-26 当地中医院甲状腺 B 超示：双侧甲状腺结节（右叶结节 TI-RADS 4a 类，大小约 12 mm × 11 mm × 10 mm；左叶结节 TI-RADS 4b 类，大小约 23 mm × 16 mm × 11 mm）。遂于 2022-11-29 当地三甲医院行病理穿刺，结果示：（左侧甲状腺结节）意义不明确的滤泡样病变 Bethesda Ⅲ级，（右侧甲状腺结节）意义不明确的细胞非典型病变 Bethesda Ⅲ级。2022-12-10 当地三甲医院检查示：降钙素：1 972 pg/mL，癌胚抗原 86.05 pg/mL。患者自诉无声音嘶哑，无手足麻木，无颈部疼痛，无饮水呛咳。门诊拟"甲状腺结节"收住入院。

【既往史】　既往有先天性巨结肠手术史 8 年。

【家族史】　母亲、外婆甲状腺肿瘤病史（具体不详），母亲另有肾上腺嗜铬细胞瘤病史。

【体格检查】　查体可见患者颈部局部隆起，质地硬，边界不清，可随吞咽上下活动，四肢及双侧肩胛骨皮肤苔藓淀粉样变，腹部可见手术切口。

【辅助检查】　术前检查提示：游离三碘甲状腺原氨酸 4.52 pg/mL（略升高），余正常。降钙素升高 178 倍以上（1 496.00 pg/mL），甲状旁腺素正常，癌胚抗原 CEA 升高 15 倍以上（78.87 ng/mL）。空腹 C 肽、皮质醇、肾上腺素、多巴胺、去甲肾上腺素等均正常（表 1-1）。

B 超检查（图 1-1）提示：① 甲状腺双侧叶结节（左叶中部及右叶中上部结节 ACR TI-RADS 5 类；右叶中下部结节 ACR TI-RADS 4 类）；② 探及双侧颈部淋巴结。

喉镜检查提示：未见明显异常。

表 1-1　患者术前检验报告

项 目 名 称	测试结果	单　位	参考区间
抗甲状腺过氧化物酶抗体	40.20	U/mL	≤60.00
甲状腺球蛋白	27.10	ng/mL	1.40～78.00
抗甲状腺球蛋白抗体	＜15.00	U/mL	≤60.00
降钙素	1 496.00↑	pg/mL	≤8.40
甲状旁腺激素	29.30	pg/mL	15.00～65.00
癌胚抗原	78.87↑	ng/mL	≤5.00

注：患者降钙素及癌胚抗原升高明显。

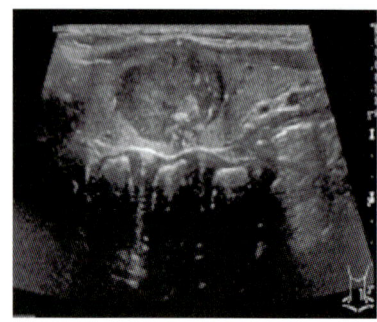 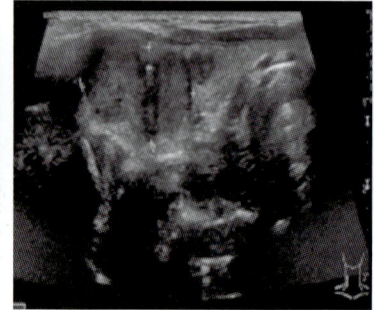 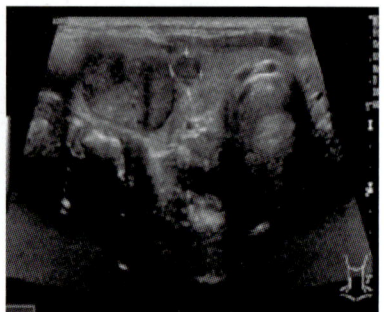

图 1-1　患者术前 B 超报告（考虑恶性）

CT 检查（图 1-2）提示：双侧甲状腺占位性病变，颈部未见明显异常肿大淋巴结。

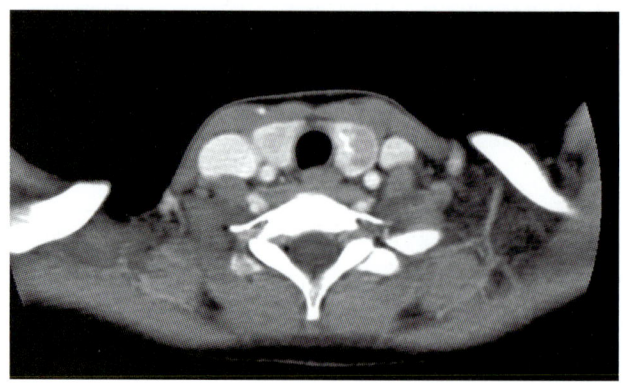

图 1-2　患者术前颈部 CT 检查

全身（PET-CT）检查（图 1-3）提示如下。

（1）① 甲状腺两叶低密度结节伴钙化，FDG 代谢轻度增高，结合临床，恶性考虑；② 右侧腮腺区、右侧颌下及双颈Ⅱ区多发小淋巴结伴部分稍高代谢，部分转移不除外，请结合其他检查。

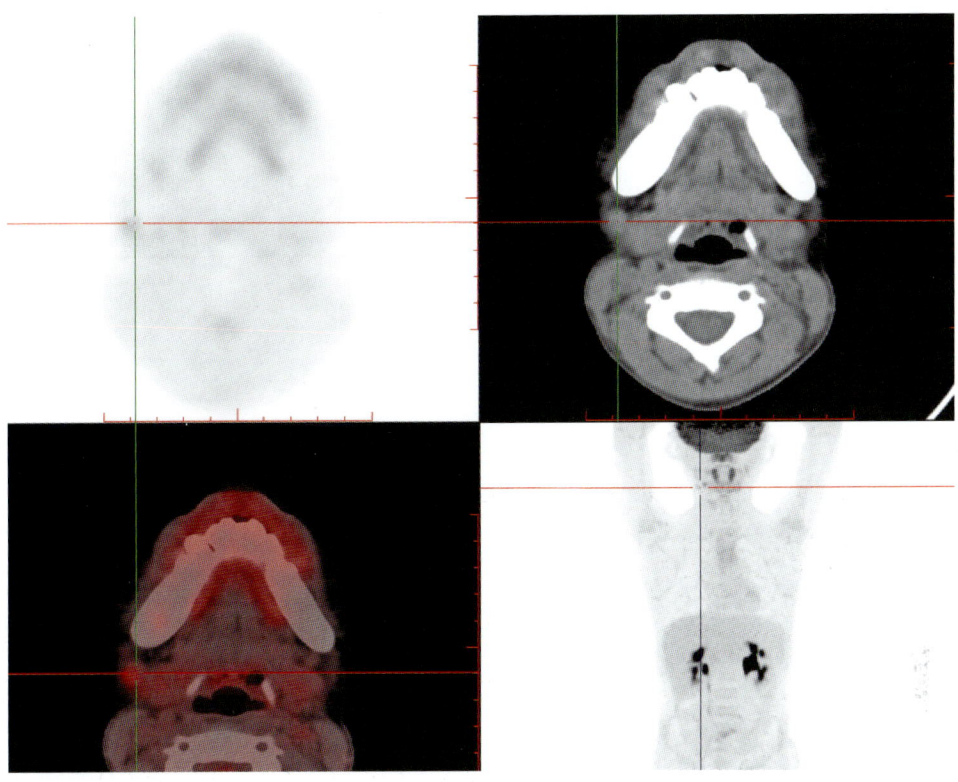

图 1-3 患者术前 PET-CT 检查

（2）纵隔 2R 区、双侧腹股沟区多发小淋巴结伴 FDG 代谢轻度增高，倾向炎性增生，建议随诊。

（3）前纵隔稍高代谢软组织影，胸腺增生倾向，建议密切随访。

（4）左侧肾上腺增粗不伴高代谢，增生倾向。

（5）多发结肠积气扩张，先天性巨结肠符合。

（6）鼻咽顶后壁增厚伴高代谢，考虑腺样体增生。

【入院诊断】 甲状腺恶性肿瘤；先天性巨结肠术后。

【治疗过程】 手术方式为双侧甲状腺全切＋双侧中央区及右侧颈淋巴结清扫，术中保护双侧喉返神经及甲状旁腺未受损，右侧颈淋巴结未见明显侵犯周围血管及组织。患者术后无声嘶、饮水呛咳、手足麻木等不适主诉。

术后检验提示：外周血降钙素正常，癌胚抗原明显降低（表 1-2）。

术后病理：（右侧甲状腺及峡部）甲状腺髓样癌（双灶，瘤体分别为大小 2.5 cm×2 cm×1.8 cm、直径 0.5 cm）；（左甲状腺腺叶）甲状腺髓样癌（瘤体大小：1.9 cm×1.5 cm×0.5 cm），可见腺内播散；癌转移至（右喉返旁）0/4 只、（右喉返神经深面）3/3 只、（左喉返旁）1/5 只、（右颈肌间）0/1 只、（右颈 2a 区）0/2 只、（右颈 2b 区）0/3 只、（右颈 3 区）0/10 只、（右颈 4 区）0/15 只、（右颈 5 区）0/2 只淋巴结内。TTF-1（＋）、TG（部分＋）、PAX8（个别＋）、CgA（＋）、Sy（＋）、CD56（＋）、CT（＋）、Ki-67（＋，10%）。

表 1-2　患者术后检验报告

项 目 名 称	测 试 结 果	单　位	参 考 区 间
降钙素	6.99	pg/mL	≤8.40
甲状旁腺激素	14.30↓	pg/mL	15.00~65.00
癌胚抗原	29.18↑	ng/mL	≤5.00

二、临床经验

（1）儿童甲状腺结节的恶性比例高，对于儿童甲状腺结节应详细评估结节性质，首选甲状腺超声，必要时应行超声引导下的细针穿刺细胞学检查。

（2）对于儿童甲状腺结节，应仔细询问既往史及家族史，检查甲状腺功能、降钙素和癌胚抗原等，有髓样癌家族史的患者应首先考虑甲状腺髓样癌可能，并关注具体亚型。

（3）儿童气管较成人偏细小，喉返神经不易寻找，如需行手术治疗应及时定制神经监测管，术中需重点保护双侧甲状旁腺，对于侵袭性较强的亚型应注意气管的保护，避免气管损伤。对于双侧喉返神经受累的患者应行气管造瘘术，仅行气管切开，一旦术后出血容易出现气管阻塞危及生命。

三、知识拓展

（1）绝大多数儿童甲状腺癌首选行全甲状腺切除术，主要依据是：儿童甲状腺癌多为双侧或多灶性病变，部分切除后复发风险更高；复发后二次手术发生并发症的风险更高；儿童甲状腺癌的亚型多为侵袭性较强的亚型，如弥漫硬化型乳头状癌；多数儿童甲状腺癌术后需碘治疗；术后可使用甲状腺球蛋白（thyroglobulin，TG）作为疾病复发监测的敏感指标[1, 2]。

对于单侧甲状腺局灶癌变，无明显淋巴结转移证据的患儿推荐常规行同侧预防性中央区淋巴结清扫[3]。对侧中央区预防性清扫尚无一致意见，若患侧Ⅵ区有转移，推荐对侧Ⅵ区预防性清扫，若患侧Ⅵ区转移未获证实，对侧预防性中央区清扫有待更多数据证实或尚待讨论。只有当影像学或FNAB提供明确转移证据时，进行颈侧区淋巴结清扫[4]，重点处理Ⅱ、Ⅲ、Ⅳ和Ⅴb区，没有淋巴结转移证据的患儿，不推荐行预防性颈侧区清扫。

（2）对于儿童和青少年人群中低风险甲状腺乳头状癌患者的手术切除范围，国内外指南存在不同意见[5]。对于部分单侧较小的病变，局限于腺体内且无颈部淋巴结转移和远处转移者，国内诊疗规范建议在确保术后定期随访的前提下，可进行腺叶加峡部切除，这一点有别于ATA指南推荐的甲状腺次全切除。主要基于以下考虑：① 儿童身体发育尚未完成，全甲状腺切除术后口服甲状腺激素是否能够完全替代甲状腺的所有功能尚不清楚。② 根据已有数据，此类患者行腺叶加峡部切除术后复发风险并未显著升高。③ 全甲状腺切除术后并发症发生率更高，并发症对患儿可能造成长期影响。但对于有放射线暴露史或家族史等高危因素的儿童，仍建议行全甲状腺切除术[6]。

（3）儿童甲状腺滤泡状癌（follicular thyroid carcinoma，FTC）通常表现为微小浸润型（占90%）而非广泛浸润型，因此，儿童FTC的侵袭性低于成人，且微小浸润型FTC预后良好，对于该部分患儿可采用腺叶+峡部切除术；对于广泛侵袭型及侵犯超过3条血管、肿瘤直径>4 cm或有远处转移证据的FTC，推荐行甲状腺全切除术，术后行放射性碘治疗；对微小浸润型FTC即肿瘤直径<4 cm、有/无微血管侵入（≤3条血管）患者，可采取甲状腺腺叶切除或腺叶加峡部切除术[7]。

（4）甲状腺髓样癌（medullary thyroid carcinoma，MTC）在儿科人群并不常见。如儿童确证MTC，首选甲状腺全切除术；对术前确诊为甲状腺髓样癌的患儿应该尽早采取手术治疗，对于术中冰冻未能明确而术后病理确诊为髓样癌的患儿，若首次手术切除范围不够，应考虑二次手术，且应追加相应颈淋巴结清扫[8]。

多发性内分泌肿瘤综合征2型（multiple endocrine neoplasia-2，MEN-2）的家族史与MTC发病风险的增加有关。MEN通常继发于已知的 *RET* 基因突变，其中 *MEN-2A* 的基因突变通常为常染色体显性遗传，*MEN-2B* 为新生突变，具有更高的侵袭性。根据《甲状腺髓样癌诊断与治疗中国专家共识（2020版）》推荐[9]，MEN-2A/B患儿在充分评估手术获益与并发症风险的基础上，可考虑早期手术干预。具体治疗措施应根据不同突变位点进行风险分层与患儿监护人充分沟通，待伦理学审查批准后进行：

1）最高风险（HST）：包括MEN2B和RET密码子 *M918T* 突变的患儿，推荐出生第一年内进行甲状腺切除术。

2）高风险（H）：包括RET密码子 *C634* 突变和 *A883F* 突变，推荐1~5岁时行甲状腺切除术，具体时机取决于是否发现肿瘤形成及血清降钙素水平。

3）中风险（MOD）：包括于儿童及青少年遗传性MTC中除 *M918T*、*C634*、*A883F* 突变之外的患儿，推荐从5岁开始进行甲状腺相关检查。具体时机依旧取决于是否发现肿瘤形成及血清降钙素水平。

（5）甲状腺未分化癌一经确诊，宜根据病情尽早采取手术、放疗及化疗结合的综合治疗，但本病在各型甲状腺癌中预后最差，平均存活期半年左右，确诊后常在1年内死亡。目前，除常规疗法外，新型分子靶向疗法是最有前途的治疗方式。这些药物通常是多种受体酪氨酸激酶抑制剂，但仍处于临床试验阶段，对于ATC患儿的治疗效果仍需进一步观察。

（6）放射性核素适应证：^{131}I治疗主要用于中高危患儿，尤其是手术不能切除的局部摄碘性残存病灶或转移淋巴结及摄碘性远处转移病灶者[10, 11]。值得注意的是，有关儿童的ATA指南（2015版）并不常规推荐以清除残余甲状腺为目的的^{131}I治疗。国内诊疗规范推荐儿童^{131}I治疗前评估亦可采用成人的内容和方法，主要包括基于围手术期的临床病理学资料进行的单时点静态评估，初步明确TNM分期及风险分层，并结合能够反映术后疾病状态的动态评估体系，进行复发风险及预后实时动态评估及修正。

（7）激素抑制治疗：甲状腺切除术后内分泌治疗（甲状腺激素替代及抑制治疗）应作为重要的长期治疗方式，特别是高危组分化型甲状腺癌人群，但对髓样癌和未分化癌无效。儿童TSH抑制目标应根据儿童PTC风险等级制订，低、中及高风险患儿TSH目标分别为>

0.5～1.0 mU/L、0.1～0.5 mU/L 和＜ 0.1 mU/L，如发现或怀疑疾病持续存在，可维持该目标，否则可在监测一段时间后将 TSH 恢复到正常低值。

与成人相比，儿童 TSH 抑制存在特殊困难：儿童每千克体重需更多剂量的甲状腺激素才能达到完全抑制；外源性甲状腺激素需求量随着年龄和体重的增加而变化；医源性的亚临床甲状腺功能亢进会影响儿童生长、行为和学习能力。关于甲状腺激素长期替代治疗的安全性和潜在不良反应的数据有限，需进一步研究。

（8）甲状腺癌复发后的治疗

1）手术治疗：对于术后复发的处理，目前并无一致意见。大多数儿童残留或复发灶在颈部淋巴结，对于颈部持续或复发的甲状腺癌患儿，应优先评估是否可行手术。对于超声、CT 或 MRI 可见并经 FNA 确认复发的直径＞ 1 cm 的病灶，建议行手术切除。再次手术难度和并发症发生率显著提高，应由经验丰富的手术团队进行。

2）射频消融治疗：有研究发现，对于数量有限的颈部转移（1～2 枚淋巴结），根据淋巴结位置和大小，可考虑超声引导的经皮穿刺乙醇或射频消融治疗，治疗成功率为 70%～98%。然而该治疗方法在儿童中的应用尚待进一步探索[12,13]。

3）再次放射性碘治疗：对 ^{131}I 治疗之后仍持续存在的病变，根据临床及前次 ^{131}I 治疗疗效反应进行个体化评估后确定是否需再次治疗。对于抑制性 TG 阳性但颈部超声及诊断性全身显像（DxWBS）阴性的患者，可先考虑颈胸部 CT 或 MRI 增强扫描以探查病灶。除非存在临床疾病进展的证据（如 TG 升高等）和前次 ^{131}I 有效的证据：TG 或甲状腺球蛋白抗体（TGAb）等血清学检查和（或）CT 等影像学检查，不推荐常规经验性予 ^{131}I 治疗及将 DxWBS 用于探查病灶。对于大多数无症状及非进展性 ^{131}I 难治性儿童分化型甲状腺癌患者，可在 TSH 抑制治疗下进行随访。有高达 1/3 的严重肺转移儿童可能会发展为稳定、持续或进行性疾病，对重复 ^{131}I 治疗无反应。

4）分子靶向治疗：对于非摄碘或碘难治性甲状腺癌，酪氨酸激酶抑制剂（TKI）可能作为最终治疗选择。目前 TKI 治疗儿童甲状腺癌主要参考成人数据，以及文献中的病例报道和小宗病例研究。凡德他尼和卡博替尼已获得美国食品药品监督管理局批准用于治疗甲状腺髓样癌，而乐伐替尼和索拉非尼（无论基因突变状态）、达拉非尼/曲美替尼（用于未分化癌和 *BRAF* 基因突变）和拉罗替尼（用于 NTRK 融合型肿瘤）均已被批准用于分化型甲状腺癌。2022 年 3 月，普拉替尼拓展适应证获我国国家药品监督管理局批准，用于 12 岁以上晚期或转移性 *RET* 突变型 MTC 患者，以及 12 岁及以上 ^{131}I 难治性晚期或转移性 RET 融合阳性甲状腺癌患者。

参 考 文 献

[1] Francis G L, Waguespack S G, Bauer A J, et al. Management guidelines for children with thyroid nodules and differentiated thyroid cancer [J]. Thyroid, 2015, 25（7）: 716-759.
[2] 国家儿童医学中心，国家儿童肿瘤监测中心，中华医学会小儿外科学分会，等. 中国儿童甲状腺结节及分化型甲状腺癌专家共识 [J]. 中华实用儿科临床杂志，2020，35（20）: 1521-1530.
[3] 赵文新，王波，翁煜景，等. 儿童及青少年甲状腺癌淋巴结转移特点及治疗策略 [J]. 中国实用外科杂志，2017，37（9）: 973-977.
[4] 中国医师协会外科医师分会甲状腺外科医师委员会，中国研究型医院学会甲状腺疾病专业委员会. 分化型

甲状腺癌颈侧区淋巴结清扫专家共识（2017版）[J]. 中国实用外科杂志，2017，37（9）：985-991.

[5] Sugino K, Nagahama M, Kitagawa W, et al. Risk stratification of pediatric patients with differentiated thyroid cancer: is total thyroidectomy necessary for patients at any risk? [J]. Thyroid, 2020, 30（4）: 548-556.

[6] 倪鑫，王生才，刘雨薇.《儿童甲状腺癌诊疗规范（2021年版）》解读[J]. 中国实用外科杂志，2022，42（6）：625-628.

[7] Spinelli C, Rallo L, Morganti R, et al. Surgical management of follicular thyroid carcinoma in children and adolescents: A study of 30 cases [J]. J Pediatr Surg, 2019, 54（3）: 521-526.

[8] Castinetti F, Waguespack S G, Machens A, et al. Natural history, treatment, and long-term follow up of patients with multiple endocrine neoplasia type 2B: an international, multicentre, retrospective study [J]. Lancet Diabetes Endocrinol, 2019, 7（3）: 213-220.

[9] 中国医师协会外科医师分会甲状腺外科医师委员会，中国抗癌协会甲状腺癌专业委员会，中国研究型医院学会甲状腺疾病专业委员会. 甲状腺髓样癌诊断与治疗中国专家共识（2020版）[J]. 中国实用外科杂志，2020，40（9）：1012-1020.

[10] Chow S M, Law S C, Mendenhall W M, et al. Differentiated thyroid carcinoma in childhood and adolescence-clinical course and role of radioiodine [J]. Pediatr Blood Cancer, 2004, 42（2）: 176-183.

[11] Biko J, Reiners C, Kreissl M C, et al. Favourable course of disease after incomplete remission on ^{131}I therapy in children with pulmonary metastases of papillary thyroid carcinoma: 10 years follow-up [J]. Eur J Nucl Med Mol Imaging, 2011, 38（4）: 651-655.

[12] Kim S Y, Kim S M, Chang H, et al. Long-term outcomes of ethanol injection therapy for locally recurrent papillary thyroid cancer [J]. Eur Arch Otorhinolaryngol, 2017, 274（9）: 3497-3501.

[13] Heilo A, Sigstad E, Fagerlid K H, et al. Efficacy of ultrasound-guided percutaneous ethanol injection treatment in patients with a limited number of metastatic cervical lymph nodes from papillary thyroid carcinoma [J]. J Clin Endocrinol Metab, 2011, 96（9）: 2750-2755.

病例 2　桥本甲状腺炎背景下弥漫性甲状腺癌误诊为隐匿甲状腺癌

吴晓英

一、病例介绍

【现病史】 患者女性，48岁。主因"发现左侧颈部肿块2周"入院。2周前无意中发现左侧颈部肿块，如鹌鹑蛋大小，当时患者无疼痛，局部皮肤无皮疹破溃，无潮热盗汗，无乏力纳差，无畏寒发热，无咳嗽咳痰，无胸闷气促，无腹胀腹痛，无腹泻黑便等症状，当地行甲状腺超声+颈部淋巴结B超提示：甲状腺回声改变，甲状腺右叶结节（C-TI-RADS 3类），左侧锁骨上颈部淋巴结结构异常（囊实性，大小约3.0 cm×2.0 cm，质硬）。胸部CT：左肺上叶及右肺下叶少许斑点、实性微小结节，纤维、增殖灶考虑，较前（2021-07-16）相仿，建议年度复查。胃镜检查提示慢性非萎缩性胃炎伴胆汁反流伴糜烂。后于当地医院行"颈部淋巴结切除活检术"，术后病理示：（左颈4区淋巴结）淋巴结内见乳头状癌，结合免疫组化，首先考虑转移性甲状腺乳头状癌，不能除外异位甲状腺癌变，周围淋巴结20颗呈反应性改变。行PET-CT：未见甲状腺可疑病灶。当地医院考虑为"隐匿性甲状腺癌"，建议行甲状腺手术治疗。为求进一步治疗，患者至我院就诊，门诊拟"左锁骨上淋巴结转移癌"收住入院。

【既往史】 既往有胃炎病史，饥饿或饱腹后出现上腹部隐痛不适，可自行缓解。

【个人史】 无放射线毒物接触史，余无殊。

【辅助检查】 入院后行甲状腺超声示：① 甲状腺左叶弥漫性病变（C-TI-RADS 5类，弥漫性甲状腺癌考虑）；② 甲状腺右叶结节（C-TI-RADS 3类）；③ 甲状腺弥漫性病变（C-TI-RADS 1类，请结合实验室检查）；④ 左颈部Ⅲ区淋巴结结构异常。甲状腺功能检查提示：促甲状腺素1.68 mU/L，游离三碘甲状腺原氨酸3.69 pmol/L，游离甲状腺素14.51 pmol/L，甲状腺过氧化物酶抗体609.29 U/mL，抗甲状腺球蛋白抗体167.82 U/mL，甲状腺球蛋白43.05 ng/mL。

【入院诊断】 ① 左锁骨上淋巴结转移癌，弥漫硬化型甲状腺癌伴侧颈淋巴结转移首先考虑；② 桥本甲状腺炎；③ 慢性非萎缩性胃炎伴胆汁反流伴糜烂；④ 肺结节。

【术前检查】 甲状腺功能全套检查（表2-1）提示：甲状腺过氧化物酶抗体（TPoAb）和抗甲状腺球蛋白抗体（TGAb）均升高。

表2-1　患者术前检验报告

项目名称	测试结果	单位	参考值低限	参考值高限
三碘甲状腺原氨酸	1.22	nmol/L	0.98	2.33
总甲状腺素	103.14	nmol/L	62.68	150.84
促甲状腺素	1.68	mU/L	0.35	4.94
游离三碘甲状腺原氨酸	3.69	pmol/L	2.43	6.01

续 表

项目名称	测试结果	单　位	参考值低限	参考值高限
游离甲状腺素	14.51	pmol/L	9.01	19.05
甲状腺过氧化物酶抗体	609.29	U/mL	0.00	5.61
抗甲状腺球蛋白抗体	167.82	U/mL	0.00	4.11

甲状腺超声检查（图2-1）提示：① 甲状腺左叶弥漫性病变（C-TI-RADS 5 类，弥漫性甲状腺 Ca 考虑）；② 甲状腺右叶结节（C-TI-RADS 3 类）；③ 甲状腺弥漫性病变（C-TI-RADS 1 类，请结合实验室检查）；④ 左颈部Ⅲ区淋巴结结构异常。

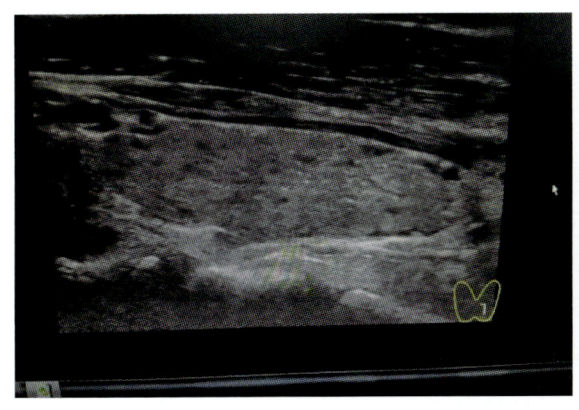 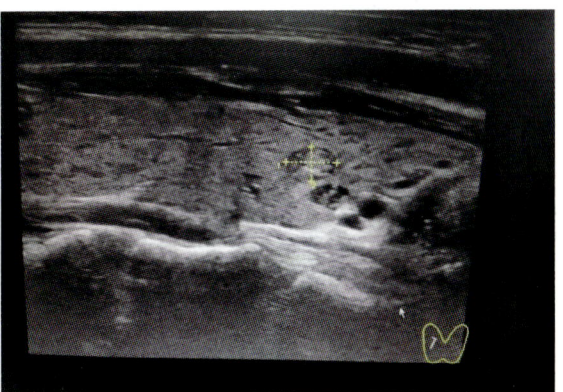

图 2-1　甲状腺超声提示弥漫性甲状腺癌考虑

【治疗过程】　手术方式为甲状腺癌扩大根治术（甲状腺癌全切除术 + 左侧颈Ⅱ/Ⅲ/Ⅳ/Ⅴ/Ⅵ/Ⅶ区淋巴结清扫术）。患者术后无声嘶、饮水呛咳、手足麻木等不适主诉。

术后常规病理提示：（甲状腺）甲状腺微小乳头状癌（左侧及峡部见多灶，最大者大小约 0.7 cm × 0.5 cm），局灶紧邻被膜，未见明确神经累犯及脉管内癌栓。余甲状腺桥本甲状腺炎伴多灶滤泡上皮非典型增生。（甲状旁腺?）少量甲状旁腺组织。（左Ⅵ区淋巴结）14 颗未见明确癌转移。（左颈清标本）淋巴结 23 颗未见癌转移。免疫组化单克隆抗体及癌基因检测：CD34（+，血管）、CD56（−）、TG（+）、CK19（+）、HCK（+）、TTF-1（+）、Galectin-3（+）、TPO（+）、P53（野生型）、Ki-67（+，1%）。

二、临床经验

弥漫硬化型甲状腺乳头状癌（diffuse sclerosing variant papillary carcinoma of thyroid，DSVPTC）恶性程度高、侵蚀性强、转移早、预后差，而临床极易误诊。对于患者为年轻女性，尤其是青少年，甲状腺肿大硬化，颈部出现异常淋巴结时，甲状腺超声声像图特点甲状腺本质上出现"暴风雪征"，应高度怀疑本病，必要时应进行粗针活检。如果能在患者就诊的第一时间确诊，对患者预后关系重大。规范的手术、术后 ^{131}I 治疗、TSH 抑制治疗及定期的随诊是该病的规范治疗。

三、知识拓展

甲状腺乳头状癌（papillary carcinoma of thyroid，PTC）是最常见的甲状腺恶性肿瘤，可分为多种亚型，大多数的乳头状癌被称为"惰性肿瘤"[1]。但有几种类型的乳头状癌侵袭性较高，愈后不佳，DSVPTC 便是其中之一[2]。DSVPTC 占 PTC 的 5% 左右，由 Vickery 于 1985 年首先描述[3]，后续逐渐被发现及重视[4-6]。其多发生在 10～30 岁青少年，女性多于男性，比例在（6～4）:1，常无自觉症状，多为体检时发现或以颈部淋巴结转移性包块就诊时发现[7]。查体可见甲状腺单侧或双侧叶增大，质韧偏硬，表面不光整，触之无明显压痛。颈前区和颈侧区可扪及肿大淋巴结，质硬[8]。

DSVPTC 病理特征主要为肿瘤弥漫性累及一侧或双侧甲状腺，可有多量鳞状化生灶，大量沙粒体钙化[9,10]。因其常有明显的淋巴细胞浸润，尤其在行甲状腺细针穿刺活检时，癌灶分布不均匀，因此最可能被误诊为良性的甲状腺弥漫性病变如淋巴细胞性甲状腺炎或亚急性肉芽肿性甲状腺炎[11-13]。

DSVPTC 的超声表现主要表现为甲状腺单侧叶或者双侧叶中度增大，弥漫性改变，在病变叶内分布沙粒状钙化，散在分布全叶或聚集成团，同时多伴同侧颈部Ⅲ区和Ⅵ区淋巴结转移[14]。转移淋巴结声像图表现与甲状腺癌乳头状淋巴结转移相同。根据声像图表现分为弥漫均匀型、弥漫结节型和弥漫囊肿型。其中弥漫均匀型表现为沙粒状微小钙化弥漫性、较均匀分布在增大的甲状腺内，典型时可呈现出"暴风雪征"，其与桥本甲状腺炎和慢性甲状腺炎超声上均表现为甲状腺弥漫性病变，且抗甲状腺球蛋白抗体阳性，若不注意观察，易误诊为桥本甲状腺炎[15]。弥漫囊肿型极少见，占 DSV 病例的 3%～5%，极易误诊为结节性甲状腺肿，发现囊肿内沙粒状钙化和寻找颈部转移性淋巴结是鉴别诊断的要点[10]。

参 考 文 献

[1] Lam A K. Papillary thyroid carcinoma: current position in epidemiology, genomics, and classification [J]. Methods in molecular biology (Clifton, N.J.), 2022, 2534: 1-15.

[2] Ohori N P, Schoedel K E. Cytopathology of high-grade papillary thyroid carcinomas: tall-cell variant, diffuse sclerosing variant, and poorly differentiated papillary carcinoma [J]. Diagnostic Cytopathology, 1999, 20 (1): 19-23.

[3] Vickery A L, Carcangiu M L, Johannessen J V, et al. Papillary carcinoma [J]. semin diag pathol, 1985, 2 (2): 90-100.

[4] Carcangiu M L, Bianchi S. Diffuse sclerosing variant of papillary thyroid carcinoma. Clinicopathologic study of 15 cases [J]. American Journal of Surgical Pathology, 1989, 13 (12): 1041-1049.

[5] Kumarasinghe M P. Cytomorphologic features of diffuse sclerosing variant of papillary carcinoma of the thyroid. A report of two cases in children [J]. Acta Cytologica, 1998, 42 (4): 983-986.

[6] Mizukami Y, Nonomura A, Michigishi T, et al. Diffuse sclerosing variant of papillary carcinoma of the thyroid. report of three cases [J]. Pathology International, 1990, 40 (9): 676-682.

[7] Regalbuto C, Malandrino P, Tumminia A, et al. A diffuse sclerosing variant of papillary thyroid carcinoma: clinical

and pathologic features and outcomes of 34 consecutive cases [J]. Thyroid, 2011, 21（4）: 383-389.
[8] Zheng X, Yu S, Long J, et al. Comparison of the clinical characteristics of primary thyroid lymphoma and diffuse sclerosing variant of papillary thyroid carcinoma [J]. Endocrine connections, 2022, 11（1）: e210364.
[9] Pillai S, Gopalan V, Smith R A, et al. Diffuse sclerosing variant of papillary thyroid carcinoma — an update of its clinicopathological features and molecular biology [J]. Crit Rev Oncol Hematol, 2015, 94（1）: 64-73.
[10] 岳林先，马懿，邓立强，等. 弥漫硬化型甲状腺乳头状癌的声像图表现 [J]. 中华超声影像学杂志，2009（9）: 3.
[11] Chen C C, Chen W C, Peng S L, et al. Diffuse sclerosing variant of thyroid papillary carcinoma: Diagnostic challenges occur with Hashimoto's thyroiditis [J]. Journal of the Formosan Medical Association, 2013, 112（6）: 358-362.
[12] Bongiovanni M. Fine-needle aspiration of the diffuse sclerosing variant of papillary thyroid carcinoma masked by florid lymphocytic thyroiditis; A potential pitfall: A case report and review of the literature [J]. Diagnostic Cytopathology, 2009, 37（9）: 671-675.
[13] Vukasovi A, Kuna S K, Ostovi K T, et al. Diffuse sclerosing variant of thyroid carcinoma presenting as Hashimoto thyroiditis: A case report [J]. Collegium antropologicum, 2012, 36（supplement 2）: 219-221.
[14] Qipei S, Kejing F, Yanli G. Imaging progress in diffuse sclerosing variant of papillary thyroid carcinoma [J]. Journal of Clinical Ultrasound in Medicine, 2019.
[15] Sherman S I, Ladenson P W. Subacute thyroiditis causing thyroid storm [J]. Thyroid Official Journal of the American Thyroid Association, 2007, 17（3）: 283.

病例 3　甲状腺癌颈清扫术后淋巴漏形成

俞　星

一、病例介绍

【现病史】　患者男性，40岁，因"发现双侧甲状腺结节1月余"入院。患者1月余前于我院行超声检查（图3-1）：左侧甲状腺内结节，大小约2.17 cm×1.30 cm，位于上极，边界不清，内可见多发强光点，内部回声不均，彩色多普勒检查结节内可见血流信号；左颈Ⅵ区较大者约1.20 cm×0.97 cm，左颈Ⅲ区较大约2.14 cm×0.39 cm，右颈Ⅵ区较大者约0.40 cm×0.41 cm，边界欠清，内回声不均。提示甲状腺左叶结节TI-RADS 4b类，甲状腺峡部结节TI-RADS 3类，甲状腺右叶未见明显异常，双侧颈部多发淋巴结肿大，转移性考虑，建议手术治疗。患者今为进一步诊治来我院就诊，门诊拟"甲状腺结节"收入院。自患者生病以来，患者意识清，精神可，胃纳可，睡眠可，两便无殊，近期体重无明显变化。

【体格检查】　意识清，精神可，皮肤巩膜无黄染，浅表淋巴结未及肿大，双侧甲状腺未及

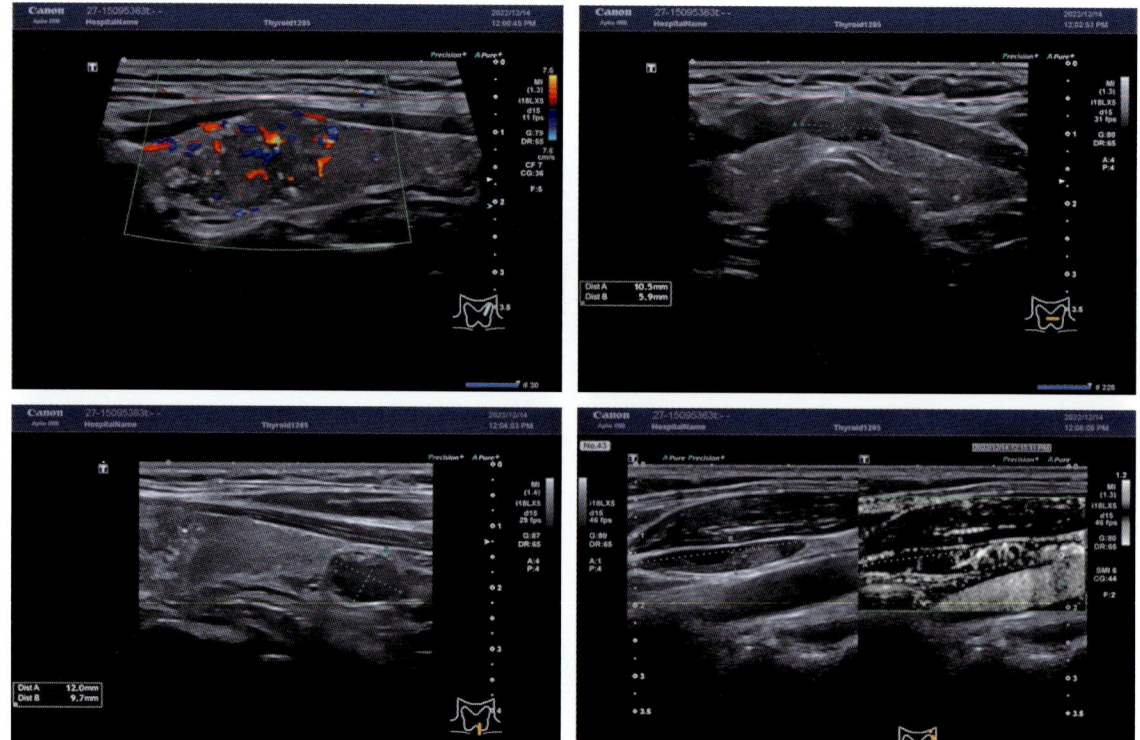

图3-1　患者术前双侧甲状腺及颈部淋巴结超声检查

明显肿大，未及质硬结节，未及血管杂音，气管居中。心肺听诊未及明显异常。腹平软，无压痛及反跳痛及肌紧张，肝脾肋下未及，墨菲征阴性，肝区无叩击痛，肠鸣音4次/分，双肾区无叩痛，双下肢未见水肿，生理反射存在，病理反射未引出。

【辅助检查】 颈部增强CT检查（图3-2）提示：甲状腺左叶结节，恶性待排，请结合超声及穿刺检查；左颈Ⅲ区可及稍大淋巴结，增强后不均强化；左侧颈Ⅵ区稍大淋巴结，大小约9.1 mm，增强后可见不均强化。

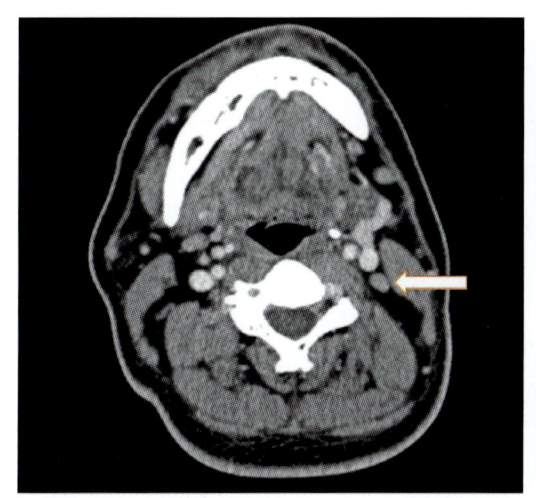
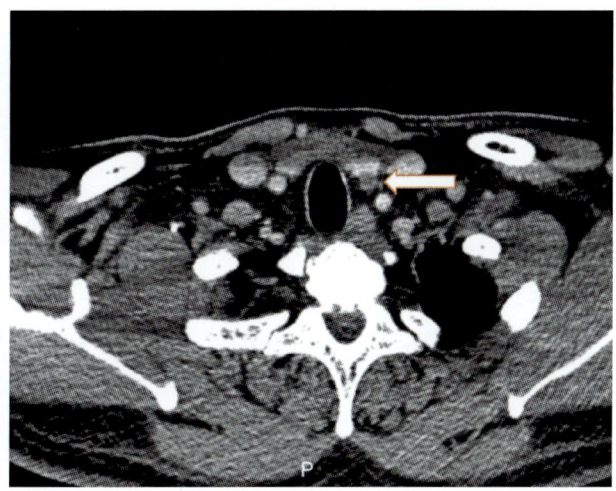

图3-2 患者术前颈部增强CT检查结果

【入院诊断】 ① 双侧甲状腺结节：癌？② 左颈淋巴结转移？

【治疗过程】 手术方式为左侧甲状腺癌扩大根治术（左侧甲状腺及峡部切除+左侧Ⅵ区淋巴结清扫+左颈Ⅱ、Ⅲ、Ⅳ、Ⅴ区淋巴结清扫术）+右侧甲状腺切除+右侧Ⅵ区淋巴结活检+双侧喉返神经监测术+前哨淋巴结示踪术。

患者术后病理提示：左侧甲状腺乳头状癌，结节1直径2.5 cm，结节2直径0.3 cm（镜下）；淋巴结转移：共9/42阳性，淋巴结转移灶最大径<0.2 cm：2个；淋巴结转移灶最大径0.2~3 cm：7个；淋巴结转移灶最大径>3 cm：0个；左侧2A 0/3阳性；左侧2B 0/8阳性；左侧3区淋巴结1/5阳性；左侧4区及5B区0/10阳性；左侧4B区纤维脂肪组织；左侧6区4/5阳性；左侧颈动脉三角1/1阳性；右侧6区2/3阳性；右6B 0/5阳性；喉前组织：纤维脂肪组织，伴见淋巴结1/1阳性。pTNM分期（AJCC第8版）：pT2N1bMx。

术后予以无脂饮食，术后第4天，引流量少，予以拔除引流管并出院；术后1周，患者出现左颈部肿胀，伴有部分红肿；查体发现（图3-3）：左颈肿胀，伴有红肿，触诊有波动感，范围约3 cm×3 cm；予以细针抽吸，抽出淡红色伴部分脓性液体。

考虑颈清扫术后淋巴漏形成，予以颈部穿刺负压引流；口服盐酸莫西沙星0.4 g，每天一次抗感染治疗；嘱患者无脂饮食。引流7天，引流液逐渐澄清，量减少，予以拔除负压引流管。

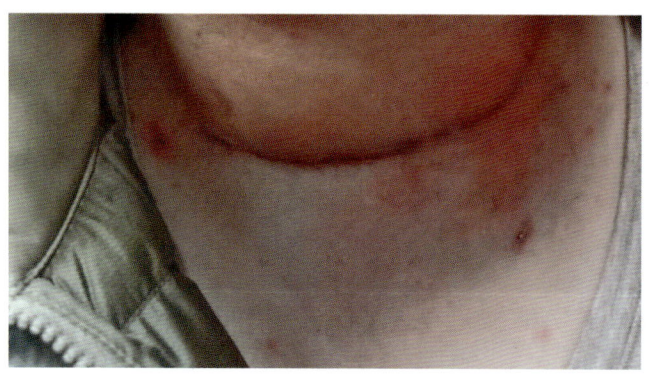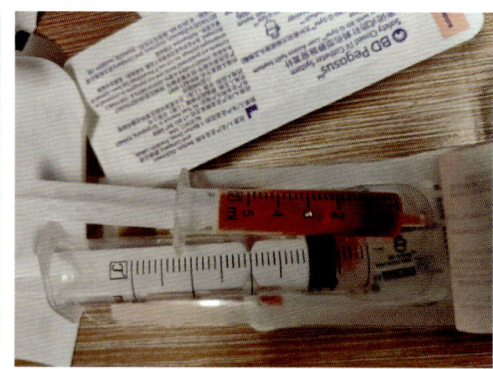

图 3-3　患者术后左颈红肿，触诊有波动感，穿刺抽出淡红色伴部分脓性液体

二、临床经验

（1）甲状腺手术颈淋巴结清扫术后，淋巴漏是常见并发症之一。

（2）临床表现为颈侧区，锁骨上窝处红肿，可伴有全身感染症状。

（3）术中仔细分离并结扎淋巴导管是最主要的预防方式，左侧为胸导管，右侧为右颈淋巴导管。

（4）无脂饮食、充分引流、抗感染是治疗术后淋巴漏的主要方式。

三、知识拓展

颈部淋巴结清扫操作过程中损伤胸导管、淋巴导管及其分支是造成术后乳糜漏的主要原因[1]。因此，熟练掌握颈部淋巴管的解剖结构和分布，仔细处理颈静脉三角区域（颈内静脉下段、肩胛舌骨肌下腹下缘及锁骨上缘所围成）是预防乳糜漏的关键[2]。然而，胸导管的形态、走形、分布，以及注入颈静脉角的位置均存在较大的变异[3,4]，且淋巴管壁透明而薄，损伤时难以发现，在术后淋巴液逐渐增多条件下管腔再度开放，淋巴液逐渐漏出，形成乳糜漏[5]。

术中仔细分离并结扎淋巴导管是预防淋巴漏的关键。淋巴管解剖位置：颈段胸导管出胸廓上口达颈根部，并呈弓形弯向左下经过左侧颈总动脉、迷走神经和颈内静脉的后方注入左静脉角；右淋巴导管为一短干，由右颈干、右锁骨下干和右支气管纵隔干汇合而成，注入右静脉角；胸导管和右淋巴导管解剖变异大，颈部分支较多且相互交联。

保守观察是治疗颈清扫术后乳糜漏的重要方式，包括以下几方面：① 控制饮食，建议患者禁食或无脂饮食以减少淋巴液分泌，同时肠外营养治疗维持水电解质平衡。有研究发现，禁食联合奥曲肽更有益于减少淋巴液分泌[6]。② 局部加压包扎，将纱布折叠成直径约 2 cm 的球形，以宽弹力胶带固定并压迫在锁骨上区和气管侧方间的三角区域[7]。③ 早期高负压吸引，持续高负压可以造成术区内创面紧贴，加快创面愈合，通过减少周围空间迫使受损淋巴管封闭[8]。④ 近来，有研究发现通过颈部注射高渗糖或铜绿假单胞菌注射液能加速淋巴管愈合[9,10]。

外科手术指征：当保守治疗无效时需考虑外科手术。一般出现以下情况时需考虑外科干预：① 持续大量淋巴引流液，最高引流液＞1 000 mL/d[11]；② 虽引流量小于1 000 mL/d，但保守治疗效果欠佳，长期不愈合；③ 因长期引流，患者出现严重的营养不良或水电解质紊乱等[12]。在进行手术之前，常推荐服用牛奶，术中淋巴漏口有牛奶漏出，有助于术者快速寻找漏口，进行修补。

参 考 文 献

[1] 中国研究型医院学会甲状腺疾病专业委员会，中国医师协会外科医师分会甲状腺外科医师委员会，中国医疗保健国际交流促进会临床实用技术分会. 甲状腺癌颈淋巴结清扫术后乳糜漏防治中国专家共识（2022版）[J]. 中国实用外科杂志，2022，42（6）：616-620.

[2] Ikeda Y. Thoracoscopic management of cervical thoracic duct injuries after thyroidectomy with lymphadenectomy [J]. Asian J Endosc Surg, 2014, 7（1）: 82-84.

[3] O'Hagan L A, Windsor J A, Phillips A, et al. Anatomy of the lymphovenous valve of the thoracic duct in humans [J]. J ANAT, 2020, 236（6）: 1146-1153.

[4] Ilahi M, St L K, Ilahi T B. Anatomy, thorax, thoracic duct [M]. Treasure Island（FL）: StatPearls Publishing, 2024.

[5] 董凌翔，贺亮，张浩，等. 甲状腺癌中央区淋巴结清扫术后并发乳糜漏14例临床分析[J]. 中国实用外科杂志，2019，39（2）：173-177.

[6] 柳桢，殷德涛，马润声，等. 奥曲肽治疗甲状腺癌颈淋巴结清扫术后难治性淋巴漏14例临床分析[J]. 西安交通大学学报（医学版），2018，39（1）：13-16.

[7] 孙团起. 甲状腺手术后颈部乳糜漏的预防及处理[J]. 中国实用外科杂志，2018，38（6）：628-630.

[8] 陈炬莹，林肖鹰，何秋艳. 探讨甲状腺癌颈淋巴清扫术后并发乳糜漏防治方法[J]. 福建医药杂志，2022，44（05）：60-62.

[9] 王勇飞，殷德涛. 高渗糖局部注射治疗甲状腺癌颈部淋巴结清扫术后淋巴漏疗效分析[J]. 中国实用外科杂志，2019，39（06）：615-618.

[10] 付利军，孔玉静，贺奇，等. 铜绿假单胞菌注射液治疗甲状腺乳头状癌颈侧区淋巴结清扫术后淋巴漏的临床观察[J]. 中国普通外科杂志，2021，30（11）：1343-1349.

[11] Chang G H, Lee C Y, Tsai Y T, et al. Strategic approach to massive chylous leakage after neck dissection [J]. Healthcare（Basel）, 2021, 9（4）: 379.

[12] Song R, Fei X, Cui J, et al. Treatment strategy for chylous leakage after dissection of central lymph nodes in thyroid cancer [J]. Ann Ital Chir, 2020, 91: 692-696.

病例 4 巨大甲状腺乳头状癌

俞 星

一、病例介绍

【现病史】 患者女性，70岁，因"右侧颈部肿物增大压迫20余年"入院。患者于20余年前发现颈部肿块，无吞咽不适、呼吸困难、心慌手抖等，考虑良性甲状腺结节，定期复查，20年来结节逐渐增大，现出现颈部压迫症状。为求进一步治疗，患者遂至我院门诊，为求手术治疗，门诊拟"甲状腺结节"收入院。患者自患病以来意识清，精神可，大小便正常，近期体重未见明显改变。

【既往史】 30余年前在我院行左侧甲状腺癌根治手术，术后病理：甲状腺乳头状癌。

【体格检查】 意识清，精神可，右侧甲状腺Ⅲ级肿大，触诊发现巨大结节，约5 cm，肿块与周围组织固定，左侧未触及明显肿大及结节，气管向左移位。颈部陈旧性瘢痕（图4-1）。

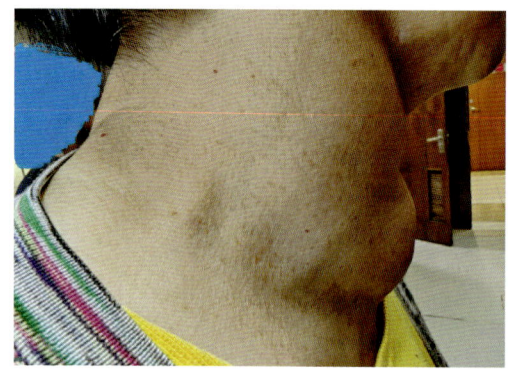 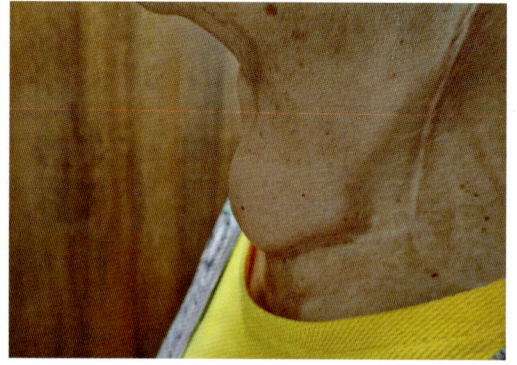

图4-1 患者颈部体格检查侧面观

【辅助检查】 颈部增强CT检查（图4-2）提示：甲状腺左侧叶术后，右侧甲状腺多发混杂密度结节伴钙化，考虑癌，气管受压移位，请结合超声及病理结果。右侧颈Ⅵ区多发稍大淋巴结，转移可能，请结合临床。

肺部CT检查（图4-3）提示：左肺下叶背段、右肺中叶内段实性结节，转移瘤可能；两肺多发磨玻璃结节，AAH可能，建议12个月HRCT复查；两肺散在纤维增殖灶。

甲状腺细针穿刺细胞学检查（图4-4）提示：（右侧甲状腺）甲状腺乳头状癌；BRAF V600E（1799T＞A）突变阳性。

【入院诊断】 ①右侧甲状腺结节：癌？②左侧甲状腺癌术后。

【治疗过程】 手术方式为右侧甲状腺癌扩大根治术（右侧甲状腺及峡部切除＋右侧Ⅵ区淋巴结清扫＋右颈Ⅱ、Ⅲ、Ⅳ、Ⅴ区淋巴结清扫术）＋喉返神经监测术＋前哨淋巴结示踪术。

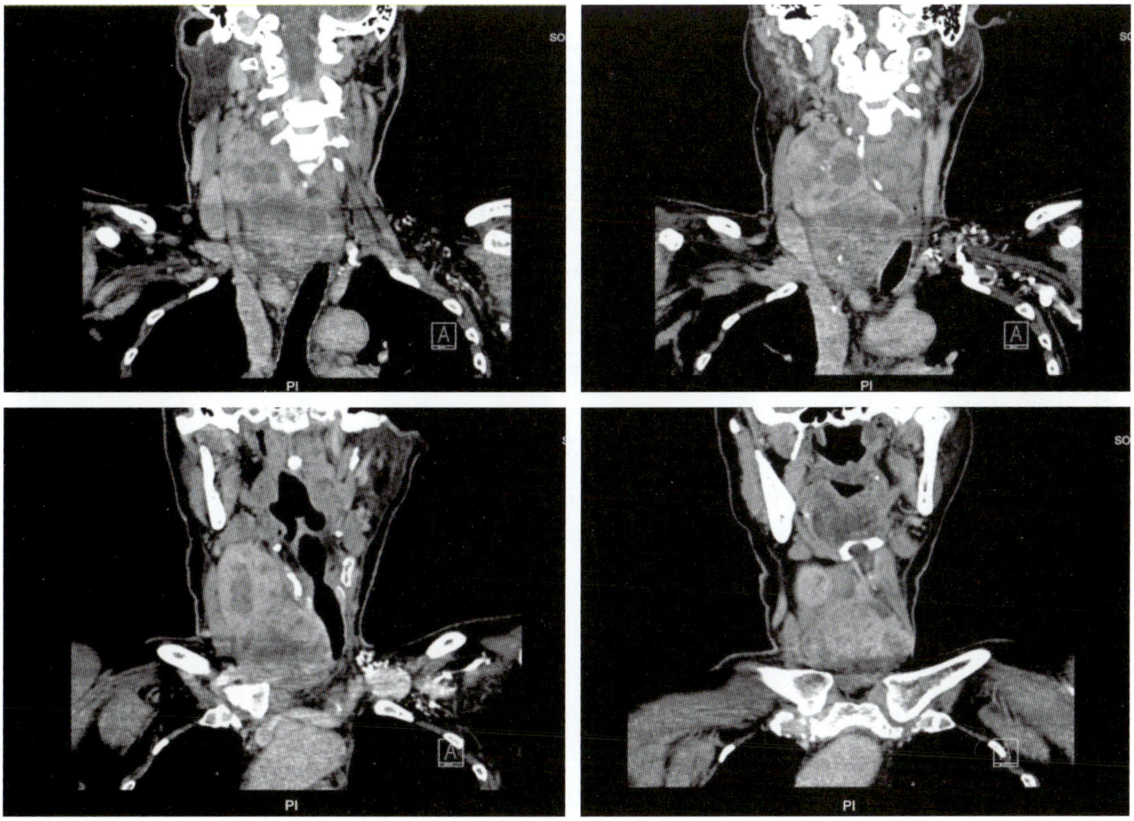

图 4-2　患者颈部增强 CT 检查结果

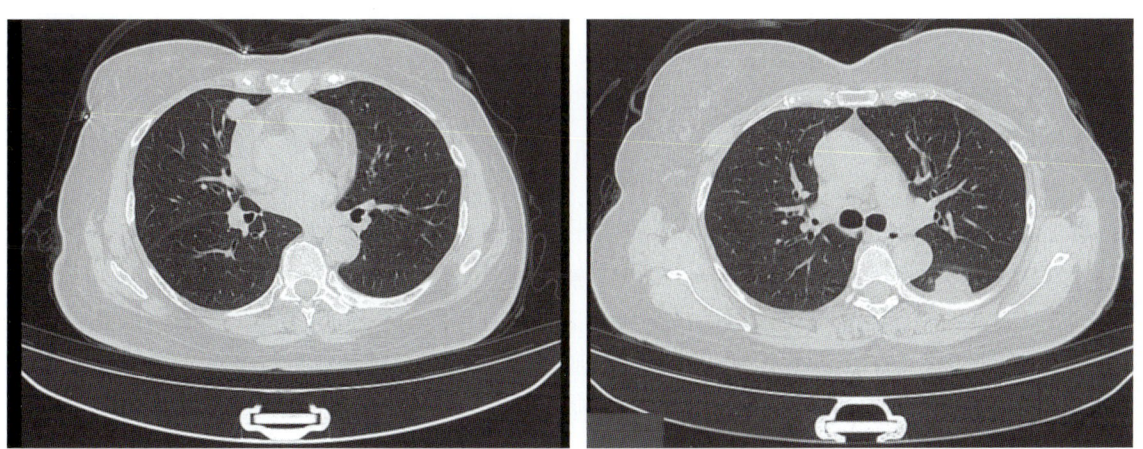

图 4-3　患者肺部高分辨 CT 检查结果

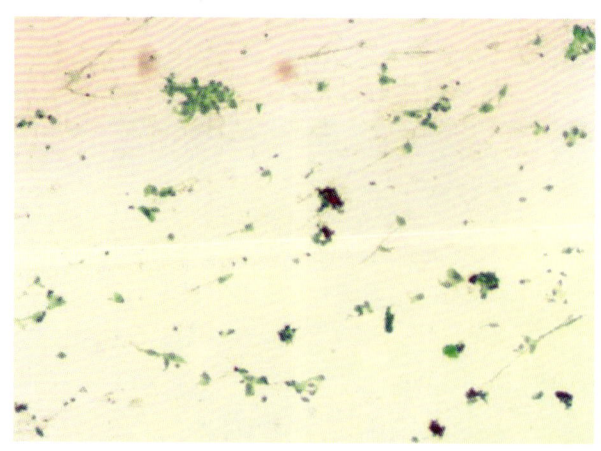

图 4-4　甲状腺细针穿刺检查结果提示甲状腺乳头状癌

患者术后病理提示：右侧甲状腺乳头状癌，大小 5 cm×4 cm×3 cm，伴部分间变，伴钙化、胆固醇结晶，以及片状坏死；脉管侵犯：阳性，见一灶脉管癌栓；神经侵犯：阴性；甲状腺内播散：阴性；甲状腺被膜侵犯：阳性，并侵犯横纹肌；甲状腺外侵犯：阴性；淋巴结转移：右 2a 区淋巴结 0/10 阳性，右 2b 区淋巴结 0/1 阳性，右 3 区淋巴结 0/6 阳性，右 4 区及部分 5b 区淋巴结 0/9 阳性，右 6 区淋巴结 0/8 阳性。喉前组织：见甲状腺乳头状癌组织；周围甲状腺伴随病变：结节性甲状腺肿；pTNM 分期（AJCC 第 8 版）：T3bN0Mx。免疫组化结果：Vimentin（+），TTF-1（SPT24）部分（+），PAX-8 弱（+），Ki-67 15%，CD10（+）。

术后 5 天，引流量逐渐减少，予以拔除引流管，顺利出院。出院后患者感染新型冠状病毒，胸部 CT 检查提示：肺部结节较前增大迅速，其中较大枚结节大小约 31 mm，伴有肋骨后段骨质吸收破坏，恶性考虑。待肺部炎症好转后，予以行肺部穿刺检查，结果提示：转移性或浸润性恶性肿瘤，考虑低分化鳞状细胞癌，免疫组化：CK7（+），CK20（-），TTF1（-），NapsinA（-），Ki-67（30%+），CK5/6（+），P53（野生型）。经 MDT 讨论后，现选择以靶向药物治疗为主的肿瘤综合性治疗。

二、临床经验

（1）甲状腺乳头状癌因其"惰性"肿瘤学性质，常常被患者忽视，我们需要将"侵袭"和"惰性"的肿瘤区分开来，而肿瘤进行性增大是"侵袭"性肿瘤的特性之一。

（2）甲状腺癌伴有肺部多发结节，临床常以"一元论"进行解释，但也要警惕甲状腺癌联合肺癌"双元论"的情况，如本例患者，甲状腺癌术后颈部未见转移淋巴结，且肺部结节仍进行性增大，需要警惕原发性肺癌，通过肺部穿刺检查进一步明确病因，并制订相应的治疗方案。

三、知识拓展

局部晚期甲状腺癌主要指肿瘤明显侵犯周围重要结构如喉返神经、气管、食管、喉、颈部大血管、上纵隔或广泛皮肤肌肉，预后较差，是甲状腺癌患者主要的死亡原因之一[1]。对患者的治疗往往困难多，风险大，需要由多学科综合治疗协作组（MDT）评估讨论，联合诊治处理，有助于进一步提高切除率，减小手术风险，降低术后并发症发生率和病死率，延长生存期，提高生活质量[2]。

巨大结节伴有局部侵犯是晚期甲状腺乳头状癌的特征之一，需要超声、增强CT、MRI、喉镜等检查准确测定气管、淋巴结、食管、喉部或血管的受累范围[3]。手术是最主要的治疗方式，如果甲状腺乳头状癌的肿瘤≥4 cm或有甲状腺外侵犯，可行颈部预防性淋巴结清扫[4]。同时，需要检测是否发生远处转移，如胸部高分辨CT平扫，评估是否发生肺部转移[5]。

近年来不断涌现的靶向药物为晚期甲状腺癌的治疗提供了更多治疗选择，显示出良好的治疗效果，也是提高患者生存时间及质量的重要手段[6, 7]。随着越来越多的靶向药物不断出现，靶向药物治疗有望走向不同机制联合用药、精准用药、靶向药物与其他治疗手段和方式联合应用的模式，手术联合靶向治疗等综合治疗方式也将为晚期甲状腺癌患者带来个性化的诊治。

参 考 文 献

［1］樊友本，田文，房居高，等. 局部晚期甲状腺癌手术治疗中国专家共识（2020版）[J]. 中国实用外科杂志，2020，v.40（04）：369-376.
［2］Patel C B, Ahmadi O, de Groot C, et al. Management dilemma in metastatic papillary thyroid carcinoma [J]. N Z Med J, 2022, 135(1556): 127-131.
［3］Mitchell A L, Gandhi A, Scott-Coombes D, et al. Management of thyroid cancer: United Kingdom National Multidisciplinary Guidelines [J]. J Laryngol Otol, 2016, 130(S2): S150-S160.
［4］Shenson J A, Zafereo M E, Lee M, et al. Clinical outcomes of combined cervical and transthoracic surgical approaches in patients with advanced thyroid cancer [J]. Head Neck, 2023, 45(3): 547-554.
［5］Agosto S S, Kaye E R, Sargi Z, et al. Management of advanced thyroid cancer: overview, advances, and opportunities [J]. Am Soc Clin Oncol Educ Book, 2023, 43: e389708.
［6］Wadsley J, Beasley M, Garcez K, et al. Guidelines on the use of systemic therapy in patients with advanced thyroid cancer [J]. Clin Oncol(R Coll Radiol), 2023, 35(1): 57-64.
［7］Filetti S, Durante C, Hartl D M, et al. ESMO Clinical Practice Guideline update on the use of systemic therapy in advanced thyroid cancer [J]. Ann Oncol, 2022, 33(7): 674-684.

病例 5 异位甲状旁腺腺瘤

俞 星

一、病例介绍

【现病史】 患者男性，27岁，因"反复腰痛3年余，发现血钙升高1周"于2023-02-04入院。患者于3年余前无明显诱因下出现左腰疼痛不适，阵发性加重，未向他处放射，伴恶心，无呕吐，来我院急诊就诊，查B超示左输尿管结石，考虑肾绞痛，予止痛等对症支持治疗后疼痛缓解。后一直保守治疗，效果不佳，腰痛及血尿反复发作，复查CT提示左输尿管多发结石，3年前于我院行激光碎石术，术后疗效不佳，仍有反复腰痛，复查泌尿系统B超提示左肾多发结晶。1周前于我科门诊随诊，查血高钙低磷、甲状旁腺激素偏高。现为明确高钙原因来我院，门诊拟"高钙血症"收住入院。

【既往史】 既往肥胖症7年余，饮食及作息不规律，少运动，无药物使用史。既往脂肪肝、肝功能不全、高脂血症、高尿酸血症2年余，目前口服多烯磷脂酰胆碱胶囊（易善复）2片 tid+ 双环醇片（百赛诺）1片 tid+ 熊去氧胆酸片（吡福）1片 tid+ 护肝、非布司他片0.5片 qd 降尿酸。

【体格检查】 意识清，精神可，体型肥胖，全身浅表淋巴结未及肿大，甲状腺未及肿大，伸舌居中，鼻唇沟对称，双肺呼吸音清，未闻及干、湿啰音，心律齐，未闻及病理性杂音，腹平软，无压痛，无反跳痛，肝脾肋下未及，肠鸣音4次/分，无亢进，双肾区无叩痛，双下肢无水肿，四肢肌张力正常，肌力Ⅴ级，病理征未引出。

【辅助检查】 我院甲状旁腺激素（PTH）223.70 pg/mL（↑）；电解质全套：磷 0.83 mmol/L（↓），钙 2.76 mmol/L（↑）。B超检查提示：脂肪肝；左肾多发结晶；胆囊、胰腺、脾脏、右肾未见明显异常。

颈部超声检查（图5-1）提示：双侧甲状腺后方甲状旁腺区未见明显异常回声。左侧甲状腺上极水平颈总动脉外侧及颈内静脉后方可见一个低回声肿块，大小约 1.71 cm × 0.91 cm，边界可辨，内回声不均，CDFI示其内可见血流信号。提示：双侧甲状腺后方甲状旁腺区未见明显异常；左侧甲状腺上极水平颈总动脉外侧及颈内静脉后方低回声肿块，异位甲状旁腺腺瘤？神经鞘瘤？

颈部增强检查（图5-2）提示：左侧甲状腺外侧明显强化结节，结合病史，异位甲状旁腺腺瘤不除外。

【入院诊断】 ①高钙血症，甲状旁腺功能亢进症待查；②左肾多发结晶，左肾结石激光碎石术后；③肥胖症；④脂肪肝；⑤肝功能不全；⑥高脂血症；⑦高尿酸血症。

【治疗过程】 手术方式为左侧异位甲状旁腺腺瘤切除术，术中见颈动静脉后方有一长约 1.5 cm 的肿瘤，暗红色，边界光滑，与迷走神经粘连（图5-3）。

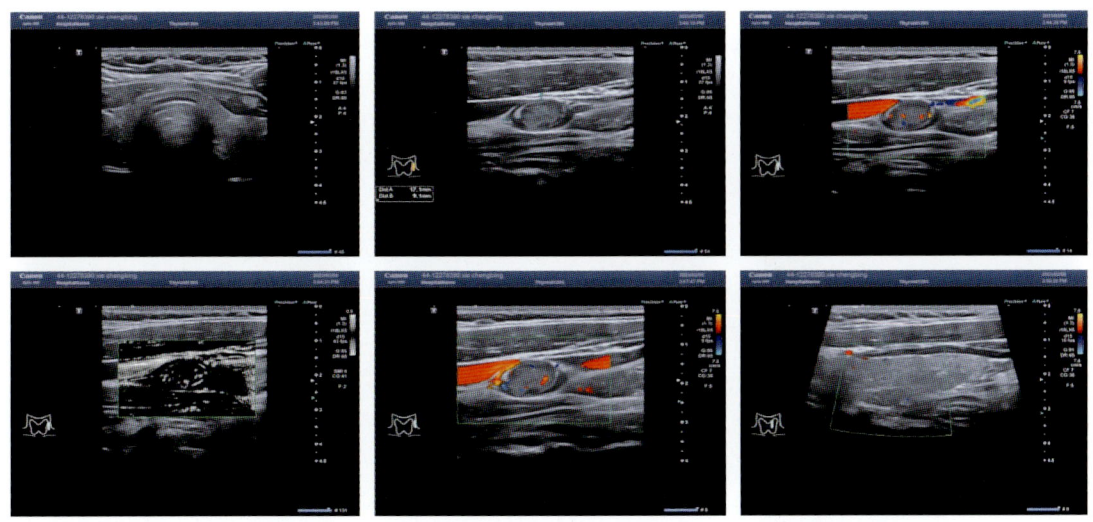

图 5-1　患者术前超声提示颈动脉鞘区域低回声肿块

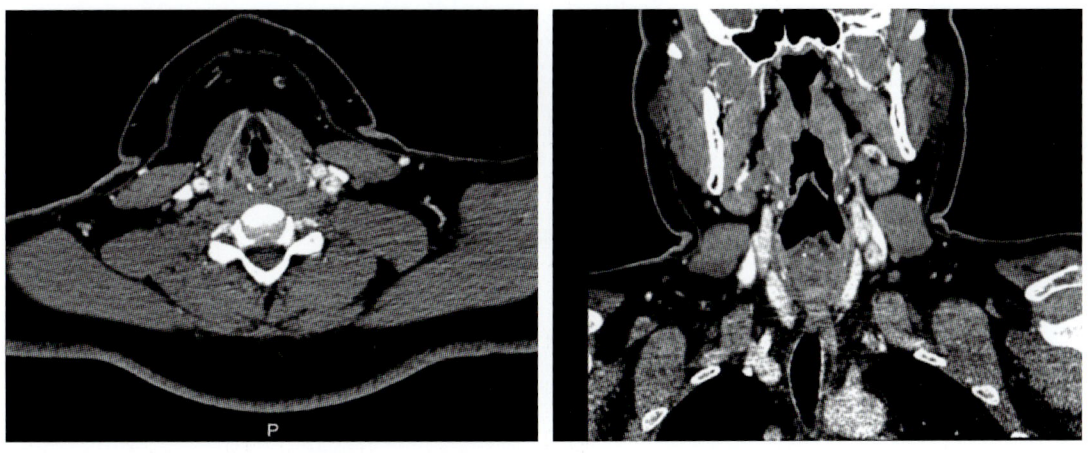

图 5-2　颈部增强 CT 检查（动脉期）提示颈动脉鞘处明显强化结节

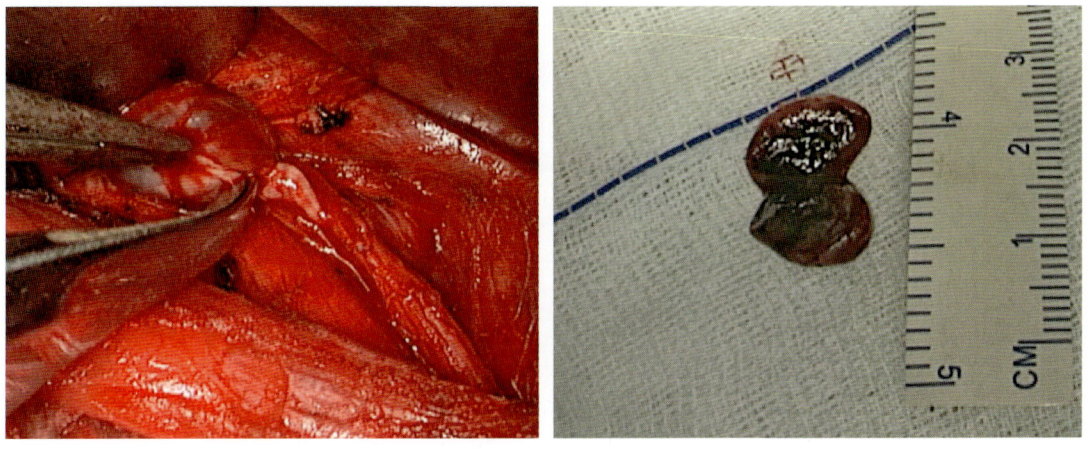

图 5-3　术中见颈动静脉后方有一长约 1.5 cm 的暗红色肿瘤

患者术后病理（图 5-4）提示：（左侧颈部肿物）甲状旁腺腺瘤。

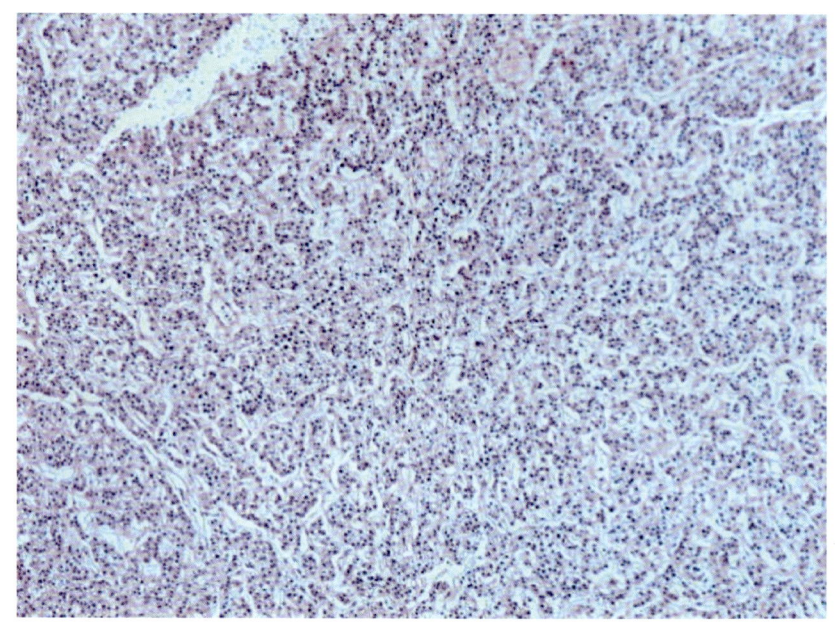

图 5-4　常规病理检查提示甲状旁腺腺瘤

PTH 水平测定（图 5-5）提示：术后 PTH 水平显著降低。

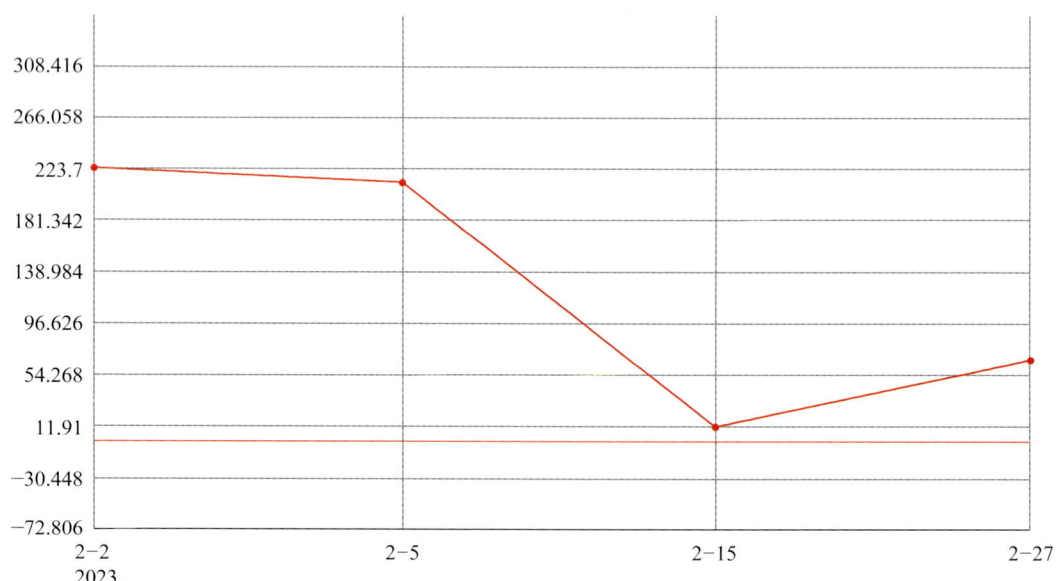

图 5-5　术后 PTH 变化趋势图（PTH 水平降低）

血钙水平测定（图 5-6）提示：术后血钙水平显著降低。

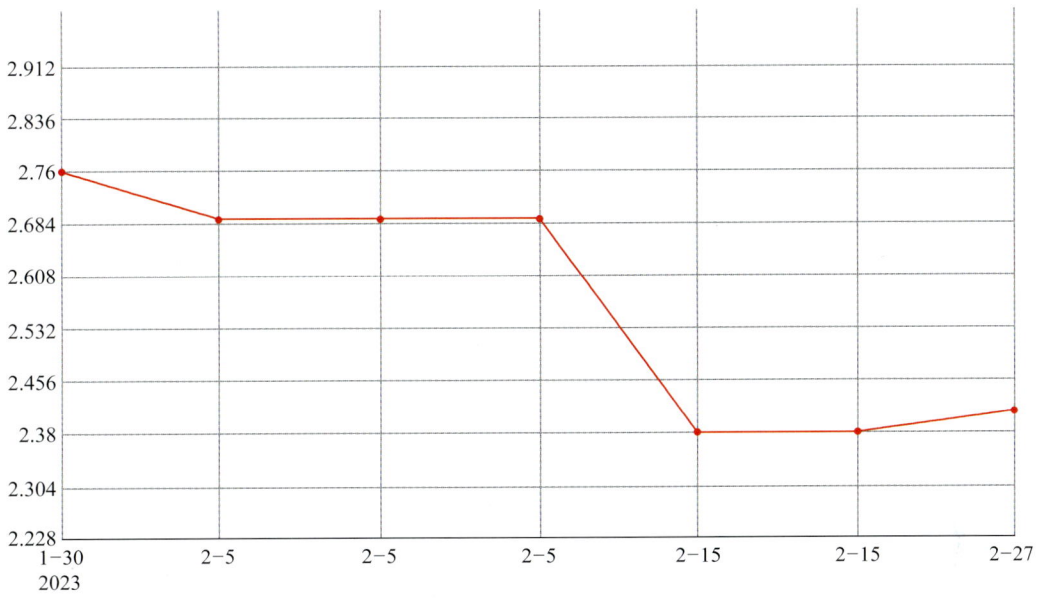

图 5-6　术后钙变化趋势图（血钙水平降低）

血磷水平测定（图 5-7）提示：术后血磷水平升高。

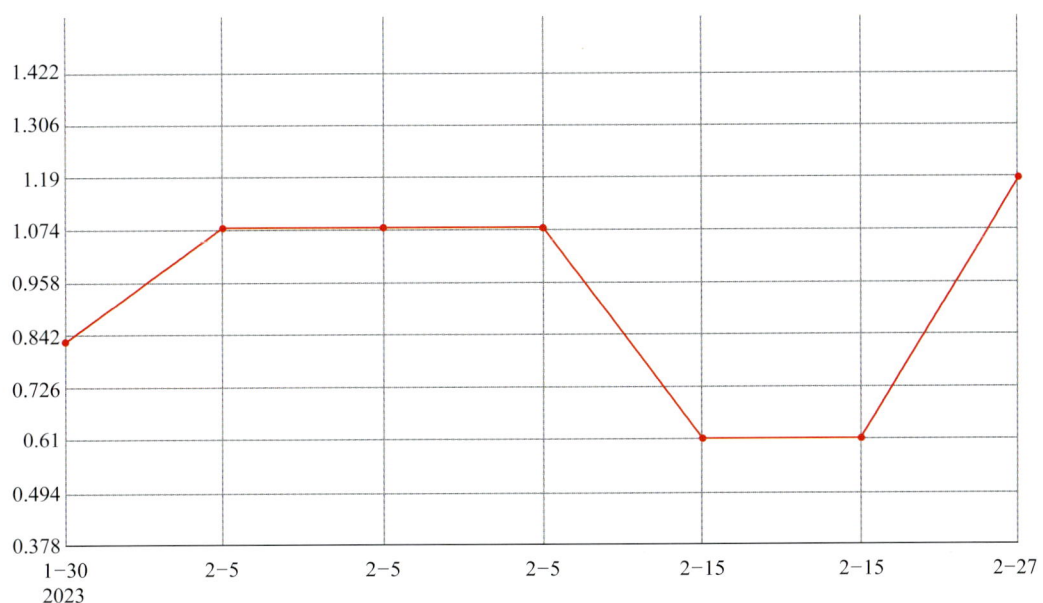

图 5-7　术后磷变化趋势图（血磷水平升高）

患者术后第3天，引流量逐渐减少，予以拔除引流管，顺利出院。

二、临床经验

（1）临床上反复出现的血钙升高，需要高度警惕甲状旁腺功能亢进症。
（2）根据甲状旁腺腺瘤的不同典型症状，可分为骨型、肾型和混合型。
（3）甲状旁腺腺瘤常发于甲状腺后缘，同时不能排除异位甲状旁腺腺瘤可能。
（4）影像学检查，如超声、增强CT、ECT等能帮助确定甲状旁腺腺瘤位置。
（5）手术摘除是治疗甲状旁腺腺瘤的主要方式，术中冰冻证实甲状旁腺腺瘤，术中即时测定PTH下降能帮助术者确认是否已摘除病变的甲状旁腺腺瘤组织。

三、知识拓展

原发性甲状旁腺功能亢进是一种常见的以影响钙离子为主的内分泌疾病，其特征是高钙血症和甲状旁腺素水平升高[1]。常规生化筛查发现不明原因的高钙血症需要警惕甲状旁腺功能亢进疾病[2]。根据不同的症状，临床可分为骨型（骨质疏松）、肾型（反复发作的泌尿系结石）和混合型。同时，高钙血症还会引起厌食、恶心、便秘、烦渴和多尿等症状[3]。

原发性甲状旁腺腺瘤是引起甲状旁腺功能亢进主要的原因之一，主要临床表现是重度高钙血症的症状。早期诊断和积极的内科治疗加外科手术治疗是改善预后的关键[4]。

术前获得甲状旁腺腺瘤的定位是外科手术治疗成功的关键。目前甲状旁腺腺瘤的定位影像学方法主要包括超声、CT、MRI，以及基于核医学的检查[5]。甲状旁腺腺瘤的声像图常表现为低回声，是区别于高回声甲状腺滤泡结节的关键[6]。CT属于非侵入性成像技术，可用于定位异常的甲状旁腺，通过注射静脉造影剂能提高CT检查的敏感性[7]。基于核医学的检查主要包括甲氧基异丁基异腈（MIBI）、替曲磷成像和PET正电子发射断层扫描等[8,9]。

术中甲状旁腺素监测有助于判断异常甲状旁腺腺瘤是否已被成功摘除[10]。在特定时间点收集3~5 mL全血置于EDTA管内用于PTH监测：① 皮肤切开前；② 切除可疑腺体（0时）；③ 切除可疑病变腺体后5分钟；④ 10分钟；⑤ 有时可检测切除20分钟后的PTH水平。如病变腺体切除后10分钟PTH值比最高水平下降>50%可作为判定手术成功的初步指标[11]。

参 考 文 献

[1] Pokhrel B, Leslie S W, Levine S N. Primary hyperparathyroidism [M]. Treasure Island (FL): StatPearls Publishing, 2024.
[2] 张梦棣，曾奕斐，王蕾，等. 原发性甲状旁腺功能亢进症致高钙危象及术后骨饥饿综合征1例[J]. 临床耳鼻咽喉头颈外科杂志，2023，37(5)：389-392.
[3] Bilezikian J P, Bandeira L, Khan A, et al. Hyperparathyroidism [J]. Lancet, 2018, 391: 168-178.
[4] Wang Y, Ladie D E. Parathyroidectomy [M]. Treasure Island (FL): StatPearls Publishing, 2024.
[5] Prades J M, Lelonge Y, Farizon B, et al. Positive predictive values of ultrasound-guided fine-needle aspiration with parathyroid hormone assay and Tc-99m sestamibi scintigraphy in sporadic primary hyperparathyroidism [J]. Eur Ann Otorhinolaryngol Head Neck Dis, 2023, 140(1): 3-7.

[6] Luo Y, Jin S, He Y, et al. Predicting multigland disease in primary hyperparathyroidism using ultrasound and clinical features [J]. Front Endocrinol(Lausanne), 2023, 14: 1088045.

[7] Mi J, Fang Y, Xian J, et al. Comparative effectiveness of MRI, 4D-CT and ultrasonography in patients with secondary hyperparathyroidism [J]. Ther Clin Risk Manag, 2023, 19: 369-381.

[8] Makey I A, Geldmaker L E, Casler J D, et al. Localization and surgical approach to mediastinal parathyroid glands [J]. J Cardiothorac Surg, 2022, 17(1): 299.

[9] Vestergaard S, Gerke O, Bay M, et al. Head-to-head comparison of Tc-99m-sestamibi SPECT/CT and C-11-L-Methionin PET/CT in parathyroid scanning before operation for primary hyperparathyroidism [J]. Mol Imaging Biol, 2023, 25(4): 720-726.

[10] Carneiro-Pla D. Invited commentary: optimizing intraoperative parathyroid hormone monitoring in primary hyperparathyroidism [J]. Surgery, 2023, 173(1): 101-102.

[11] Heidtmann J, Dunkler D, Hargitai L, et al. Primary hyperparathyroidism and intraoperative parathyroid hormone monitoring: application of a modified interpretation in patients with 'parathyroid hormone spikes' [J]. J Surg Res, 2023, 282: 9-14.

第 2 章
乳腺疾病

病例 6　乳腺癌保留乳头乳晕的全乳切除 + 腋窝淋巴结清扫 + 双蒂腹壁下动脉穿支皮瓣乳房再造 + 对侧缩乳术

刘　静
侯绪鹏

一、病例介绍

【现病史】　患者女性，39 岁，于 2023 年 8 月因发现右乳上方肿物就诊于我院。专科查体：双乳发育正常，中度下垂，双侧皮肤无红肿及橘皮样变，双侧乳头无内陷。右乳上方可触及物约 4.0 cm×3.5 cm，肿物边缘距离乳头约 2 cm。右腋下可触及肿大淋巴结约 1.5 cm×1.5 cm。左乳、左腋下及双侧锁骨上未触及明显肿大淋巴结。

【辅助诊断】　本院超声：右乳上方触及肿物处可见 3.5 cm×3.4 cm×2.5 cm 低回声肿物，边缘不光整，形态不规则；右腋下可见多发淋巴结，皮质增厚，厚度约 0.33 cm。对侧腋下及双侧颈部未见明显肿大淋巴结。诊断提示：右乳肿物——乳腺癌（BI-RADS：5 级）；右腋下（level Ⅰ）多发淋巴结，皮质增厚。

钼靶：右乳中上方可见高密度肿物，大小 4.0 cm×3.8 cm；印象：右乳中上方肿物——乳腺癌（BI-RADS：5 级）。

查胸部 CT、骨扫描、腹部及盆腔超声、头核磁未见转移。

超声引导下右乳肿物及淋巴结穿刺活检，病理结果：右乳浸润性癌，符合浸润性导管癌，组织学 Ⅱ 级，间质内浸润淋巴细胞约 5%。免疫组化结果：ERα 60%，着色强度：弱、中、强；PR 80%，着色强度：中、强；HER-2：0；Ki-67 40%；p53 30%。腋下淋巴结穿刺结果：少量淋巴组织。

【入院诊断】　右乳腺癌（c T2N0M0）。

【治疗过程】　结合患者淋巴结穿刺、乳腺癌分子分型结果及患者意愿，拟为患者进行右乳保留乳头乳晕的全乳切除术 + 前哨淋巴结活检术 + 双蒂 DIEP 皮瓣乳房再造 + 左乳缩乳上提术。因术中触及多枚质硬淋巴结，遂改行腋下淋巴结根治性清扫术。术后病理：右乳中上浸润性导管癌，非特殊型，组织学Ⅱ级，肿物 3.5 cm×3 cm×2 cm，癌组织累及脂肪，间质内浸润淋巴细胞约占 5%，淋巴结 4/25；病理学分期：p T2N2M0；左乳缩乳标本：腺纤维瘤，大汗腺腺病，大汗腺乳头状增生。术后给予 AC-T 方案化疗 8 周期。化疗后进行放疗。放疗后给予 CDK4/6 抑制剂联合 OFS 联合 AI 的内分泌治疗方案（图 6-1～图 6-5）。

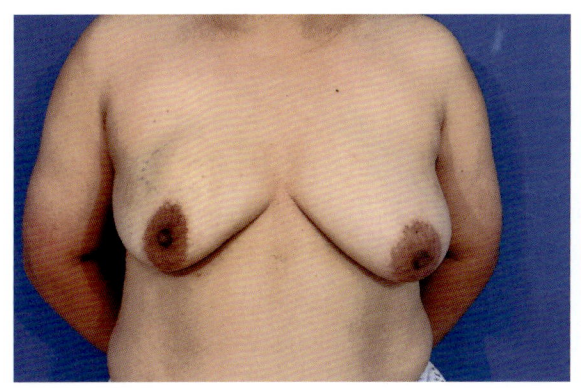

图 6-1　术前照片　　　　　　　　　　图 6-2　术前画线

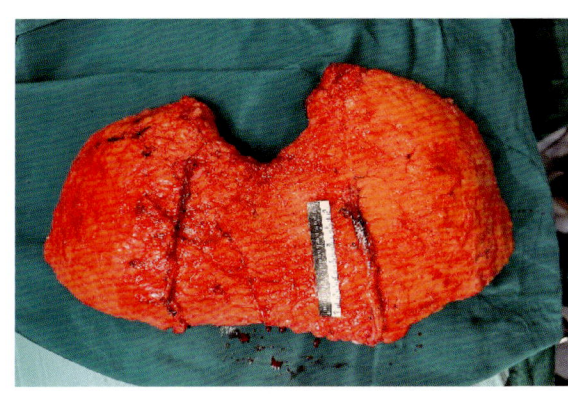
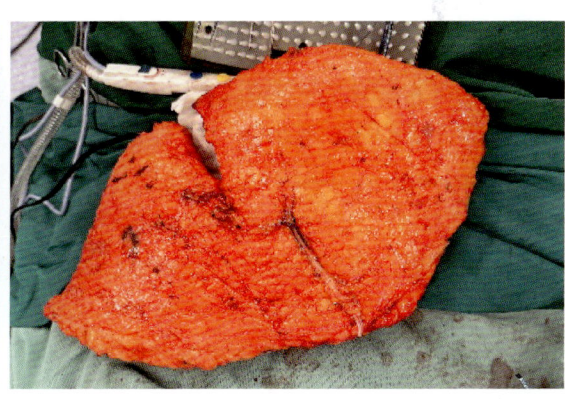

图 6-3　双蒂 DIEP 皮瓣的切取　　　　　图 6-4　皮瓣内血管架桥技术

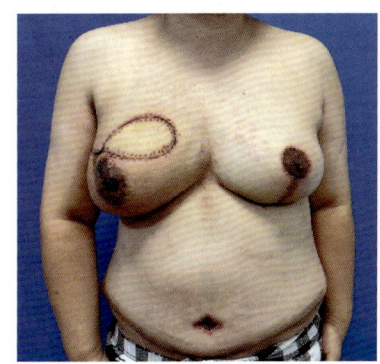
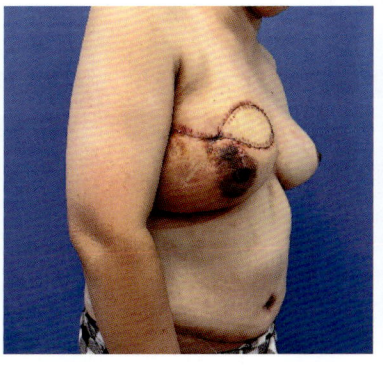
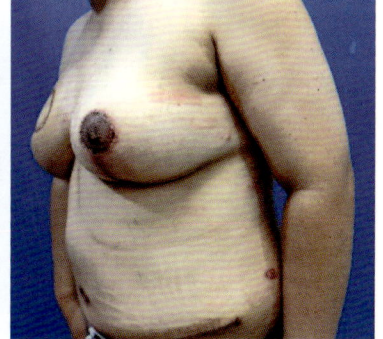

图 6-5　术后 2 周效果

二、临床经验

1. 乳腺癌新辅助化疗 满足以下条件之一者可选择新辅助药物治疗：① 肿块较大；② 腋窝淋巴结转移；③ HER-2 阳性；④ 三阴性；⑤ 有保乳意愿，但肿瘤大小与乳房体积比例大难以保乳者。

本例患者穿刺病理结果为 Luminal B 型乳腺癌，术前触诊可触及肿大淋巴结，但超声、钼靶均未提示可疑转移，穿刺未见淋巴结转移癌。患者肿物位置距离乳头较近，患者本人拒绝保乳。故未进行新辅助化疗。然而，术后石蜡病理显示患者存在 4 枚腋窝淋巴结转移。这提示我们临床触诊触及可疑转移淋巴结，但超声钼靶并未提示可疑转移，可增加 CT 检查及核磁检查对淋巴结进行评价。在乳腺癌患者中，核磁联合 CT 对于乳腺癌腋窝淋巴结诊断的敏感性为 63.83%，显著高于超声联合钼靶（36.11%），在超声及钼靶的基础上增加 CT 及核磁，诊断敏感性为 68.89%[1]。此外，乳腺核磁在评价乳腺肿瘤及转移淋巴结新辅助治疗效果中具有较超声及钼靶更高的价值[2]。Luminal B 型乳腺癌本身新辅助化疗的病理完全缓解率低于 HER-2 阳性及三阴性乳腺癌，但低 pCR 率也并不应该成为放弃新辅助化疗的原因，对于一些高 Ki-67 表达的患者，新辅助化疗有助于转移淋巴结的缩小，也有助于降低 Ki-67 表达。

2. CDK4/6 抑制剂联合辅助内分泌治疗 CDK4/6 抑制剂联合辅助内分泌治疗适应证：① 临床病理特征 ≥ 4 枚阳性淋巴结；② 1～3 枚阳性淋巴结且同时具有至少以下一项：肿瘤大小 ≥ 5 cm、组织学 3 级或 Ki-67 ≥ 20%。

MonarchE 是一项随机、开放标签的多中心Ⅲ期临床研究，共入组 5 637 例淋巴结阳性的 HR（+）、HER-2（-）高危早期乳腺癌患者，患者按 1∶1 随机分配至阿贝西利 2 年联合辅助内分泌治疗组，或单独辅助内分泌治疗组。相较于单纯内分泌治疗，阿贝西利 + 内分泌治疗显著提高了临床患者的无浸润性疾病生存率及无远处转移生存率，且绝对获益逐年增大。直到第四年，无浸润性疾病生存较单独使用内分泌治疗提升了 6.4%，无远处转移生存提升了 5.9%，远处复发风险下降了 34.1%。这个组合疗法对于降低患者的复发风险存在潜在延续效应，且时间越久，趋势越明显。不良反应方面，联合治疗组中最常见不良反应包括腹泻和中性粒细胞减少症，以 1/2 级不良反应为主，相对安全可控[3]。

3. 手术方式的选择 因触诊时发现可疑转移淋巴结，尽管穿刺结果为阴性，我们仍应考虑术后石蜡病理有淋巴结阳性的可能。结合患者意愿，若患者腋窝淋巴结阴性，选择右侧保留乳头乳晕的全乳切除术 + 补片 + 假体乳房再造；若患者腋窝淋巴结阳性，考虑术后放疗对假体带来的影响，计划选择右侧保留乳头乳晕的全乳切除术 + 腹壁下动脉穿支皮瓣乳房再造。在确定是否可以对乳头进行保留时，我们留取乳头后组织送冰冻病理判断是否有肿瘤组织，若为阴性则可保留。

放疗后假体并发症的发生主要来源于胸壁组织牵拉及血运改变。胸壁组织损伤可分为急性和慢性损伤。急性损伤通常发生在放疗后的数日或数周内，常以快速增殖细胞的死亡为主要表现，有剂量和时间依赖的特征，包括红斑、水肿、炎症、溃疡和脱皮。慢性损伤通常发生在数月或数年后，往往长久存在并出现进展，包括皮肤萎缩、干燥、毛细血管扩张症、色素异常和纤维化等。假体乳房再造并发症包括假体移位、破裂、包膜挛缩、感染等。而自体组织乳房再造受放疗的影响较小[4,5]。因术中触及多枚质硬淋巴结，部分融合，因此临床判断为转移淋巴结，故选择自体组织乳房再造方案，为使皮瓣使用面积更大、血运更佳，进行双蒂 DIEP 皮瓣乳房再造。患者健侧乳房较患侧下垂，结合患者意愿，进行健侧乳房缩乳手术。

三、知识拓展

1. DIEP 皮瓣乳房再造　腹壁下动脉穿支皮瓣（deep inferior epigastric perforator flap，DIEP）具有血管恒定、管径粗、可切取的组织量大、供区隐蔽、损伤小和可直接闭合等优点，已成为乳房重建或整形的首选皮瓣。

手术医师可以在术前对目标穿支进行定位，了解目标穿支在皮瓣内走行和分布，了解目标穿支在汇入腹壁下血管主干之前在肌肉中走行，了解受区血管分布、走行、口径。可通过 CTA 了解上述信息。腹壁下动脉主要穿支通常在脐孔外下 5 cm 范围内穿出腹直肌前鞘，进入 DIEP 皮瓣。因此，DIEP 皮瓣设计时也是以上述范围作为皮瓣中心位置。

腹部既往手术史对皮瓣的影响如下。

（1）下腹部正中切口会阻断 DIEP 皮瓣Ⅰ区和Ⅲ区之间的交通，但并不是每个患者都会出现Ⅲ区血供不足的现象。因此，如果需要Ⅲ区组织，在游离皮瓣Ⅲ区时可暂时保留主要的穿支，用血管夹夹闭穿支后观察血运，如果Ⅲ区血运正常则切断穿支；如果Ⅲ区出现缺血表现，可以改为双侧蒂供血。

（2）Pfannenstiel 切口是目前流行的剖腹产切口，是一位于耻骨联合上的横行切口，不会对 DIEP 皮瓣血供产生影响。在患者腹部松弛程度允许的情况下，可以将 DIEP 皮瓣的下缘设计在该切口瘢痕上。

（3）腹腔镜位于侧下腹部的穿刺点有时会在腹壁下血管主干的行径上，一般不会切断血管，但会在血管周围形成瘢痕粘连，增加游离血管的难度。

笔者曾在上海交通大学医学院附属第九人民医院整复外科在董佳生教授及徐华教授指导下学习双侧蒂 DIEP 皮瓣血运重建的方法，常见有以下两种：

（1）在受区找两套血管。该方法需要在受区游离两套血管，可能会使皮瓣塑形受到限制。也可将胸廓内血管从中间切断，近心端和远心端分别和两套腹壁下血管吻合。该方法远心端的血供是逆行血供，动脉压力要小于正常动脉的压力。

（2）皮瓣内血管架桥技术。该方法首先在两侧腹壁下血管之间进行架桥，将皮瓣改造成单蒂的皮瓣，再和受区血管吻合，可以做到全部血流都是顺行供血。

2. 缩乳术　缩乳术包括两个重要元素：内部腺体等组织的缩小和皮肤的缩减。

内部腺体等组织的缩小一般常用蒂为内上蒂、广泛上蒂、下蒂。如为整形保乳手术则需要根据肿瘤的具体位置来决定蒂。单纯缩乳术一般根据乳房下垂的程度来选择血运最佳的蒂。

皮肤切口一般包括双环法、棒棒糖切口、倒 T 切口。皮肤缩减的程度要考虑皮肤的弹性，乳房的塑形，是否需要于下皱襞添加横行切口一般取决于下方皮肤量，垂直切口下方如果可以压平则可不加横行切口。如果需要去掉的皮肤比较多，垂直切口下方如不可以压平，则增加横行切口。

参 考 文 献

［1］Diessner J, Anders L, Herbert S, et al. Evaluation of different imaging modalities for axillary lymph node staging in breast cancer patients to provide a personalized and optimized therapy algorithm［J］. J Cancer Res Clin Oncol, 2023, 149（7）: 3457-3467.

［2］İriağaç Y, Karaboyun K, Çardar E, et al. The diagnostic contribution of magnetic resonance imaging in the detection of axillary metastasis after neoadjuvant chemotherapy［J］. Neoplasma, 2022, 69（3）: 741-746.

［3］Johnston S R D, Toi M, O'Shaughnessy J, et al. Abemaciclib plus endocrine therapy for hormone receptor-positive, HER-2-negative, node-positive, high-risk early breast cancer（monarchE）: results from a preplanned interim analysis of a randomised, open-label, phase 3 trial［J］. Lancet Oncol, 2023, 24（1）: 77-90.

［4］Jimenez R B, Packowski K, Horick N, et al. The timing of acute and late complications following mastectomy and implant-based reconstruction［J］. Ann Surg, 2023, 278（1）: e203-e208.

［5］Ribuffo D, Torto F L, Giannitelli S M, et al. The effect of post-mastectomy radiation therapy on breast implants: Unveiling biomaterial alterations with potential implications on capsular contracture［J］. Mater Sci Eng C Mater Biol Appl, 2015, 57: 338-343.

病例 7 乳腺癌垂直切口缩乳悬吊整形保乳术

韩春勇
李雪洋

一、病例介绍

【现病史】 患者38岁，主诉"外院切检确诊左乳癌1月"入院。患者于4个月前无意中发现左乳外侧肿物，大小约3.5 cm×2.5 cm，1个月前于外院行左乳肿物及钙化切检术，确诊为左乳癌。乳腺专科查体：专科情况：现双乳不对称，健侧右乳较大，重度下垂，右乳未触及明显肿物。双乳头无凹陷，双侧乳头未见溢液，皮肤无破溃，无橘皮样外观。左乳可见外侧一放射状瘢痕，长约6.5 cm，愈合良好，无瘢痕增生，切口自乳晕区至外上方向，左乳乳头向外侧移位约2 cm（与健侧乳头对比），左乳其他部位未触及肿物。双锁上、腋下未及肿大淋巴结。切检术前乳腺超声结果：左乳头外上可见2.8 cm×2.7 cm×2.1 cm低回声反射区，边界不清，形态不规则，内部回声欠均匀，内可见点状强回声钙化。CDFI：可见点状血流信号。诊断提示：左乳腺癌（BI-RADS 4c级）；右乳腺体增生。切检术前钼靶检查结果：左乳头稍外上方可见高密度肿物，形态不规则，边缘模糊，其内可见细小多形性钙化，皮肤、乳头未见异常。诊断提示：左乳稍外上方肿物及钙化——乳腺癌（BI-RADS 5级）；右乳腺体增生。为进一步手术治疗，于我院专家门诊就诊，诊断"左乳癌（cT2N0M0 Ⅱ期）"收入院。

【既往史】 否认高血压、糖尿病史，否认肝炎史；有饮酒史，否认吸烟史。

【入院诊断】 ①左乳癌（cT2N0M0 Ⅱ期）；②左乳癌切检术后。

【治疗过程】 患者入院后，完善术前乳腺强化核磁检查，切检术后乳腺强化核磁结果提示：患者系"左乳肿块病变切检术后"，现双乳MRI检查（图7-1）：①左乳外上相当于原术区上述表现（范围约3.8 cm×2.5 cm×1.4 cm），考虑术后改变可能性大；②双乳腺体增生，排除乳房多中心及多灶性恶性肿瘤病变，综合术前乳腺超声及乳房钼靶检查，考虑肿块及钙化

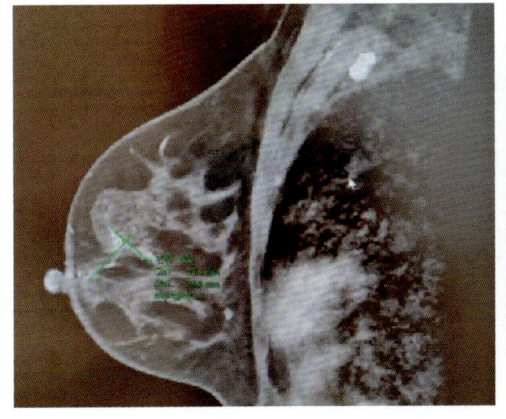 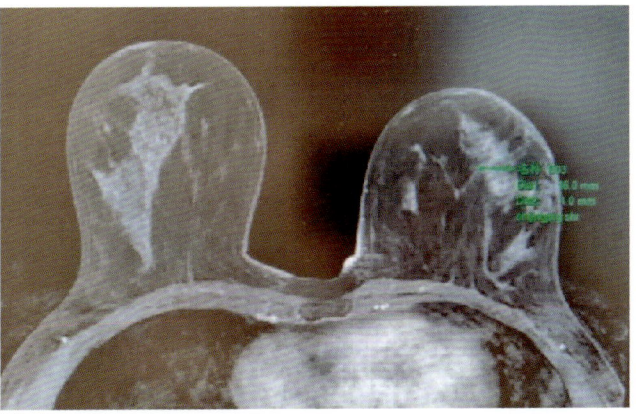

图 7-1 切检术后乳腺强化核磁结果：左图示乳房矢状位病变图；右图示乳房冠状位病变范围

病变均为局限性病变，且钙化区域位于肿块内部（于外院切检时已切除，但外院切检手术未行保乳断端冰冻病理检查）。

结合患者强烈保留乳房意愿，拒绝单纯全切手术，遂为患者制订以下手术方式：左乳癌保乳扩切手术+左前哨淋巴结活检手术+双侧乳房垂直切口缩乳悬吊手术，备左乳房全切手术+自体皮瓣乳房再造手术，遂于2022-04-15全麻下行左乳癌保乳断端冰冻病理+左前哨淋巴结活检+双乳垂直切口缩乳悬吊术，左乳扩切保乳手术切除乳腺组织重量为100 g，右乳垂直切口缩乳悬吊手术切除乳腺组织重量为230 g。（左乳前哨淋巴结）冰冻：未见明确癌组织（0/3）；（左乳腺保乳手术标本周断端）冰冻：4号位导管内钙化；6、7号位轻中度不典型增生；其余未见明确癌组织。术后石蜡病理：（左）乳腺"浸润性导管癌，以Ⅱ级为主"外院切检本院会诊后，本次送检标本内局部见少量导管原位癌成分；保乳手术标本周断端：4号位导管内钙化；6、7号位轻中度不典型增生；其余未见明确癌组织。"前哨"淋巴结：0/3；病理学分期：pTxN0（sn）Mx。

手术顺利，手术乳房外观效果满意，切口愈合良好，无红肿及皮下积液。术后4天患者术后引流管拔除顺利出院，双侧乳房效果满意（图7-2），进一步行后续乳腺肿瘤内科治疗。

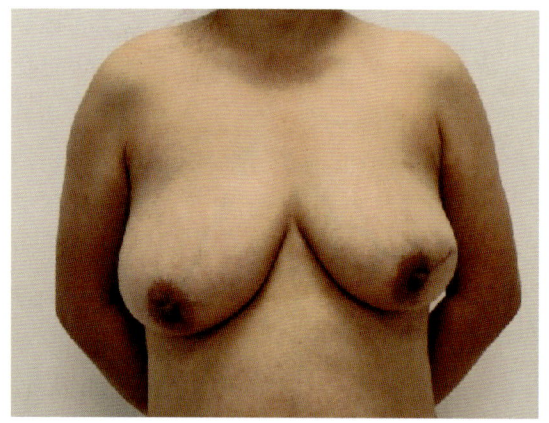
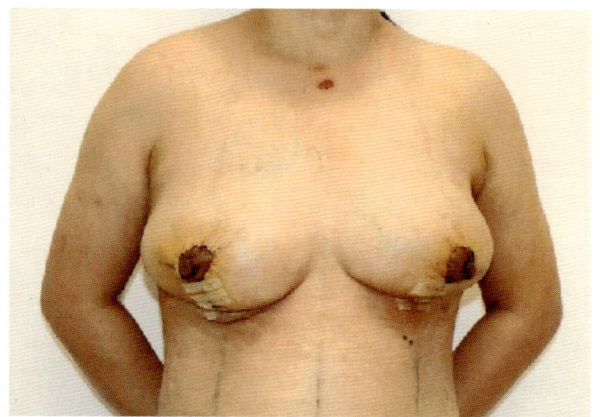

图7-2　患者乳房大体照片：左图示术前乳房（左乳切检术后）；右图示术后4天双侧乳房

二、临床经验

本例为年轻女性乳腺癌患者，具有强烈保留乳房意愿，患者来笔者专家门诊时，患者即表现强烈保乳或乳房再造意愿，拒绝单纯乳房全切手术。

患者初诊时于外院，行单纯肿块及钙化切检手术，未行保乳手术，现患者就诊时，存在明显双侧乳房形态不对称，健侧乳房明显大于患侧乳房，明显重度下垂，患侧乳房同时存在明显因切检术后造成的乳头外移畸形，相比健侧乳房乳头，患侧乳头外移大约为2 cm。患者此次需进一步住院手术治疗，行左乳癌扩切保乳手术，进一步扩切保乳手术必然会造成更加明显的左乳形态及乳头外移畸形，严重影响乳房的美学外观，势必导致患者手术满意度的明显下降。

本例手术患者，乳腺病变为左乳肿块及其内钙化病变，经过乳房超声、钼靶及乳腺核磁检查，明确确定乳腺病变为局限性病变，并排除多中心及多灶性病变，遂本例患者可行乳房保乳手术。

但患者在保乳手术之后，势必形成进一步明显的乳房畸形，遂此次保乳手术需同时行双侧乳房缩乳悬吊整形手术，即乳房整形保乳手术，以此预期可以获得满意的乳房术后美学效果。

三、知识拓展

肿瘤整形技术将传统保乳手术与整形外科技术相结合，已经成为一种重要的保乳手术方式，兼顾切缘安全和美学效果，更有利于患者的身心健康。肿瘤整形外科技术，需要手术医生根据不同大小和部位的肿块，设计不同的手术切口和皮瓣，力求最真实地还原患者的乳房外形，但又不同于纯粹的整形技术，手术创伤小，术后效果好，最大限度地保留了乳房的外形和对称性，受到了国际上和国内乳腺外科专家的极力推崇[1,2]。

肿瘤学安全性与传统保乳手术相似，但切缘阳性率、再次手术率及保乳术后的全乳切除率显著低于传统保乳手术。传统的乳腺癌保乳手术多适合小于2～3 cm的肿块，切除乳房面积小于20%。当肿瘤较大时，为了获得阴性的肿瘤边缘，需要切除的标本往往大于乳房容积的20%，引起乳房外观的畸形改变，把肿瘤整形技术应用到保乳手术当中，是需要切除标本量占乳房体积的21%～50%的较大乳腺癌的保乳手术成为可能。肿瘤整形保乳技术主要有两种：容积移位和容积替代[3,4]，不仅能在最大限度上保证切缘阴性，还能保证乳腺完整性和美观性，明显降低了对患者心灵上的创伤，提高了患者的生活质量[1,5]。

术者评述：此例患者为乳腺癌切检术后患者，已存在明显的乳房形态及乳头位置畸形改变，进一步行乳房扩切保乳手术，需进一步纠正乳房形态不对称与乳头位置移位畸形，故本例患者需要行乳房容积的纠正及乳头位置纠正，故采用双侧垂直切口缩乳悬吊保乳整形手术，一是通过双侧乳房腺体缩乳纠正双侧乳房容积不对称；二是通过乳房皮肤切除纠正乳头位置畸形，以期术后形成美观的乳房形态。

参 考 文 献

[1] Gilmour A, Cutress R, Gandhi A, et al. Oncoplastic breast surgery: A guide to good practice [J]. European journal of surgical oncology : the journal of the European Society of Surgical Oncology and the British Association of Surgical Oncology, 2021, 47（9）: 2272-2285.

[2] Weber W P, Soysal S D, Fulco I, et al. Standardization of oncoplastic breast conserving surgery [J]. European journal of surgical oncology : the journal of the European Society of Surgical Oncology and the British Association of Surgical Oncology, 2017, 43（7）: 1236-1243.

[3] Kopkash K, Clark P. Basic oncoplastic surgery for breast conservation: tips and techniques [J]. Ann Surg Oncol, 2018, 25（10）: 2823-2828.

[4] Chatterjee A, Gass J, Patel K, et al. A consensus definition and classification system of oncoplastic surgery developed by the American Society of Breast Surgeons [J]. Ann Surg Oncol, 2019, 26（11）: 3436-3444.

[5] 中国抗癌协会乳腺癌专业委员会，中国医师协会外科医师分会乳腺外科医师委员会，上海市抗癌协会乳腺癌专业委员会. 乳腺肿瘤整形与乳房重建专家共识（2022年版）[J]. 中国癌症杂志，2022，32（09）: 836-924.

第3章 胃十二指肠疾病

病例 8 反复急诊消化道穿孔

龚渭华

一、病例介绍

（一）第一次穿孔住院

【现病史】 患者老年男性，72岁，主因"全腹痛10小时余"急诊入院。患者于10小时余前无明显诱因下出现全腹疼痛，为持续性剧痛，尚可忍受，呈进行性加重，伴腹胀，无恶心、呕吐，无头晕，大便未解，无畏寒、发热，无胸闷、气急等不适，遂来我院急诊。急诊B超示：肝脏、胆囊、胰腺、脾脏未见明显异常；阑尾增大，阑尾炎首先考虑。拟"消化道穿孔"收住入院。

【既往史】 既往有"支气管哮喘史"，自诉已长时间未再发，未用药。

【体格检查】 意识清，急性面容，腹肌紧张，板状腹，全腹压痛明显。

【辅助检查】 全腹部增强CT检查（图8-1）提示：脐下水平胃体前壁不规则增厚伴溃疡形成，伴局部穿孔及腹膜炎，建议进一步检查。肝Ⅳ段低密度灶，考虑囊肿，建议随访复查；

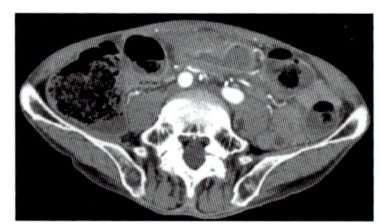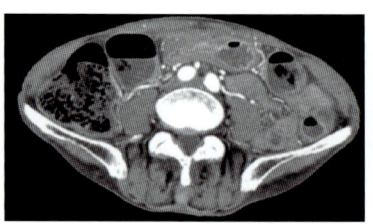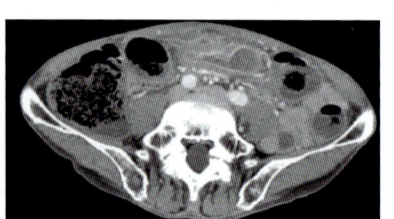

图 8-1　全腹部增强 CT 检查结果

胆囊结石伴胆囊炎；前列腺增生；结肠积粪扩张伴多发气液平，以升结肠扩张明显，考虑肠梗阻，请结合临床。

血常规提示：白细胞 $15.1×10^9/L$，中性粒细胞 80.5%，血红蛋白 85 g/L；电解质、生化未见明显异常。

【初步诊断】① 胃穿孔，急性弥漫性腹膜炎，感染性休克；② 支气管哮喘；③ 肝囊肿；④ 胆囊结石伴胆囊炎；⑤ 前列腺增生。

【治疗过程】急诊行剖腹探查+胃穿孔修补术，术中见：腹腔内胃周可见约 50 mL 淡黄色混浊腹水，穿孔位于胃窦前壁，大小约 1 cm×0.8 cm，表面覆盖脓苔，可见消化液溢出，周围胃壁水肿偏硬。探查胃、小肠、结肠等未见明显穿孔。术中活检组织常规病理检查提示：（胃窦前壁）小块胃壁组织，伴表面糜烂、溃疡及肉芽组织增生，浆膜面炎性渗出，符合胃穿孔改变。术后经过治疗恢复后顺利出院。

（二）第二次穿孔住院

【现病史】患者在 2 年 9 个月后再次来院急诊，主因"腹痛 4 小时余"就诊，患者于 4 小时余前无明显诱因下突然出现腹痛，右上腹显著，为持续性剧痛，尚可忍受，呈进行性加重，伴腹胀、恶心、无呕吐、无头晕、大便未解、无畏寒、发热、无胸闷、气急等不适，至当地医院 CT 检查提示：消化道穿孔。遂来我院急诊，急诊胸腹部 CT 平扫检查（图 8-2）提示：慢性支气管炎，肺气肿，两肺散在炎症。腹腔内少量游离气体，提示胃肠道穿孔可能大（图 8-2 箭头所示），请结合临床。胃壁及部分回肠、结肠壁较条状高密度影，钙化可能性大。目前患者腹痛剧烈，呈持续性，伴有腹胀，稍感恶心，无呕吐，无发热，无寒战，无头晕乏力等不适。自发病以来，患者意识清，精神软，食欲不振，睡眠差，二便无殊，体重未见明显改变。

【个人史】职业退休，吸烟 40 余年，约每日 20 支，余无殊。

【入院诊断】① 急性弥漫性腹膜炎；② 消化道穿孔；③ 胃穿孔修补术后；④ 支气管哮喘；⑤ 肝囊肿；⑥ 胆囊结石伴胆囊炎；⑦ 前列腺增生。

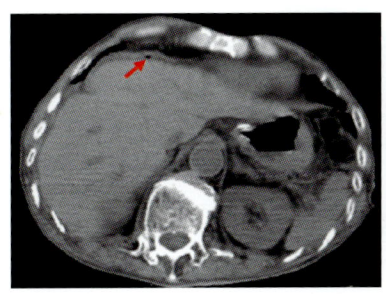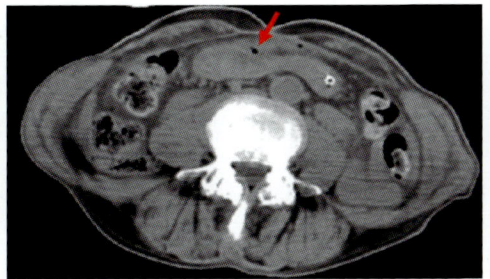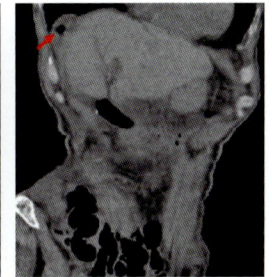

图 8-2 胸腹部 CT 平扫检查

【治疗过程】在全麻下行剖腹探查+肠粘连松解+胃穿孔修补术，术中所见：腹腔粘连明显，可见约 100 mL 淡黄色混浊腹水，穿孔位于胃窦前壁（图 8-3 左图，箭头所示），大小约 0.6 cm×0.5 cm，表面覆盖脓苔，周围胃壁水肿偏硬，颜色发白。探查余胃、小肠、结肠未见明显穿孔，小肠距离回盲部约 60 cm 处可见 Meckel 憩室（图 8-3 右图，箭头所示），大小约

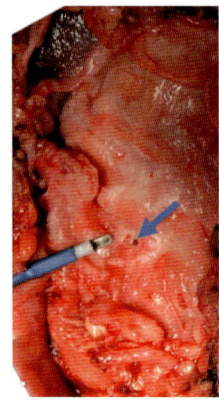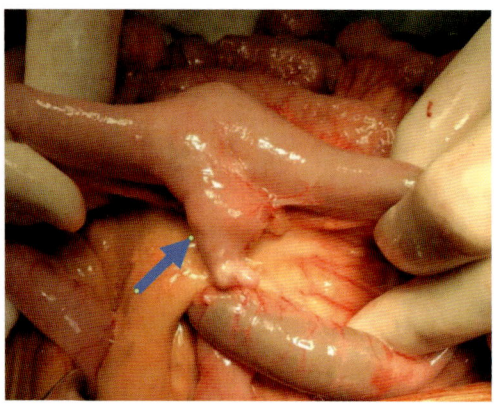

图 8-3 术中所见（左图示术中见胃窦前壁穿孔；右图示术中探查见回肠 Meckel 憩室）

2 cm×3 cm，憩室旁肠管通畅。

术后 3 周查房发现腹部切口红肿，有渗液，考虑腹壁切口感染，敞开切口，换药并伤口予以 VSD 负压（80～150 mmHg）24 小时持续吸引，1 周后伤口肉芽呈新鲜，遂行感染切口清创 + 二期缝合术。术后查房，追问病史，患者诉 10 年以上头痛病史，自行服用中成药，具体不详，疗效好，长期服用。嘱患者家属把药物具体信息查来，发现内含有阿司匹林成分，长期服用 NSAID 药物，需要进行护胃和抗幽门螺杆菌（HP）治疗。

患者经过治疗后，顺利出院。

二、临床经验

（1）腹部平片提示膈下游离气体时说明有消化道穿孔，50 mL 气体溢出即可在片子上显示，穿孔者仅 70% 可见膈下游离气体。

（2）长期服用含非甾体抗炎药（NSAID）之前，需要常规检测是否存在幽门螺杆菌感染，若是感染阳性，建议抗 HP 治疗之后再开始服用 NSAID 药物（比如对乙酰氨基酚、阿司匹林等），并进行护胃治疗。

（3）很多中医药物特别是止痛药，服用之前需要看具体成分，是否含有 NSAID。

（4）第一次胃穿孔后更需要检测幽门螺杆菌、胃泌素水平，穿孔性溃疡患者中幽门螺杆菌感染率可高达 60%，笔者在门诊遇到穿孔患者胃泌素水平升高数倍，进行必要的干预治疗后病情好转。

（5）十二指肠溃疡穿孔约占穿孔中 75%，值得注意的是，高龄（> 70 岁）穿孔者死亡率更高，胃穿孔死亡率比十二指肠穿孔死亡率更高。

（6）吸烟和饮酒可以加重穿孔性消化性溃疡发生。

（7）仅 70% 消化性溃疡穿孔者中 X 线片中见到膈下游离气体，未见游离气体但不能排除穿孔者，可以进一步 CT 检查或泛影葡胺上消化道造影来明确。

（8）虽然吸烟、酒精、阿司匹林等多因素导致溃疡和穿孔，但服用阿司匹林药物前一定要先检测是否有 HP 感染，有的话，建议先抗菌治疗。尽管 2002 年有综述文献报道，HP 能诱导形成前列腺素，后者能对抗 NSAID 对胃黏膜的不良反应，但临床实践并不与之符合。

（9）胃穿孔后多久可以继续服用阿司匹林？如果有幽门螺杆菌的话，一定先抗菌治疗，不急于给予阿司匹林药物，因为临床上优先处理急、重病情，如果马上服用阿司匹林，又会出现再次穿孔，即使在护胃药物治疗下。

（10）临床上如何应用阿司匹林和氯吡格雷？阿司匹林对于外周动脉血栓性疾病更合适，而氯吡格雷对于控制缺血性疾病更为合适，胃肠道刺激较小，但临床使用时仍然建议加用护胃药物PPI。

三、知识拓展

消化道穿孔分游离性穿孔和包裹性穿孔，前者可以出现化学性/化脓性腹膜炎，后者会形成局限性腹膜炎。十二指肠溃疡发病多和胃酸分泌过多有关，常好发于十二指肠前壁，属于急腹症，值得注意的是，十二指肠后壁穿孔往往气体影并不明显出现。

作为非甾体抗炎药（NSAID），阿司匹林是卒中、心脏疾病发作高危险人群的预防用药，但NSAID暴露会使溃疡穿孔的风险增加5~8倍。挪威的数据表明，NSAID暴露在胃中比十二指肠穿孔更常见。20%~40%的胃穿孔患者使用过非甾体抗炎药；NSAID使用者的溃疡出血风险增加了3~5倍，对胃和十二指肠的影响相似。NSAID暴露占溃疡出血的20%~35%。除了NSAID因素，HP感染、吸烟、酒精、阿司匹林都是穿孔的致病因素，并且研究发现，穿孔性溃疡患者在手术时，HP感染比出血性溃疡或狭窄性溃疡表现更为严重，通过免疫组化半定量测定HP密度，发现穿孔溃疡与HP感染密度密切相关[1]。2022年11月3日《柳叶刀》（Lancet）发表研究表明，短期1周的抗生素清除幽门螺杆菌后，可以有效降低阿司匹林使用者的出血风险[2]。临床研究发现，NSAID临床应用会增加胃溃疡（12%~30%）、十二指肠溃疡（2%~19%），穿孔和出血风险增加4~6倍[3]。有意思的是，HP感染状态对NSAID相关性溃疡出血并无明显影响，只是会引起更明显的胃黏膜糜烂[4]。

在穿孔性腹膜炎中较难掌握的是"非手术治疗"，在单纯性穿孔、发病超过24小时、腹膜炎已经局限、炎症情况无恶化情况下，可以考虑保守治疗。尽管如此，依然需要积极补液、禁食、全身抗生素、PPI抑酸等处理，严密观察病情变化，随时做好手术干预可能。

参 考 文 献

[1] Tokunaga Y, Hata K, Ryo J, et al. Density of helicobacter pylori infection in patients with peptic ulcer perforation [J]. J Am Coll Surg, 1998, 186（6）: 659-663.

[2] Hawkey C, Avery A, Coupland C A C, et al. Helicobacter pylori eradication for primary prevention of peptic ulcer bleeding in older patients prescribed aspirin in primary care（HEAT）: a randomised, double-blind, placebo-controlled trial [J]. Lancet, 2022, 400（10363）: 1597-1606.

[3] 杨希中, 张富华, 侯连泽. 非甾体抗炎药致消化性溃疡穿孔23例临床分析 [J]. 中华全科医师杂志, 2006, 5（4）: 252-253.

[4] 张莉, 吕愈敏, 丁士刚, 等. 非甾体抗炎药相关性胃十二指肠溃疡并出血的临床特点及幽门螺杆菌对溃疡特点的影响 [J]. 临床荟萃, 2003, 18（10）: 544-546.

病例 9 肺癌合并胃癌

龚渭华

一、病例介绍

【现病史】 患者男性，67岁，主因"发现左上肺肿物1月余"入院，患者于1月余前至当地医院体检，查胸部CT提示：左上肺肿物。患者无明显咳嗽、咳痰，无胸闷、气急，转至我院门诊，复查胸部CT提示：左肺上叶前段结节，考虑肺癌可能大，建议穿刺活检。为行进一步治疗，收住入院。患者自患病以来精神可，饮食睡眠可，大小便如常，体重无明显变化。

【个人史】 患者吸烟30年，每日约20支，现未戒烟。饮酒40年，每次白酒100 mL，现未戒酒。

【辅助检查】 入院后行CT引导下上肺穿刺活检，病理提示：低分化癌，小细胞癌首先考虑，待免疫组化确诊。考虑到肺小细胞癌可能，暂无手术指征，遂转呼吸内科化疗。患者诉上腹部不适，行胃镜检查，胃镜病理报告提示胃腺癌。遂继续完善骨ECT及全腹部增强CT检查，全身骨显像ECT（图9-1）提示：右侧上颌骨点状骨代谢增强，炎性病变首先考虑。余骨未见明显异常放射性浓聚或稀疏缺损区。

【入院诊断】 肺肿物。

【术前检查】 左上肺穿刺标本的免疫组化结果提示：TTF-1（-），Napsin A（-），P40（-），P63（-），NSE（-），Syn（-），CgA（-），CD56（+），Ki-67 80%（+）。

甲状腺转录因子-1（TTF-1）主要表达于肺和甲状腺的上皮细胞，TTF-1（+）代表的是肺来源，一般肺腺癌的可能性大，鳞癌和小细胞癌相对会少，TTF-1（-）和NAPSIN-A（-）都是阴性，说明是肺小细胞癌，P63是鳞癌的标志。NAPSIN-A是"天冬氨酸蛋白酶4"。

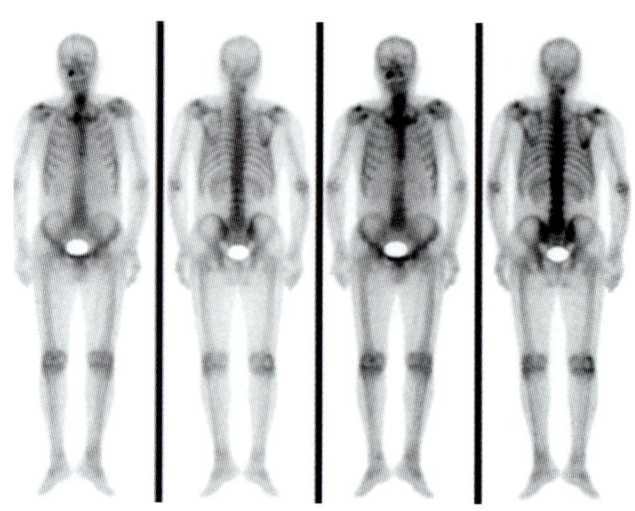

图9-1 全身骨显像ECT检查结果

CD56（+）、Syn（+）提示为神经内分泌来源。

鉴于患者同时存在胃腺癌和肺癌，多学科疑难病例讨论，明确胃及肺部肿瘤是否有同源性，并明确下一步治疗方案。经多学科会诊（MDT）讨论后认为：肺部肿瘤与胃癌可能存在同源性（经多学科疑难病例讨论后认为肺部肿瘤为胃癌转移可能性大），待行气管镜检查明确纵隔淋巴结是否累及。支气管镜检查提示：① 常规支气管镜检查未见明显异常。② 超声支气管镜示：7组、11R组淋巴结部位可见低回声影，EBUS-TBNA［病理提示（图9-2）：7组淋巴结内未见恶性病变；（11R组淋巴结液基）见淋巴细胞，未找到肿瘤细胞。7组淋巴结液基见淋巴细胞及组织细胞，未找见明确肿瘤细胞］。经多学科疑难病例讨论后认为肺部肿瘤为胃癌转移可能性大，未化疗予以出院。

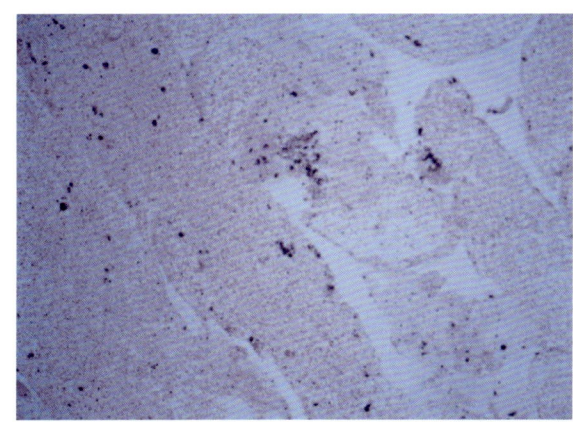 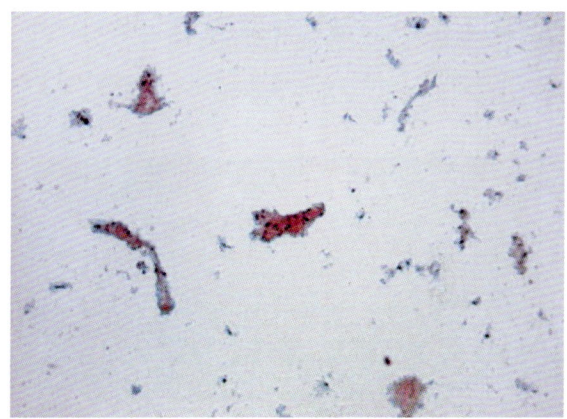

图 9-2　支气管镜镜检结果

2周后再次回院，胸部肿物穿刺活检组织进一步免疫组化提示：左上肺组织免疫表型与胃部肿瘤不一致，不能肯定为同源性，请结合临床。免疫组化结果：TTF-1（-），Napsin A（-），P40（-），P63（-），NSE（-），Syn（-），CgA（-），CD56（+），Ki-67 80%（+），CK7（+），CK20（-），c-erbB-2（GC）（-），Muc-5AC（-），Muc-6（-）（MUC5AC、MUC6、MUC2、Villin 都是胃肠上皮标记）。而胃窦后壁活检组织病理提示：中-低分化腺癌。免疫组化结果：c-erbB-2（GC）（+），CK7（+），CK20 局灶（+），Muc-5AC 局灶（+），Muc-6 局灶（+）。

【治疗过程】 经多学科讨论后建议先行手术治疗肺癌，遂在全麻下行"胸腔镜检查+左上肺癌根治术"。术中见：胸腔无粘连，未见明显转移结节，叶间裂发育不良，肿瘤位于左上肺，胸膜未见牵拉，周围型，约直径3.0 cm，质硬，界不清，切面灰白色。术中病理检查：左上肺肿物：低分化癌，可见鞘形团，倾向大细胞神经内分泌癌，待常规及免疫组化。术后常规病理（图9-3）提示：（左上

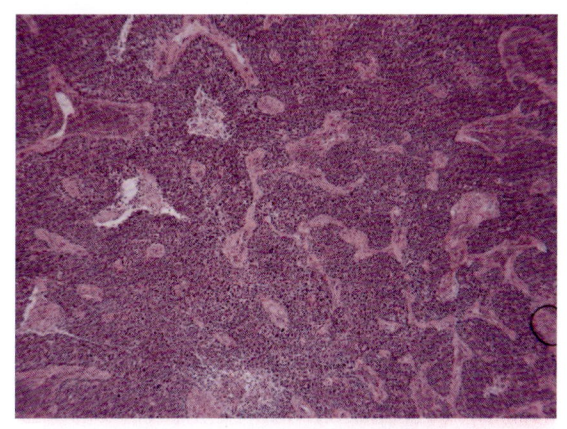

图 9-3　术后常规病理检查结果

肺肿物）低分化癌，大小约 3 cm×1.5 cm，形态学结合免疫表型，可符合大细胞神经内分泌癌。肿瘤紧邻胸膜，但未穿透胸膜。支气管切缘阴性。2、4、5、7、9、10、11、12、13、14组淋巴结均阴性。免疫组化结果：TTF-1（-），Napsin A（-），Ki-67约70%，P40（-），P63（-），CK5/6（-），CK7（+），CgA（-），Syn（-），CD56（+），CDX-2（-），PD-1（-），ALK（1A4）（-），ALK（1A4）-NC（-），PD-L1（-）。分子检测结果：未检测到 *EGFR*、*ALK*、*ROS1*、*KRAS* 及 *BRAF* 基因突变。

肺癌手术后，患者出院，2个月后来院行全腹 CT 增强检查提示胃窦后壁增厚，可符合胃癌表现。胃镜取活检后病理提示：（胃窦后壁）中-低分化腺癌。免疫组化结果示：c-erbB-2（GC）（+），CK7（+），CK20 局灶（+），Muc-5AC 局灶（+），Muc-6 局灶（+）。患者平素偶有上腹部隐痛，大便常不成形，要求手术治疗收入院。

腹部增强 CT 显示 2.5 个月前后（图9-4 左图为前、右图为后）胃窦后壁癌变化情况，影像学提示肿瘤可疑稍有增大。

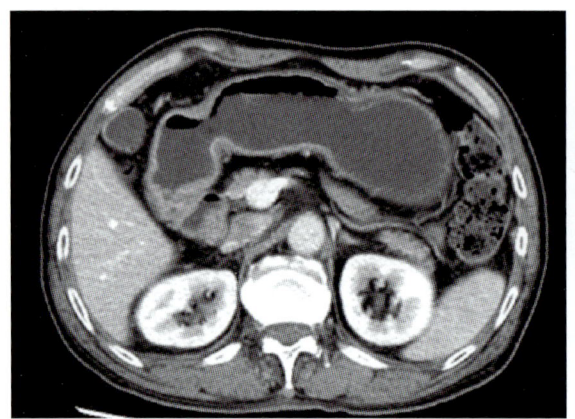
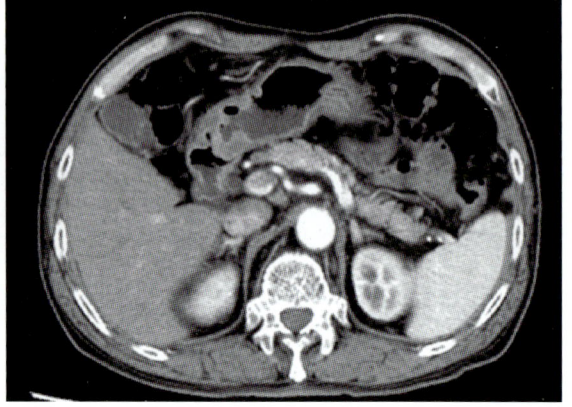

图9-4　腹部增强 CT 显示 2.5 个月前后（左图为前、右图为后）胃窦后壁癌变化情况，影像学提示肿瘤可疑稍有增大

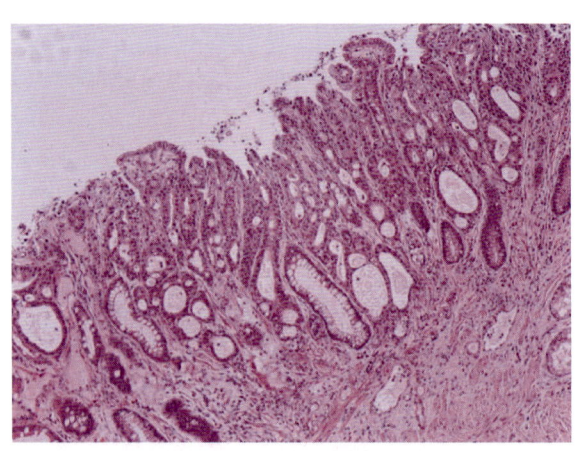

图9-5　术后病理检查结果

在完善术前检查后，全麻下行胃癌根治术（远端胃大部切除+毕 I 式吻合）。术后第8天，患者出现高热，移除 CVC 置管后第3天体温恢复至正常，顺利出院。术后病理（图9-5）提示（胃远端胃切除标本）中分化腺癌，浸润黏膜肌层，肿块位于胃幽门后壁，大小约 0.55 cm×0.4 cm，未见明确神经侵犯及脉管内癌栓，淋巴结全部（-），免疫组化结果：c-erbB-2（GC）（+），CK7（+），CK20（-），Muc-1+，Muc-5AC 局灶（+），Muc-2（-），Ki-67 20%，

TTF-1（−），CD56（−）。

二、临床经验

（1）肺癌确诊后，腹部增强 CT 检查意外发现胃局部增厚，胃镜提示胃癌。

（2）肺、胃两处原发癌，需要学习肺小细胞癌、肺大细胞神经内分泌癌、胃癌的免疫组化鉴别点。

（3）利用病理免疫组化来鉴别各种肿瘤类型，比如 TTF-1、NapsinA、CK7 阳性，提示肺腺癌；P40、P63、CK14 阳性，提示肺鳞状细胞癌；CgA、Syn、CD56 阳性，提示肺神经内分泌肿瘤。

（4）胃癌免疫组化分析看，会不同程度表达 CK（CK-L、CK18、CK8 等）、Villin、CEA、HER-2。如果含有肠上皮的话，还会表达 MUC2、MUC5AC、MUC6、CDX2、CD10 等。如果是胃鳞癌的话，可以表达 CK-H、TTF-1、P63。

三、知识拓展

肺癌、胃癌双癌一般不多见，都是早期发现的话，患者预后还是不错的，两者发病特点不同，肺癌出现和职业、环境因素有关，而胃癌和不良的饮食生活习惯有关，还包括幽门螺杆菌感染等。双癌出现需要进行必要的鉴别诊断，肺癌需要排除是不是胃癌肺转移病灶，穿刺活检的病理诊断尤为关键，具体要看免疫组化的分析（参见上文）[1]。

参 考 文 献

[1] 曹中良，罗欣，温立新.同期双原发肺癌胃癌一例报告[J].中国肺癌杂志，2003，6（1）：82.

病例 10 同时性食管-胃多原发恶性肿瘤

刘 勇

一、病例介绍

【现病史】 患者男性，65岁。主因"上腹不适般疼痛1月余"入院。查体：心肺（-）；腹软，上腹剑突下轻压痛，无反跳痛，未及肌紧张，肝脾肋下未触及，移动性浊音（-），肠鸣音5次/分。外院检查：胃镜：距门齿33 cm食管肿物；咬检病理：鳞癌；胃窦溃疡病变。

【入院诊断】 胃恶性肿瘤；食管恶性肿瘤。

【辅助检查】 血常规：RBC 3.71×10^{12}/L，HB 131 g/L，WBC 8.13×10^9/L，PLT 289×10^9/L。血型：A，Rh（+）。血凝常规：均在正常范围。

肝功能：ALT 9 U/L，AST 13 U/L，ALB 30.4 g/L，TBIL 3.9 μmol/L，DBIL 2.6 μmol/L，CHE 5324 U/L，HK 4.99 mmol/L。肾功能：CREA 80 μmol/L，UREA 8.2 mmol/L。电解质：K^+ 4.7 mmol/L，Na^+ 143 mmol/L，Cl^- 109 mmol/L。

尿常规：均正常。便常规：均正常；潜血（-）。

流病检测：抗HBs（+），抗HB（+），余皆（-）。

胃肠肿瘤标志物：CA72-4、CA242、CA19-9、CEA均在正常范围。

胸片：右上肺门周围纤维索条，余心、肺、膈未见异常。心电图：大致正常。肺功能：基本正常，通气储备77.7%。胃镜：食管中段肿物，胃窦溃疡肿物；咬检病理：食管表浅性高中分化鳞状细胞癌；胃窦腺癌。腹部超声：胃病变请结合胃镜检查；前列腺增生；右上颈肿大淋巴结，考虑炎性。上消化道造影（图10-1～图10-3）：考虑食管下段癌，食管上段黏膜紊乱，胃窦部未见明显异常，建议结合镜检。胸腹部增强CT（图10-4～图10-6）：①食管中下段交界处开始肿物，请结合镜检；②双肺气肿；③双胸腔少量积液；④胃窦、幽门区肿物伴幽门不全梗阻；⑤脾大；⑥肝右叶后方和右肾囊性结节。

【治疗过程】 行远端胃大部切除（B2+Braun吻合，D2淋巴结清扫）+食管全切除+横结肠带蒂区段切除+结肠代食管（胸骨后）+结肠咽部食管吻合+结肠胃吻合+空肠造瘘术。

术后吻合口愈合良好，各切口愈合良好。术后第6天拔除胃管；术后第8天拔除颈部引流和右上腹引管；术后第12天拔除右侧、左侧腹引管，拔除胸引管；术后第14天腹部切口拆线。术后第17天复查

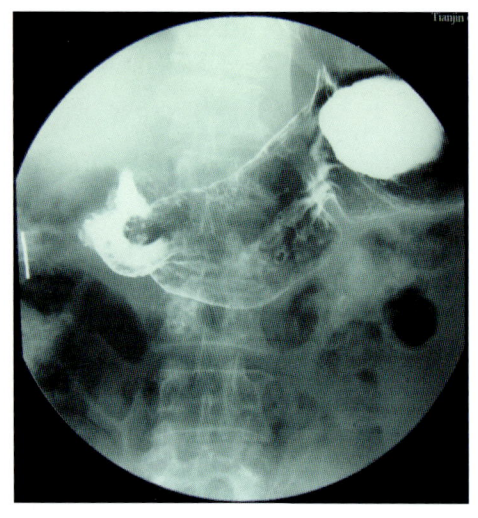

图10-1 胃窦部黏膜欠规整，未见明确重影缺损和龛影，建议结合临床和镜检

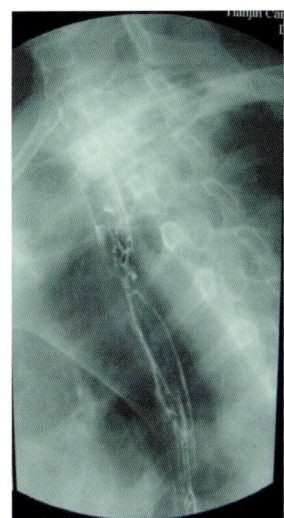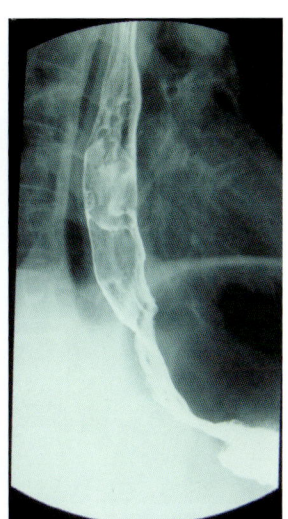

图 10-2　食管上段局限管壁略僵硬，黏膜紊乱（左图）

图 10-3　食管下段管壁僵硬，黏膜浅平，管腔扩张，钡剂呈分流状通过，隐约可见充盈缺损，范围约 4 cm（右图）

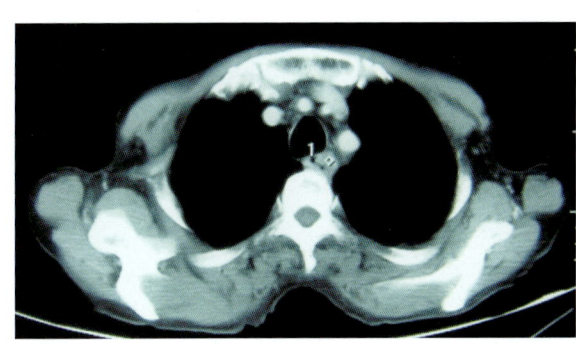

图 10-4　食管上段管壁略增厚

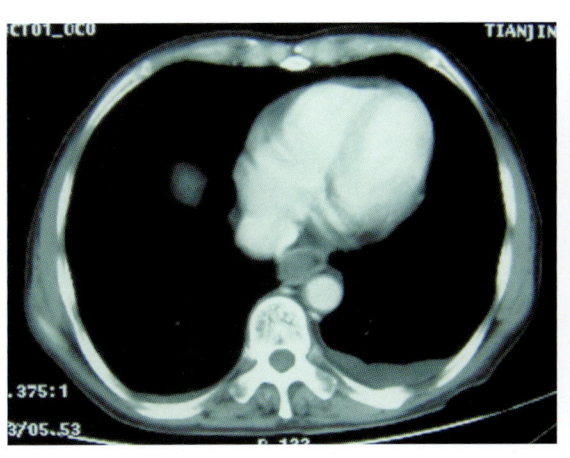 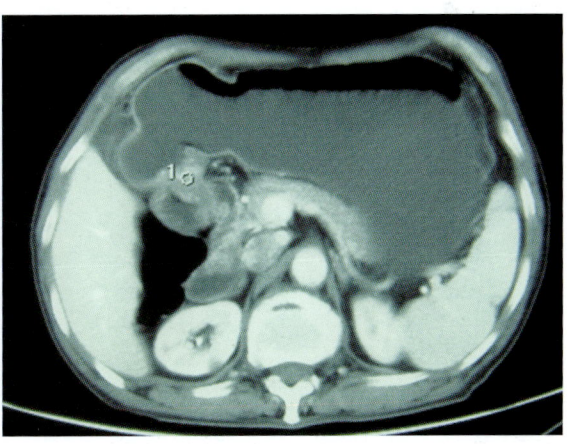

图 10-5　食管中下段交界处肿物，偏心壁增厚，长约 6.5 cm

图 10-6　胃窦贴幽门区可见壁环状增厚

上消化道造影未见异常。术后 24 天正常饮食，拔除空肠造瘘管，出院。

术后标本（图 10-7、图 10-8）如下。

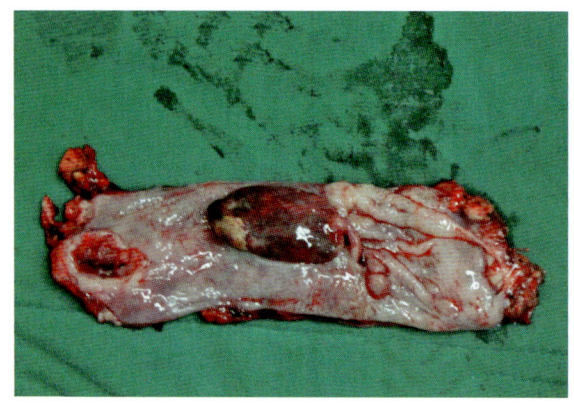

图 10-7　食管全切标本

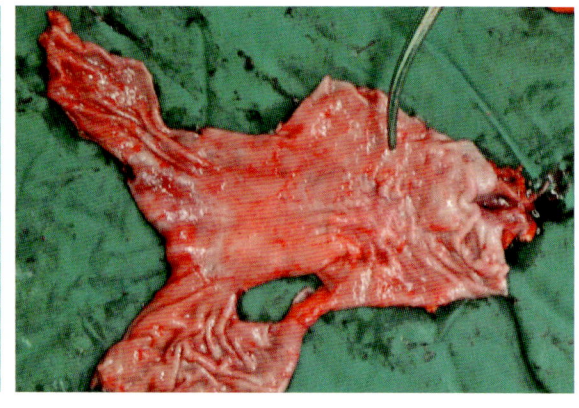

图 10-8　胃次全切除标本：距上切 6.5 cm，下切 4 cm 见溃疡型肿物，3.5 cm×2.5 cm×1 cm，灰白色，质硬

距食管上切 0.5 cm，下切 9 cm 见溃疡型肿物，1.5 cm×1.5 cm×1 cm，灰白色，质软脆。

距食管上切 7.5 cm，下切 1.5 cm 见溃疡型肿物，2.5 cm×2 cm×1.5 cm。

距食管上切 7 cm，下切 3.5 cm 见息肉样肿物，4 cm×2.5 cm×1.5 cm，带蒂长 1.5 cm，灰红色，质软。

术后常规病理检查提示：① 胃窦中分化腺癌，浸出浆膜，上下切端（－），LN 1/41；② 食管多中心鳞状细胞癌，浸出纤维膜，上下切端（－）；③ 食管肉瘤（考虑血管肉瘤）（图 10-9～图 10-12）。

免疫组化：CK-低（－），CK-高（－），CD34（+），CD68（+），Melanoma（－），SMA（－），S-100（+/－），act-横（+/－），FⅧ因子（+/－）。

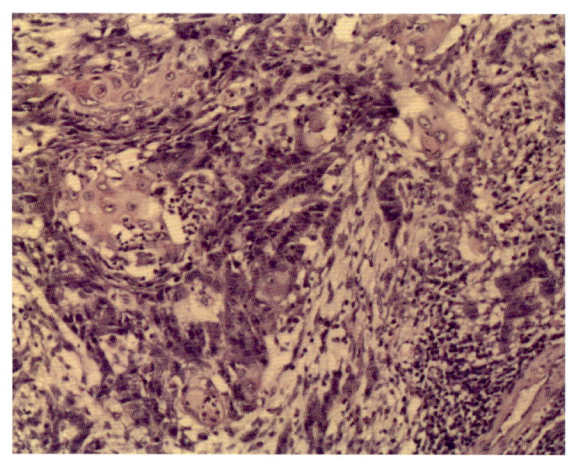

图 10-9　食管上段鳞状细胞癌

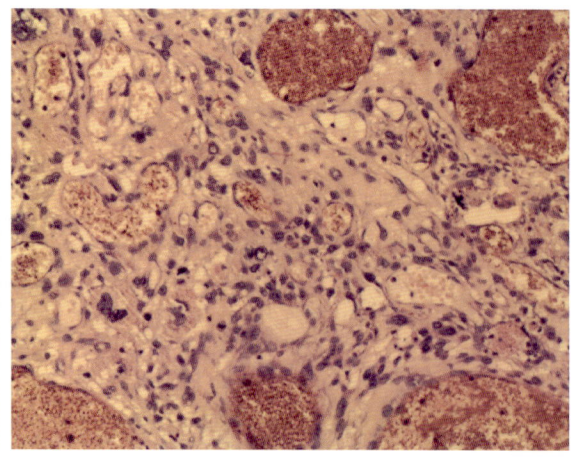

图 10-10　食管中段肉瘤

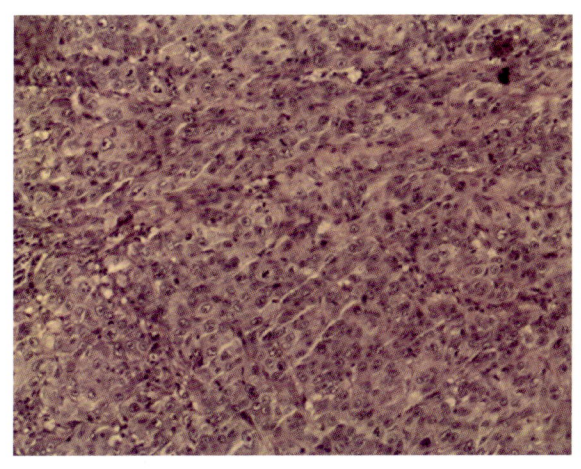
图 10-11 食管中下段鳞状细胞癌

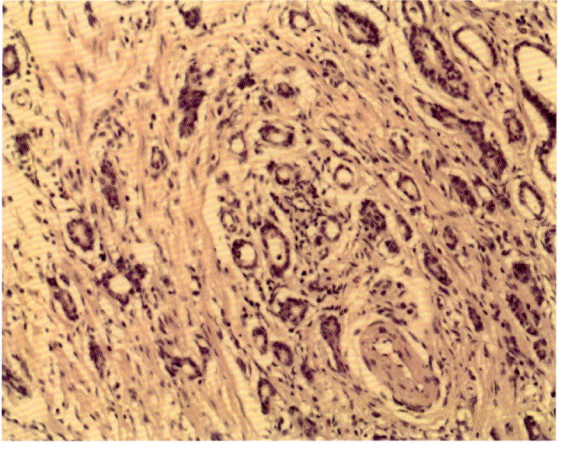
图 10-12 胃窦中分化腺癌

二、临床经验

（1）本例患者为多原发上消化道恶性肿瘤，包括食管多部位鳞癌、肉瘤和胃腺癌，治疗涉及多个脏器的手术，患者创伤较大，是较少进行的手术操作。

（2）无论是食管还是胃部的早期肿瘤，仅侵犯黏膜层，病灶较小，有胃镜下切除适应证时，首选内镜下切除，具有创伤小、恢复快、预后佳的特点。临床中如食管和胃同时发现原发肿瘤，一般对于早期病变，推荐行内镜下切除；对于进展期肿瘤，首选手术切除。由于食管位于胸腔，如果同为进展期肿瘤，在无法保证有足够残留胃进行胸腔吻合时，一般推荐胃部肿瘤行根治性手术；食管采用放疗联合化疗的治疗方案（食管鳞癌相对放疗敏感）。

（3）随着临床治疗药物的进展，食管鳞癌采用放疗联合免疫治疗，部分可达到去手术的治疗效果，对多原发肿瘤的治疗可提供更多的治疗选择。

（4）食管+胃部分切除术后，大部分患者缺乏足够的残胃裁剪呈管状胃进行消化道重建吻合，小肠系膜较短，因血运和吻合口张力问题无法上提过高，结肠代食管是唯一可行的消化道重建方案。但该手术操作复杂，创伤较大，术后并发症较多，基本涉及整个消化道，需要胸、腹科协作完成，考验整个治疗团队的手术操作和围手术期的管理经验。

三、知识拓展

（一）多原发恶性肿瘤

多原发性恶性肿瘤（multiple primary malignant tumors，MPMT）又称重复癌，是指同一患者的同一器官或多个器官、组织同时或先后发生的 2 种或 2 种以上的原发性恶性肿瘤，全身各处均可发生。根据第一与第二原发癌确诊时间不同，Moertel 等认为可分为：同时性重复癌（两者确诊时间相同或两者确诊时间相隔不超过 6 个月）和异时性重复癌（两者确诊时间相隔

6个月以上）。

1879年，Billroth报道首例重复癌。目前公认1932年Warren等提出的重复癌诊断标准：① 每一种肿瘤必须经组织细胞学证实为恶性；② 每一种肿瘤发生在不同的部位或器官；③ 必须排除新出现的肿瘤非转移癌。国内有学者认为，除上述条件外，还应有肿瘤发生在不同的部位、两者不相连续这一特点。

重复癌的发病率各家报道不一，国外文献报道发生率为1.2%～10.7%，而国内文献报道发生率仅为0.4%～2.4%。在重复癌中以双原多见，国内报道有五原重复癌，国外最多的为六原重复癌。重复癌发生的部位与种族及生活习惯有关，欧美以皮肤重复癌多见，日本消化系统重复癌占70%以上。

重复癌的病因尚不明确，一般认为是多种致癌因素共同作用的结果。① 宿主内在因素，包括机体易感性、免疫状态、内分泌及胚胎发育等。第一原发肿瘤的发生本来就提示了患者的免疫监视和免疫防御等功能的减退，在此基础上容易再发癌。可能与肿瘤患者稳定内环境的机制衰退、对外界和内在刺激适应性降低、对致癌因素的敏感性增加等因素有关。女性生殖系统的重复癌还可能与内分泌因素、胚胎发育因素有关。② 放射治疗致癌。放射治疗致第二癌发生已得到公认，致癌的可能因素有：a. 癌基因的激活；b. 射线的直接作用或自由基的间接作用造成细胞DNA损伤，放射治疗致癌的遗传个体敏感性可能与生殖细胞中的抑癌基因丢失有关；c. 免疫功能的降低。③ 化学治疗致癌。抗癌药物在治疗肿瘤的同时也有致癌作用，这些新诱发的肿瘤或癌以白血病居多，其次为淋巴系统恶性肿瘤、膀胱癌。其可能的发病机制为化疗药物致DNA-蛋白质交联和（或）引起DNA链断裂及细胞转化、突变、染色体畸变等。同时化疗使机体免疫功能降低，也成为致癌因素之一。④ 遗传因素。有肿瘤家族史的患者患重复癌的概率增高。乳腺癌和卵巢癌具有明显的家族史，这种遗传方式与常染色体显性基因的突变有关，两者均有共同的易感基因*BRCA1*和*BRCA2*，以*BRCA1*为主。*BRCA1*携带者10年内发生卵巢癌的累计危险度为12.7%，*BRCA2*携带者为6.8%。⑤ 生活环境及个人的不良生活方式。除患者的内在因素外，重复癌的发生还受多种环境因素的影响，如长期暴露在辐射污染的环境中，或嗜烟、酗酒、脂肪摄入过多、纤维素摄入过少等，这些致癌因素均会导致再次发生肿瘤。⑥ 其他因素，如精神因素。

（二）食管-胃多原发癌

Makuuchi H等报道，在包括食管的多原发癌中，双原发癌占92.9%，三原发癌占6.6%，四原发癌占0.5%。对于食管双原发癌中，25.1%在胃。Hamabe Y等报道，同时性食管-胃双原发癌的患者以男性居多，并且贲门癌的发病率高。随着诊断技术和抗肿瘤技术的进展，以及食管鳞状细胞癌预后的改善，食管和胃双原发癌的病例数量呈上升趋势。

对于异时性发生的多原发癌，首发肿瘤出现基因学异常表现会增加再发肿瘤的潜在风险。对一例同时性三原发癌（位于食管中段、下段和胃）的肿瘤进行检测，发现三种肿瘤来自不同的克隆和p53突变，这可能在多原发癌的发生中起主要作用。

对多原发癌的治疗受多种因素影响。治疗的平衡点应当是优先考虑肿瘤对预后的影响，同时顾及患者的生活质量。对同时性发生的肿瘤，仅治疗单一癌症（包括手术或放、化疗）是对患者无益的。

外科根治性切除 2 种肿瘤可取得较好治疗效果。外科适应证的决定应取决于 2 种原发癌的范围。同时性食管-胃原发癌的病例中，应根据分期、部位和手术负荷采取适宜的外科手术方式。对高龄患者或因许多合并症无法手术的食管-胃双原发癌患者，应选择最适宜的治疗方案。有研究报道，予 TS-1 和低剂量顺铂化疗，可取得 CR；采用 5-氟尿嘧啶联合低剂量顺铂治疗，治疗效果有效。

（三）结肠代食管术

1. 结肠代食管术在食管、胃双原发癌根治术中的优点

（1）结肠本身系膜较长，血管弓发育较恒定完全，保留一支血管弓可保证所选择的结肠段的血液循环，在食管、胃双原发癌根治术中既保证足够的长度完成食管重建，又能较为彻底地切除双原发病变。

（2）实验研究表明，术后移植结肠段有稳定而匀质的收缩，在进食时收缩明显加强，对食物的传送具有积极的意义。

（3）可有效地抑制反流，并避免食物潴留产生胸结肠综合征。

（4）结肠具有较强的抗酸能力，不易发生反流性消化性炎症及吻合口溃疡。

（5）移植结肠段体积小，置于胸骨后，很少引起胸闷不适，术后不影响食管床放疗。

2. 结肠代食管术的劣势

（1）由于仅保留一支供血血管，血运单一，一旦出现血供问题，会造成供血不良，肠管坏死。

（2）对肥胖患者的操作较困难。

（3）会增加术后并发症的发生和死亡率。

移植结肠段首选结肠左动脉升支作为移植结肠段供血血管，左半结肠段做顺蠕动向移植术。左半结肠血供好，被移植的做顺蠕动方向替代食管，符合人体的生理功能，术后生活质量更优。次选结肠中动脉，取横结肠及部分降结肠做逆蠕动向移植。移植结肠段长度以血管系膜缘长度为准，比预计长度要长 3～4 cm，不可过短引起结肠坏死，不可过长避免引起食物淤滞反流误吸。采用胸骨后径上提结肠，此径路对恶性食管病变病例，术后后纵隔区都可接受放疗，可有效地延长生存期，目前被认为是较理想的径路（图 10-13～图 10-15）。

（四）食管肉瘤样癌

1865 年，Virchow 首次提出肉瘤样癌的概念，是指由上皮和间叶组织共同组成的少见疾病。食管肉瘤样癌由 Hansemann 在 1904 年首先报道，经手术切除的首例食管肉瘤样癌则由 Sutout 于 1949 年报道。

食管肉瘤样癌是一种由癌和梭形细胞两种成分双向分化息肉样生长的肿瘤，也称息肉样癌，癌巢与肉瘤样组织掺杂在一起，癌巢与肉瘤样组织存在着过渡和移行。大部分学者，特别是国外学者观点渐趋一致，认为肉瘤样癌本质是一种特殊类型的癌。肉瘤样成分只不过是癌的化生，但同时肉瘤样成分可有真正的间叶性表达，有中间丝及胶原纤维、Vimentin 阳性等。近

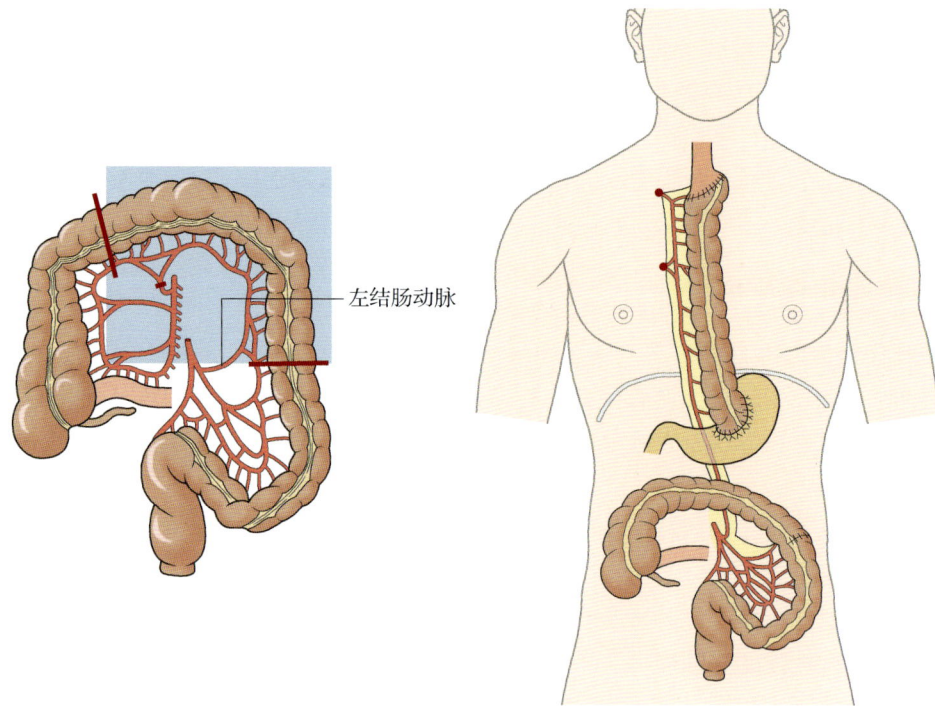

图 10-13　左半结肠段顺蠕动向移植术的位置[12]

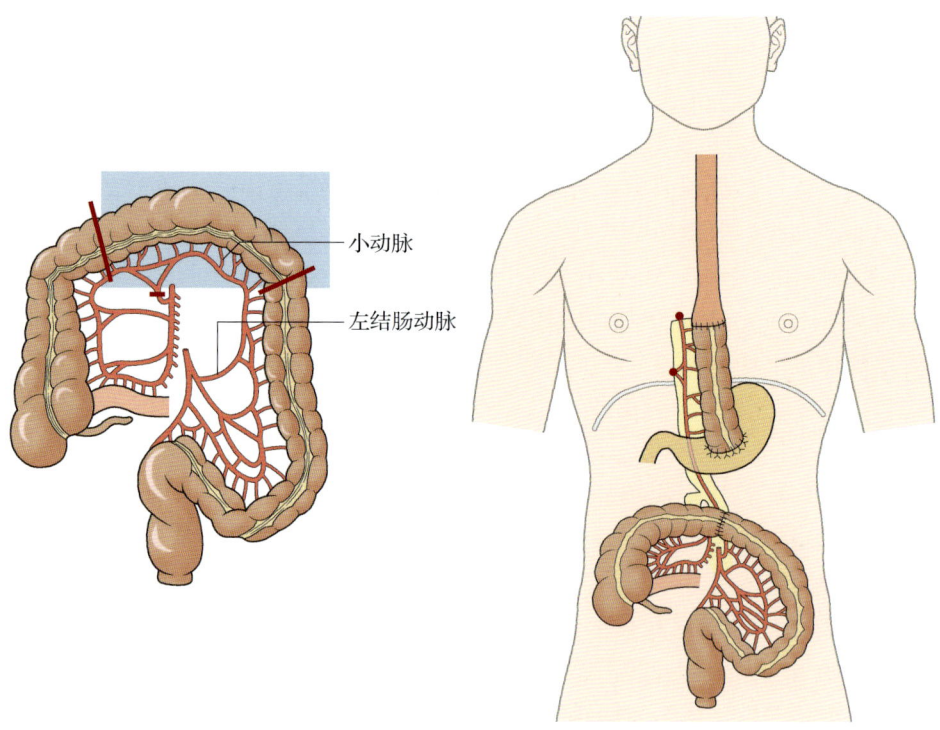

图 10-14　横结肠段顺蠕动向移植术[12]

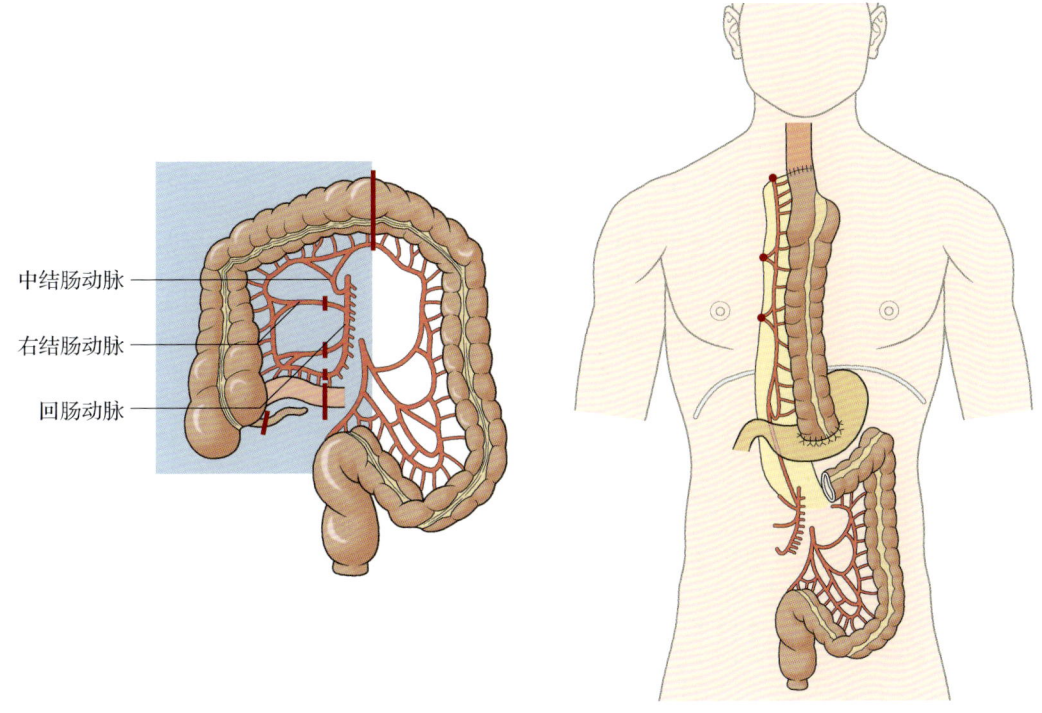

图 10-15　右半结肠段顺蠕动向移植术[12]

年来进行的分子生物学分析发现，肿瘤中的癌和肉瘤样成分具有不同的基因变异。

食管肉瘤样癌多发生在老年男性，特别是有烟、酒嗜好者，占食管恶性肿瘤的 0.19%～0.93%。肿瘤大体多呈息肉状，又称息肉样癌，也可有其他形式的生长方式，如蕈伞型等形式。息肉状的生长方式可能与肉瘤样组织生长速度比癌组织快，向肿瘤周围的最薄弱面呈膨胀性生长所致。淋巴结转移灶内也有癌和肉瘤样成分两种组织，从而证明肉瘤样成分为肿瘤组织，并非反应性的间质。

食管肉瘤样癌具有以下病理特征：① 大体肿瘤呈息肉样、蕈伞样或结节分叶状向腔内生长，有蒂与食管壁相连；② 镜下肿瘤有明确的癌和肉瘤两种组织成分，癌成分大多数为分化型鳞癌，偶见腺癌、腺样囊性癌、小细胞癌。肉瘤成分多为纤维肉瘤，少数为平滑肌肉瘤、横纹肌肉瘤，偶见恶性纤维组织细胞瘤、骨和软骨肉瘤；③ 癌与肉瘤两种组织成分截然分开或混合存在；④ 肿瘤组织多局限于黏膜固有层或黏膜下层，极少侵及肌层；⑤ 肉瘤样细胞可同时表达 Keratin 和 Vimentin。

食管肉瘤样癌早期因肿块生长堵塞管腔引起吞咽困难等症状，因此临床特点是病程短，梗阻症状发展速度快，浸润常局限在固有膜或黏膜下层。食管肉瘤样癌发现较早，预后比普通食管癌好，手术切除是食管肉瘤样癌首选及主要治疗手段，手术切除率较高。有报道术后 5 年生存率在 50% 以上。淋巴结转移见于 30% 的病例，与浸润深度有关。内镜下切除是一种新的治疗手段，适合于病变局限于黏膜层，息肉样或膨胀性生长，并突向管腔，黏膜肌层、黏膜下层及固有肌层结构完整的患者。

参 考 文 献

[1] Kato Y, Tsuyuki A, Kikuchi K, et al. Primary jejunal adenocarcinoma as part of multiple primary cancers of the digestive tract [J]. J Gastroenterol Hepatol, 2008, 23（4）: 673-677.

[2] Chang Y T, Tsai C I, Yang T H, et al. Synchronous triple cancers at middle and lower esophagus and stomach with different histological features and genetic alterations [J]. J Gastroenterol Hepatol, 2002, 17（6）: 724-727.

[3] Park S S, Min B W, Kim W B, et al. Double cancer of the stomach and oesophagus with situs ambiguus with polysplenia: the importance of preoperative evaluation [J]. Dig Liver Dis, 2005, 37（10）: 799-802.

[4] Mukai M, Makuuchi H, Mukohyama S, et al. Quintuple carcinomas with metachronous triple cancer of the esophagus, kidney, and colonic conduit following synchronous double cancer of the stomach and duodenum [J]. Oncol Rep, 2001, 8（1）: 111-114.

[5] Hamabe Y, Ikuta H, Nakamura Y, et al. Clinicopathological features of esophageal cancer simultaneously associated with gastric cancer [J]. J Surg Oncol, 1998, 68（3）: 179-182.

[6] Koyanagi K, Ozawa S, Ando N, et al. Case report: Metachronous early gastric carcinoma in a reconstructed gastric tube after radical operation for oesophageal carcinoma [J]. J Gastroenterol Hepatol, 1998, 13（3）: 311-315.

[7] Polotsky B E, Machaladze Z O, al-Ansary N M. Some aspects of multiple esophageal and gastric cancer [J]. Semin Surg Oncol, 1992, 8（1）: 46-49.

[8] Wang D Z, Yan J S, Zhang X, et al. Multicentric carcinoma of the esophagus and double primary malignant neoplasm of the upper alimentary tract — report on 44 patients [J]. Zhonghua Zhong Liu Za Zhi, 1988, 10（1）: 51-53.

[9] Iioka Y, Tsuchida A, Okubo K, et al. Metachronous triple cancers of the sigmoid colon, stomach, and esophagus: report of a case [J]. Surg Today, 2000, 30（4）: 368-371.

[10] Usami O, Nara M, Tamada T, et al. Systemic sarcoidosis associated with double cancers of the esophagus and stomach [J]. Intern Med, 2007, 46（24）: 2019-2022.

[11] Hamabe Y, Ikuta H, Nakamura Y, et al. Clinicopathological features of esophageal cancer simultaneously associated with gastric cancer [J]. J Surg Oncol, 1998, 68（3）: 179-182.

病例 11 骨肉瘤胃转移

龚渭华

一、病例介绍

(一)第一次入院

【现病史】 患者男性,34岁,主因"外伤致左小腿疼痛4天"入院。患者于4天前外伤后出现左小腿疼痛、肿胀,无昏迷,无恶心、呕吐,无肢体麻木,无胸闷、气促,无腹痛等不适。伤后遂前往当地医院就诊,检查提示"左胫骨中上段骨折、左胫骨骨肿瘤考虑",建议上级医院治疗。患者遂来我院就诊,为求进一步治疗,门诊拟"左胫骨恶性肿瘤"收住院。自起病以来,患者意识清,精神尚可,胃纳尚可,睡眠尚可,大小便正常,近期体重无明显改变。否认其他病史,体重指数(BMI):23.24 kg/m²,辅助检查:外院X线片及MRI示左胫骨中上段骨折、左胫骨骨肿瘤考虑。

【辅助检查】 入院后行CT检查提示:左胫骨上段恶性骨肿瘤伴病理性骨折,考虑肉瘤,骨肉瘤可能(图11-1)。

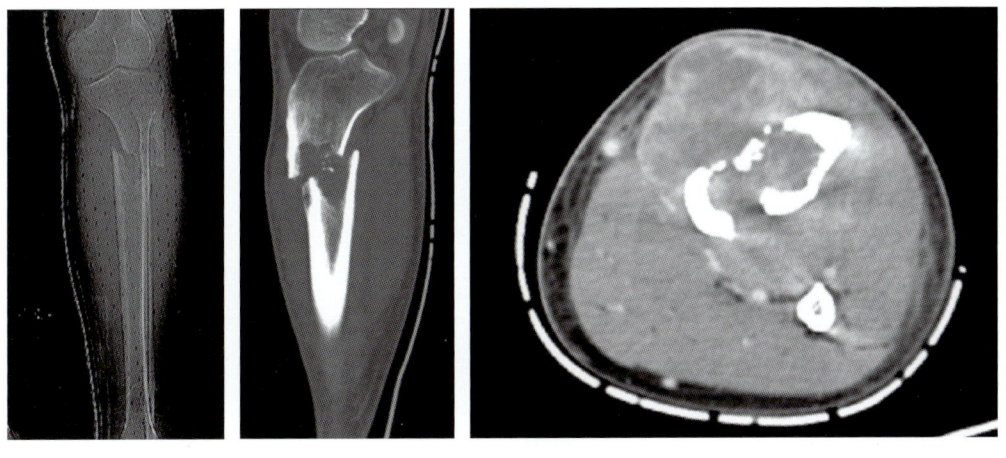

图 11-1 CT 检查结果

MR检查提示:左胫骨上段恶性骨肿瘤考虑,大小约67 mm×59 mm×62 mm(图11-2)。

全身骨显像(ECT)提示:① 左胫骨上段骨代谢异常增强,首先考虑骨肿瘤性病变,请结合临床;② 下颌骨点状骨代谢增强,考虑炎症可能大(图11-3)。

遂在CT引导下左胫骨上段恶性骨肿瘤穿刺活检,病理结果提示:高级别肉瘤伴坏死(图11-4)。

【入院诊断】 ① 左胫骨恶性肿瘤;② 左胫骨病理性骨折。

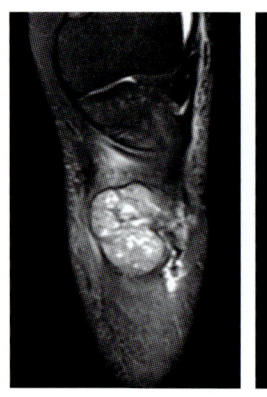 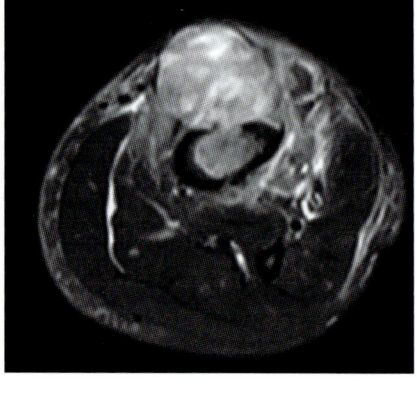

图 11-2　MRI 检查结果

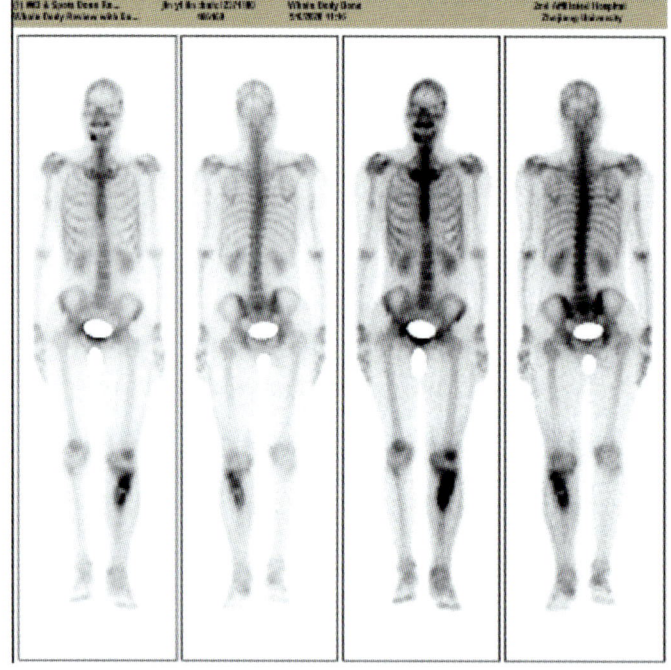

图 11-3　全身骨显像检查结果

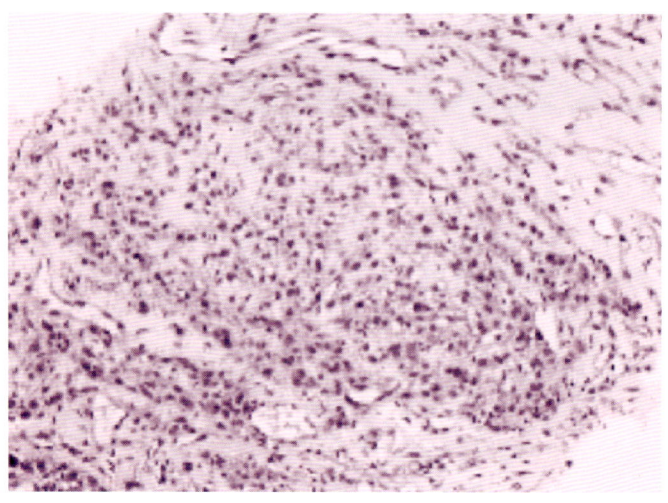

图 11-4　骨肿瘤穿刺活检结果

【治疗过程】 完善术前检查后,在全麻下行左胫骨恶性肿瘤切除重建+膝关节置换+腓肠肌肌瓣转位+大腿取皮+小腿植皮术。

术后诊断:胫骨恶性肿瘤,左胫骨病理性骨折。术后常规病理提示:左胫骨恶性肿瘤,考虑高级别肉瘤,肿瘤部分区域富含黏液,免疫组化未能提示明确类型,肿瘤大小6.5 cm×6 cm,骨断端及四周切缘均阴性。免疫组化结果:CK(AE1/AE3)(-),CAM5.2(-),S-100(-),HMB45(-),SMA(+),Desmin(-),MyoD1部分肿瘤细胞胞质(+),Myogenin(-),Ki-67 80%(+),CD31血管内皮(+),CD34血管内皮(+),ERG(-)(图11-5)。

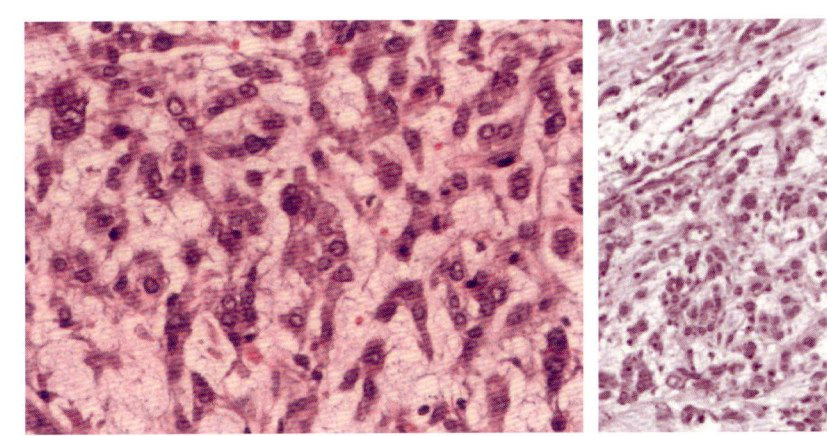

图 11-5 骨肿瘤术后病理检查结果

(二)第二次入院

【现病史】 1年后患者因"乏力半月余,发现胃部异物9天"再次入院胃肠外科。患者于半月前无明显诱因下出现乏力,摔倒2次,意识清晰,上腹部隐痛,大便呈黑色,至当地人民医院就诊,行胃镜检查提示"胃体占位",病理结果示"胃体少许胃黏膜伴糜烂,小片炎性纤维组织中见少量异型细胞,结合临床不排除肿瘤可能"。为进一步诊治来我院,血常规:血红蛋白98 g/L(↓)、红细胞3.90×10^{12}/L(↓)、血小板计数343×10^9/L(↑)、中性粒细胞百分比74.8%(↑)、淋巴细胞百分比17.1%(↓)。(血浆)凝血谱全套+狼疮抗凝物质检测:血浆纤维蛋白原5.78 g/L(↑)、D-二聚体860 μg/L(FEU)(↑)、狼疮抗凝物dRVVT标准化比值1.29(↑)。

【辅助检查】 入院后行胃镜检查提示:胃体下部巨大肿块,考虑间质瘤伴破溃溃疡形成(图11-6)。

胃镜活检组织病理提示:胃体下部:炎性坏死物间见小灶梭形异型细胞,考虑为肉瘤(图11-7)。

腹部增强CT检查提示:胃体部胃腔内巨大肿块,大小约58.8 mm×55.8 mm×74.1 mm,形态不规则,分叶状,增强后略不均匀强化,浆膜面欠光整并局部凹陷。胃体部胃腔内巨大肿块,考虑恶性肿瘤,间质瘤可能,请结合内镜及病理。腹部CTA未见明显血管异常征象(图11-8)。

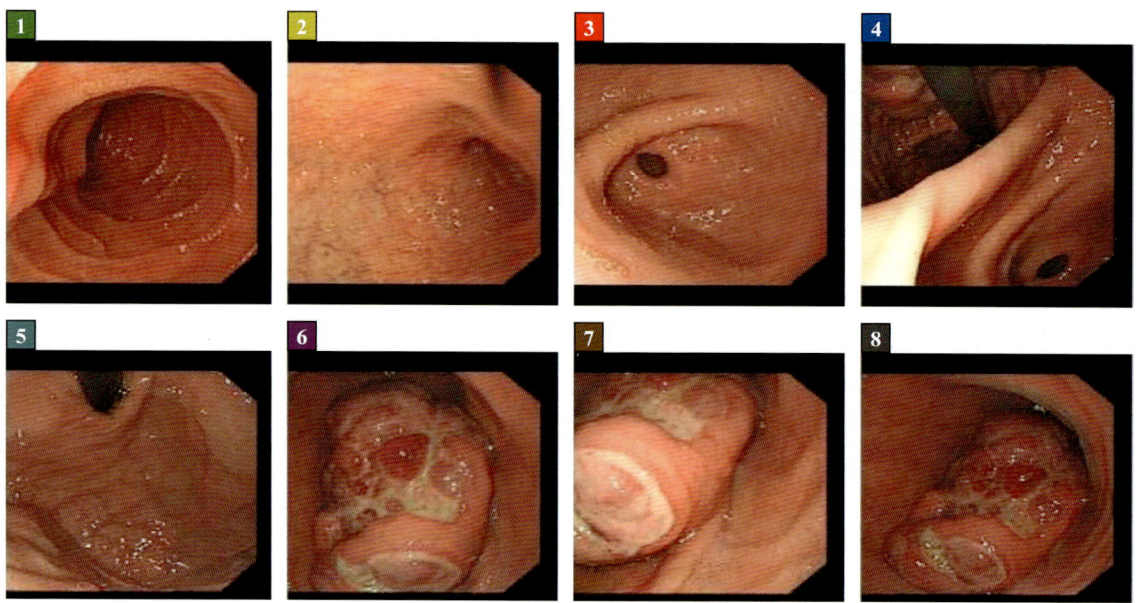

图 11-6　胃镜检查结果

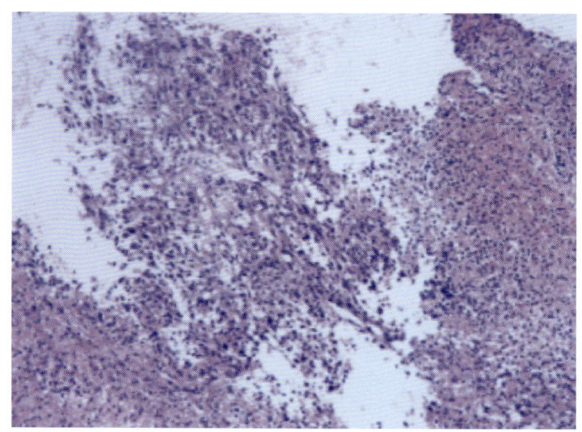

图 11-7　胃镜活检结果

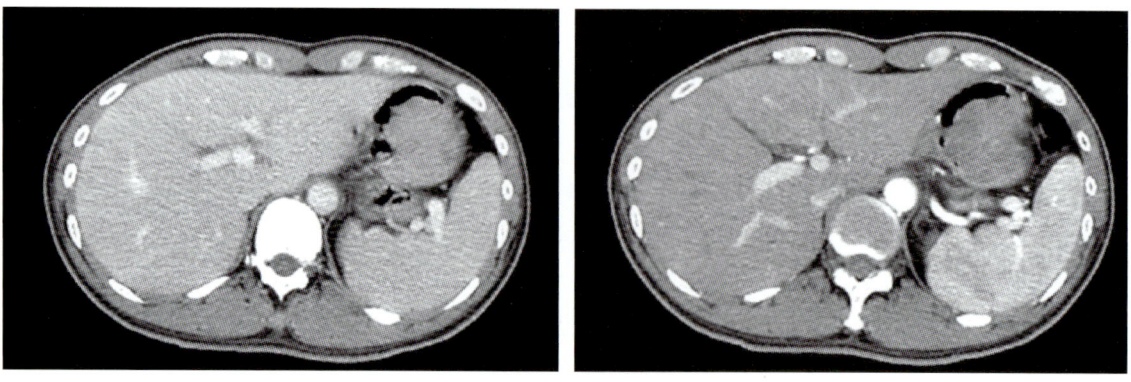

图 11-8　腹部增强 CT 检查结果

【入院诊断】 ① 胃部肿瘤；② 贫血。

【治疗过程】 在全麻下行远端胃大部切除术（毕Ⅰ式吻合），术后诊断：胃恶性肿瘤：胃肉瘤？ 消化道出血；贫血；左侧胫骨恶性肿瘤术后；左胫骨病理性骨折术后；先天性智力发育迟缓。术中所见：腹腔内无明显腹水，盆腔未见明显转移病灶，肝脏、胆囊、横结肠、小肠系膜根部、腹壁及盆腔等无转移性结节。肿块位于胃体近胃窦大弯侧，大小约10 cm×6 cm×4 cm，浆膜层已经累及。术中冰冻病理提示：胃部恶性肿瘤，倾向于间叶组织来源/肉瘤（图 11-9）。

病理诊断为（胃）梭形细胞肿瘤，大小 10 cm×5 cm×4 cm，结合免疫组化及原病史，考虑高级别肉瘤，转移性。胃体近胃窦大弯侧肿瘤，肿瘤大小：10 cm×5 cm×4 cm，隆起型，胃周淋巴结：0/18 阳性。切缘阴性，免疫组化结果：CD117（−），CD34 血管（＋），DOG-1（+/−），SMA（−），Ki-67 65%，PHH3 个别（＋），S-100（−），Desmin（−），CK（AE1/AE3）（−），CAM5.2（−），Beta-catenin（−），Bcl-2（−），STAT6（−），SOX10 弱（＋），SATB2（＋），HMB45（−），Melan-A（−），ALK/P80（−）（图 11-10）。

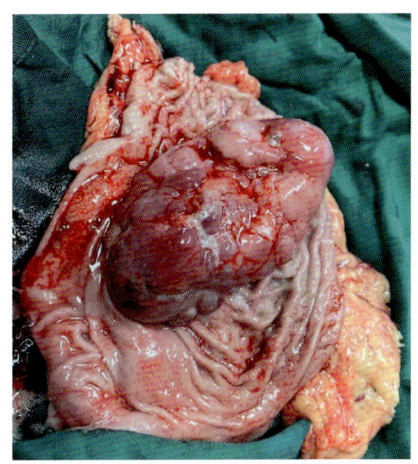

图 11-9　胃肿瘤大体观

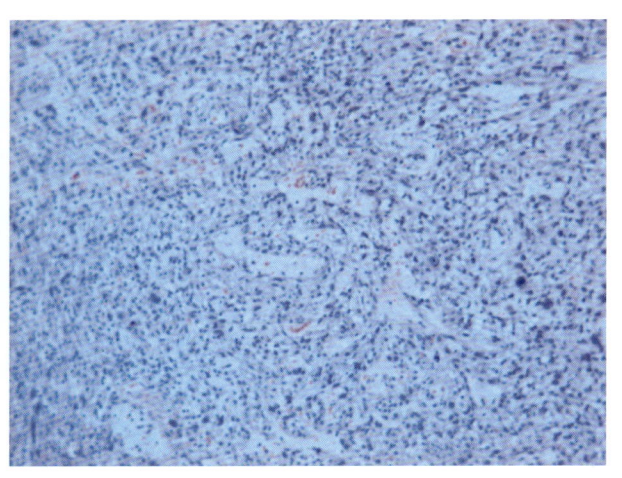

图 11-10　胃肿瘤术后病理检查结果

二、临床经验

（1）骨肉瘤多见于青少年或儿童，而胃间质瘤多见于中老年人。

（2）骨肉瘤术后 1 年发生胃部转移，很罕见，骨肉瘤转移部位多见于肺、肝。

（3）骨肉瘤在胃镜下容易被误认为间质瘤伴溃疡形成，临床上需要注意鉴别诊断。

（4）骨肉瘤主要血行转移为主，所以，临床手术不需要进行周围淋巴结清扫。

（5）ECT 扫描检查对肉瘤有较好效果，术前可用于鉴别诊断。

（6）肿瘤标志物对肉瘤诊断不一定有明显异常，但骨肉瘤可以引起外周血碱性磷酸酶、乳酸脱氢酶升高，而骨肉瘤胃转移后并未发现外周血碱性磷酸酶、乳酸脱氢酶升高。

（7）骨肉瘤以手术治疗为主，辅助放、化疗，骨肉瘤胃转移灶切除后，随访至今未见复发。

三、知识拓展

临床上胃恶性肿瘤骨转移多见，但很少见到骨恶性肿瘤胃转移，笔者在临床工作中遇到一例骨肉瘤胃转移[1]。骨肉瘤是成骨肉瘤（约占小儿骨恶性肿瘤5%），肿瘤细胞可以直接产生骨样组织，好发于青少年，多出现在股骨远端、胫骨近端、肱骨近端的干骺端，男性更为多见；可以在不明原因下骨折时发现此病，肉瘤以血运转移为主，常见转移部位为肺、肝，胃转移很少见；若出现术后远程转移，提示预后不佳；病灶距离躯干越近，预后越差。肉瘤的治疗在临床外科中非常棘手，治疗方式以手术为主，但非常容易复发，且手术一次比一次难做；术前可以进行放疗和化疗来预先评估敏感性，部分患者可以获得敏感疗效，不敏感者需要更改剂量或方案。免疫治疗可能改善肉瘤的预后，在一项最新的关于软骨肉瘤研究中发现，IDH1抑制剂艾伏尼布可以有效延长患者的存活时间，缓解持续时间（duration of response，DOR）达到了42.5个月，客观应答率（objective response rate，ORR）达到了23.1%，我们期待近年来的一些新的临床试验药物能发挥好的疗效（2023年ASCO会议报告）[2]。

参 考 文 献

[1] Luan F M, Gong W H. Gastric metastasis after tibial sarcoma surgery [J]. Am J Gastroenterol, 2022, 117 (10): 1556.

[2] Mellinghoff I K, Ellingson B M, Touat M, et al. Ivosidenib in isocitrate dehydrogenase 1-mutated advanced glioma [J]. J Clin Oncol, 2020, 38 (29): 3398-3406.

病例 12 胃癌根治术后 32 小时发生肺动脉梗死

龚渭华

― 一、病例介绍 ―

【现病史】 患者男性，68 岁，主因"确诊胃癌 5 个月"入院。患者于 5 个月前外院胃镜检查提示胃窦腺癌，部分细胞呈印戒样，后至我院复查胃镜提示：幽门管中-低分化腺癌，全腹增强 CT 考虑肿瘤侵犯胰腺，故予以 SOX 方案新辅助化疗，过程顺利。出院后无明显腹痛、腹胀，无恶心、呕吐等。

【既往史】 患者既往高血压 10 余年，口服缬沙坦 80 mg qd 及氨氯地平 5 mg qd，自诉血压控制良好；患者既往糖尿病 5 余年，口服格列吡嗪 10 mg qd，自诉控制良好。

【入院诊断】 ① 胃恶性肿瘤；② 高血压；③ 糖尿病；④ 高脂血症；⑤ 肾功能不全；⑥ 乙肝大三阳。

【治疗过程】 完善术前准备后，全麻下行胃癌根治术（远端胃大部切除 +D2 淋巴清扫 + 毕 I 式吻合），术中所见：腹腔内无明显腹水，盆腔未见明显转移病灶，肝脏、胆囊、横结肠、小肠系膜根部、腹壁及盆腔等无转移性结节。肿块位于胃窦，直径约 3 cm，环腔生长，累及浆膜层。手术顺利，术中失血约 100 mL。

术后 15 小时，常规测定凝血谱提示 D-二聚体 5 000 μg/L 明显升高（正常范围＜ 500 μg/L）（图 12-1），纤维蛋白原水平正常（图 12-2）。

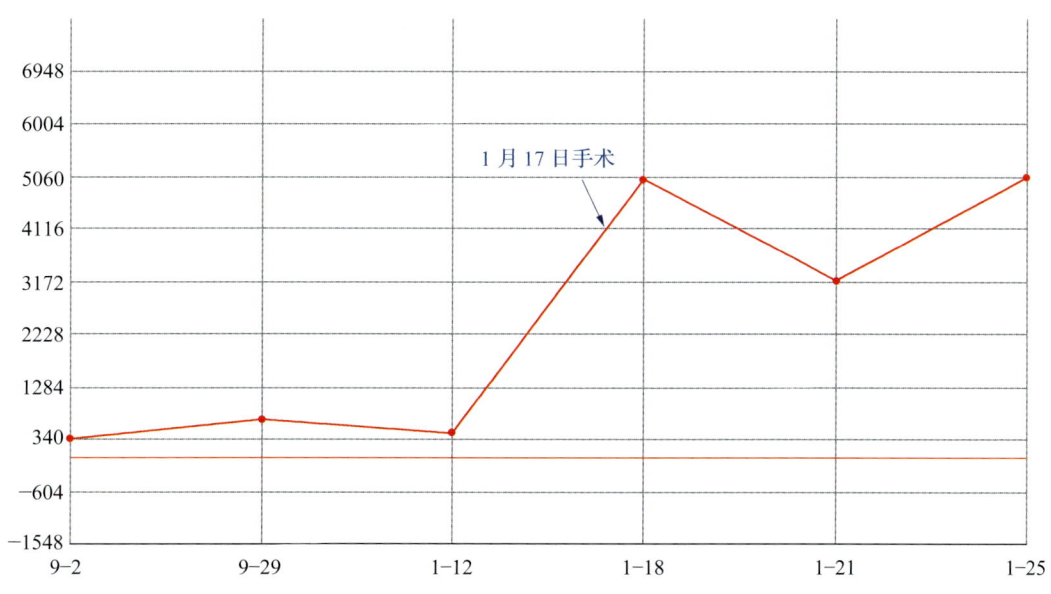

图 12-1 D-二聚体动态变化图

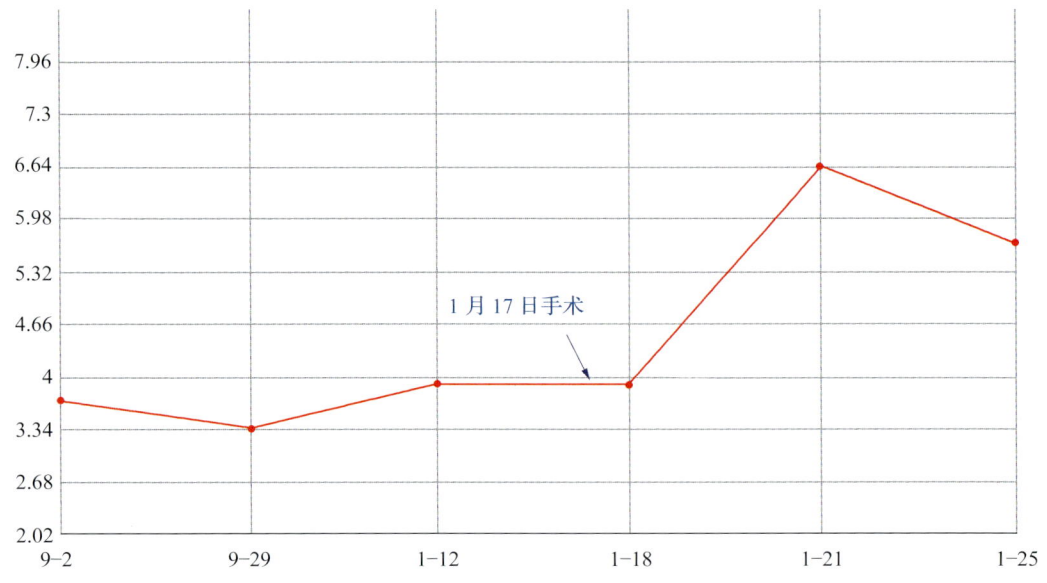

图 12-2　血浆纤维蛋白原动态变化图

术后 32 小时出现呼吸急促，鼻导管吸氧后血氧饱和度 88%～90%，面罩给氧后达 90%～95%，患者无其他不适表现，遂预防性给予低分子肝素 qd，但血氧饱和度未见明显好转，予以急行 CTPA 检查［CT 下肺动脉造影检查（图 12-3）］提示：肺动脉 CTA 显示肺动脉主干、左右肺主干显示清晰，右肺中叶、左肺上叶舌段动脉分支内见，低密度充盈缺损，部分管腔基本不显影闭塞，以右中肺明显。急行床边 B 超检查双下肢静脉，提示右侧下肢肌间静脉血栓形成。因此，嘱患者禁止下床活动 1 周，改低分子肝素钙 0.4 mL bid，经过 4 天治疗后，患者呼吸情况明显好转，改为鼻导管吸氧，血氧饱和度可达 98%。1 周后复查，提示双侧下肢深静脉内径正常，内膜光整，静脉腔内未见明显异常回声，静脉内彩色多普勒血流充填良好。

患者恢复顺利，出院时邀请呼吸内科会诊，建议利伐沙班 15 mg bid，口服 3 周后，改为 20 mg qd，并嘱患者呼吸内科门诊随诊。

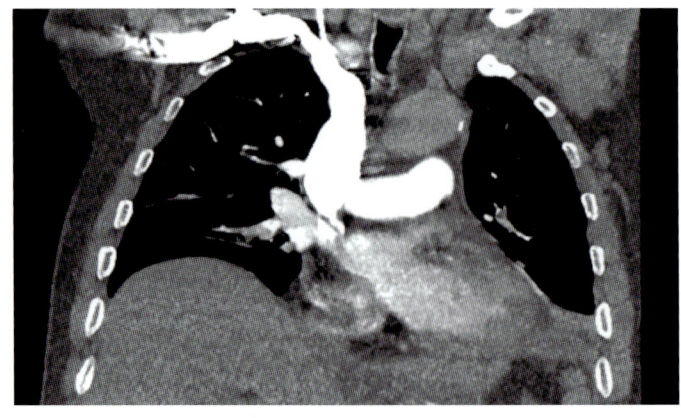

图 12-3　CTPA 检查结果

二、临床经验

（1）患者胃癌根治术后 32 小时即可发生肺梗死，血氧饱和度下降到 88%，面罩吸氧维持在 92%～95%，但患者无其他不适表现。

（2）经过 4 天低分子肝素钙治疗后，患者由面罩吸氧改为了鼻导管吸氧，血氧饱和度可维持在 98% 以上。

（3）下肢肌间静脉血栓形成后，经过 1 周的低分子肝素治疗，可以出现血栓消失。

（4）肺梗死患者护理时切记不能"叩背"或"拍背"。

（5）肺梗死患者容易伴发"低血压"，这往往是较大的肺血管堵塞，这种机械性血管堵塞后使得回流到左心房血量较少，血容量不足引起了低血压，严重时会出现休克，甚至生命危险。

（6）建议术后第一天一定要常规检测凝血谱［术后 15 小时凝血谱提示 D-二聚体 5 000 μg/L 明显升高（正常范围 < 500 μg/L）］，D-二聚体异常升高一定要引起高度警觉，可以事先给予低分子肝素进行预防。

（7）越早期发现、早期治疗血栓或梗死，疗效和预后也将越好。

（8）新辅助化疗是否作为 Caprini 模型血栓风险评分中的一个指标有待进一步研究。

（9）出院时，切记让呼吸内科专业会诊，并嘱患者出院后血栓门诊随诊。

三、知识拓展

虽然胃癌术后急性肺梗死发生率不高（0.1%～1%），但发病凶险，病死率可达 20%～30%，需要引起高度重视。肺梗死发生机制由多方面引起，首先胃癌患者一般高龄（> 70 岁），肿瘤状态容易激活凝血系统，术后患者卧床引起静脉回流减慢，手术后小血管内皮受到损伤，手术时间过长，加上肥胖（高 BMI，> 30 kg/m²）等负面因素。所以，术后需要及时复查 D-二聚体，发现水平升高的话，即使没有临床症状（呼吸困难、胸痛、胸闷、咯血等），也要立即行 CT 肺动脉造影成像检查（PCTA）[1]。术后早期应用低分子肝素预防是非常有意义的措施，特别是对于发生血栓高危的患者。

参 考 文 献

[1] 王海波，王宗宝，代明营，等. 胃肠道恶性肿瘤术后肺梗塞防治体会[J]. 腹部外科，2010，23（4）：210-212.

病例 13 胃癌根治术后当天明显腹胀

龚渭华

一、病例介绍

【现病史】 患者男性，59岁，主因"上腹胀半年余"入院。患者于半年余前无明显诱因下发现上腹胀，无恶心、呕吐、呕血黑便等不适。遂于当地医院就诊，完善胃镜提示：胃窦腺癌。为求手术治疗收住入院。患者自患病以来，意识清，精神可，胃纳一般，睡眠可，大小便无殊，体重无明显变化。

【既往史】 既往高血压5年，服用"氯沙坦氢氯噻嗪1#qd"，自述血压控制可。3个月前接受右额脑膜瘤切除术，术后病理提示脑膜瘤，纤维型，WHO 1级。

【个人史】 吸烟30年，约每日20支，现未戒烟；饮酒30年，每次"白酒"300 mL，现未戒酒。

【入院诊断】 ①胃癌；②高血压；③右额脑膜瘤术后。

【术前检查】 考虑到胃癌病灶较小且早期可能，术前予以胃镜下病灶定位（图13-1），胃镜检查提示胃窦前壁见一处黏膜凹陷，上覆白苔，诊断胃溃疡（性质待病理检查）。

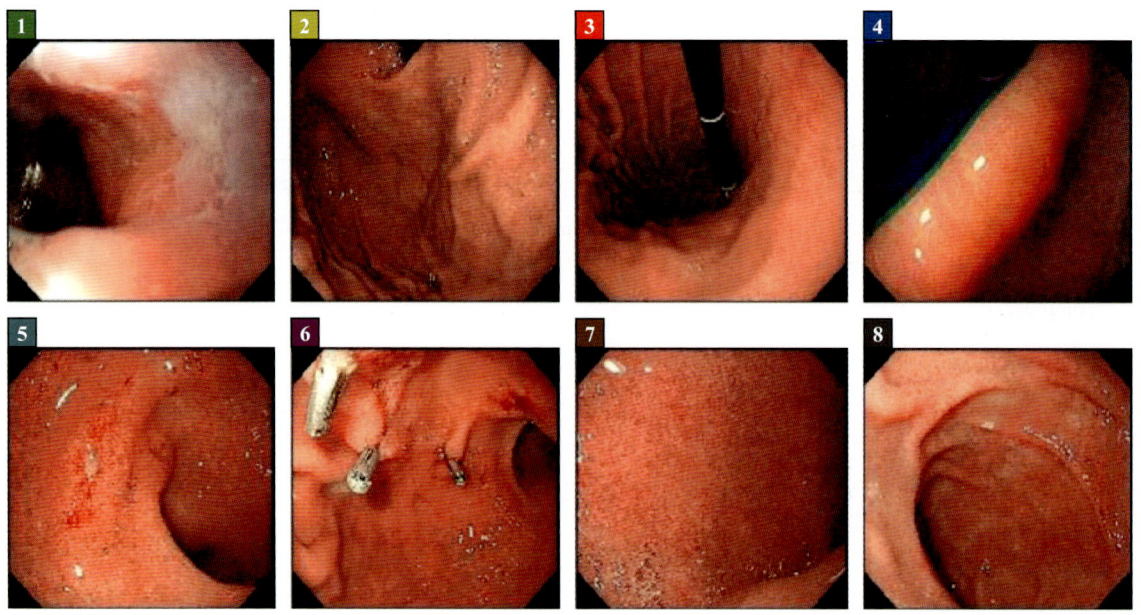

图 13-1　胃镜检查结果

【治疗经过】 完善术前检查，全麻下行胃癌根治术（远端胃大部分切除+D2淋巴清扫+胃空肠Roux-en-Y吻合术）。术中所见：腹腔盆腔内无明显腹水，盆腔未见明显转移病灶，肝脏、胆囊、横结肠、小肠系膜根部、腹壁及盆腔等无转移性结节。术中冰冻病理提示：（胃窦近小弯前壁）黏膜慢性炎伴局灶腺体低级别上皮内瘤变。待常规充分取材。

术后当天，患者诉腹胀明显，暂时观察。术后第 1 天，依然诉腹胀，腹部稍膨隆，叩诊鼓音明显，脐周为主，遂予以急查腹部增强 CT 检查（图 13-2）见间置空肠段最宽处达 4.7 cm，诊断提示：胃根治性胃切除术后改变，术区周围少许渗出、积液，腹腔散在游离气体，腹盆腔少量积液。右肾小结石。遂退胃管 20 cm，开塞露塞肛后效果不佳，予肛管排气、甘油灌肠剂 110 mL 灌肠，生长抑素微泵持续维持来抑制消化液分泌。术后第 2 天，仍诉腹胀，继续退胃管 10 cm，继续予灌肠。

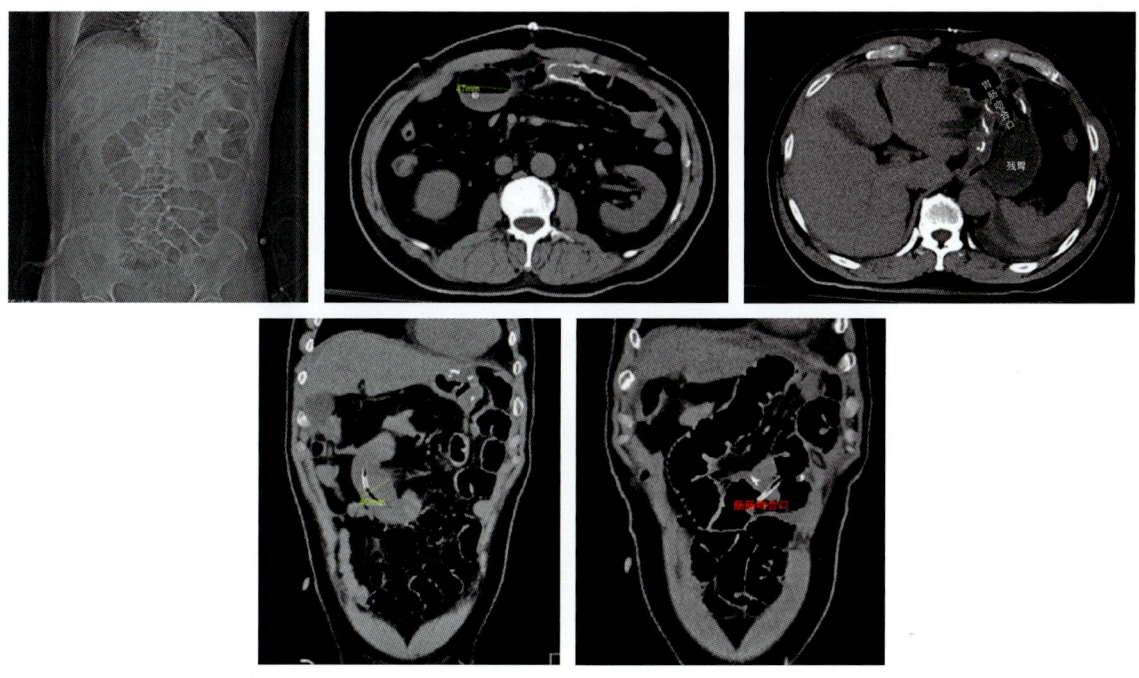

图 13-2　腹部增强 CT 检查结果

消化道造影检查（图 13-3）提示：走行自然，钡剂通过顺利，黏膜正常。未见明显狭窄、龛影及充盈缺损阴影。残胃-空肠端侧吻合，造影剂通过吻合口通畅，未见明显梗阻或造影剂外溢。约 15 分钟后再次观察，远端肠袢显影良好。约 3.5 小时后再次观察，部分结肠显影。

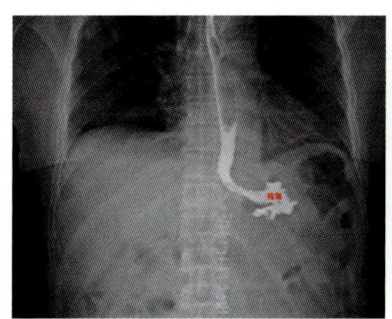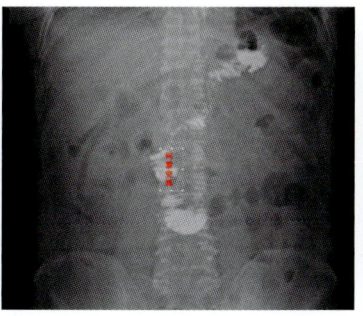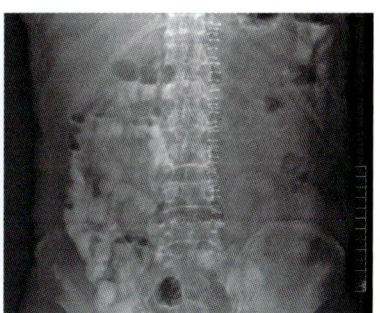

图 13-3　消化道造影检查结果

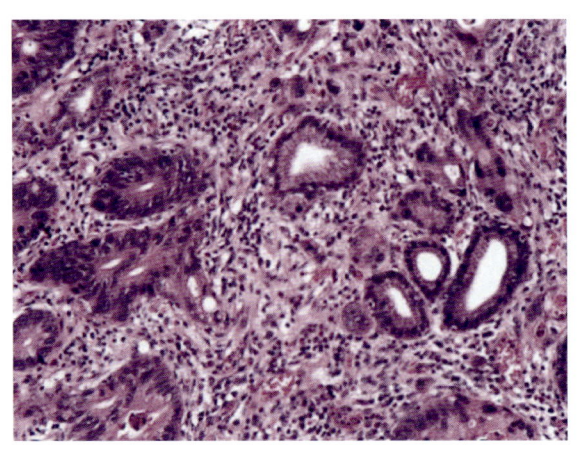

图 13-4　术后病理检查结果

术后常规病理检查（图 13-4）提示：（胃）中分化腺癌，肿瘤部位：胃窦近小弯前壁。肿瘤大小：高级别上皮内瘤变，局灶中分化腺癌，此两部分共 0.4 cm×0.3 cm，溃疡局限型，Borrmann Ⅱ型，Lauren 分型：肠型，组织学分级：1 级（高分化），局限于黏膜内，淋巴-血管侵犯：未见癌栓，未见神经侵犯，pTNM（AJCC 第 8 版）：pTis N0 Mx。c-erbB-2（GC）（-），c-erbB-2（GC）（-）PC（+），MLH1 存在，MSH2 存在，MSH6 存在，PMS2 存在，CK（AE1/AE3）（+），Ki-67 约 70%。分子检测结果：EBER（-）。

患者术后 24 天，出现头晕和黑便，当地医院就诊检查粪隐血（++++），Hb 水平 79 g/L，急诊 CT 提示胃术后改变，吻合口胃壁及肠壁稍增厚，盆腔少量积液。头颅 CT 平扫提示：右侧额部肿瘤术后改变。急诊胃镜检查提示：胃腔内见大量血凝块，冲洗创面见吻合口鞍部巨大溃疡 Forrest Ⅱb，中部见血凝块附着伴裸露血管端，无活动性出血，尝试钛夹封闭创面。随后转院至我院，经过给予禁食、插胃管、补液、微泵持续维持生长抑素、PPI、输血浆、输红细胞、纤维蛋白原、凝血酶原复合物，控制血压，测定胃泌素（结果正常），监测血常规，病情稳定后顺利出院。出院后 2 个月，患者诉出院期间排便困难，粪便稍干结，开塞露治疗后缓解。

二、临床经验

（1）一点癌或原位癌，复查胃镜时可能出现取材阴性结果，外院病理切片会诊即可确诊。

（2）脑出血、颅脑损伤、颅脑手术后，临床上会观察发现肠蠕动减慢，甚至会出现便秘、排便障碍。

（3）术后当天及后续数日，患者出现了胃肠蠕动减弱，这是否与 3 个月前的颅脑手术有关，理论上间隔时间有些长，不存在关联，但仍有待考证。

（4）术前非常有必要对早期胃癌进行定位。

（5）采取了胃大部切除 +Roux-en-Y 吻合术，术后当天即感到上腹胀痛，胃管引流出内容物较少，且液体很黏稠，急诊行全腹部增强 CT 检查，发现十二指肠并未明显扩张，而胃内容物较多 10 cm×6 cm，液体为主，胃肠吻合口和肠肠吻合口之间的肠袢扩张明显，气体为主，最宽处达近 4.7 cm。这种情况出现可能是术中做胃大部切除时有积血在胃中，血块不容易吸除，当时做胃肠吻合时没有用吸引器把胃内容物吸干净，并且，仍有必要在吻合口内用碘伏棉签消毒。

（6）第一次遇到术后第 0 天、第 1 天腹胀患者，担心小肠粘连，多次查房看患者，多次嘱咐患者下床活动，在这个时候，主刀比较沮丧，不论吃饭、开会、开车都时刻惦记着这个患者。及时给予进口生长抑素，胃管位置也进行了调整，排除了胃管的扭曲或打折，用针筒注射10 mL气体，听诊可听到肠道内气体声音，回抽也有气体，只是没有出来更多；胃管拔出10 cm、20 cm、30 cm，每拔出一段就观察一会，看是否可以缓解腹胀情况，临床发现引出内容物较少，内容物非常黏稠，胃管很难吸出内容物。

（7）术中发现十二指肠球部上壁较硬并有白色瘢痕样，离断幽门上血管时十二指肠壁损伤破裂，幸好十二指肠离断完整和顺利，术后追问病史，患者有规律性餐前剑突下疼痛，符合十二指肠溃疡诊断。

（8）常规术中把胃管末端放置在输入袢内，其实，担心十二指肠残端瘘的话，可以将胃管直接放到十二指肠降部。

（9）为了避免术后胃瘫或类似腹胀情况，做每个吻合口一定要牢靠，否则，容易发生瘘的风险。

（10）胃肠手术后容易发生早期胃肠道水肿情况，加上术后机体处于负氮平衡阶段，白蛋白水平要维持到正常水平。

（11）患者长期吸烟、饮酒，疼痛阈值较低，术后疼痛表现明显，甚至止痛泵止痛效果也不佳。

（12）患者术后10天仍偶诉有腹胀，予以口服碘剂（泛影葡胺）消化道造影，口服后15分钟，残胃和空肠迅速显影，3.5小时后全结肠显影。

（13）口服碘剂（泛影葡胺）为高渗溶液，可以减轻肠道水肿，利于肠道蠕动，研究发现造影剂使用后排便时间明显提前，可以降低肠梗阻患者手术率[1]。

（14）口服造影剂后若8小时内结肠出现造影剂，患者非手术治疗有效率可高达93%[2]。

（15）患者术后收缩压高达190～200 mmHg，当天用硝酸甘油降压治疗效果不佳，改用压宁定治疗后控制，回顾术后病史，可能术后残胃内有少量出血，高血压可能引起的出血和渗血，加上术后进食量较多。

（16）胃大部切除后，行胃肠吻合术后24天，仍然突发吻合口处黏膜溃疡大出血，失血量估计达1 000 mL以上，这类溃疡容易出现在吻合口空肠侧（尽管病例很少遇到），主要是：① 吻合口较大，空肠侧较长；② 胃酸较高；③ 最主要是因为吻合口空肠侧过早接触到胃酸，空肠抗酸能力很弱。

（17）为了避免吻合口溃疡发生，推荐术后常规给予至少8周的抗溃疡治疗方案。

（18）术后2个月门诊复诊发现，抗溃疡治疗后患者出现排便困难，需要使用开塞露塞肛治疗，这个也是抗溃疡药物的一个典型不良反应，引起大便干结，少数患者出现排便困难。

三、知识拓展

肠道蠕动受到神经和体液（包括电解质）两方面影响，腹部手术中牵拉、创伤、麻醉、术野暴露、纱布敷盖、腹膜刺激、低体温、腹腔引流管、术后镇痛等因素也会影响肠蠕动恢复[3]。小肠蠕动往往恢复很快，数小时后即可恢复，甚至术中都可以观察到小肠明显的蠕动，而胃蠕动需要24～48小时恢复，结肠恢复最慢，一般需要3～5天才恢复，所以，患者心中的"屁"

（排气）在术后很是重要，如果术后出现肠麻痹伴肠梗阻的话，可能需要数周才能恢复。而我们遇到的胃癌术后恢复最慢的病例达 8 天。相比较于硬膜外麻醉，全麻对肠蠕动抑制作用更强；阿片类药物比如吗啡对阿片受体作用抑制肠蠕动；术中牵拉胃肠和术野暴露时间越久，肠蠕动恢复可能越慢[4]。

胃肠吻合口溃疡发生率为 1%～3%，可以发生于术后 3 个月之内，甚至更迟一些，术后一年以上发生率在 1% 以下，胃和空肠吻合手术后，发生吻合口溃疡最多见的部位是"吻合口对侧空肠壁"，其次是吻合口边缘空肠侧，胃侧很少见。可以出现黑便、呕血等，术前抽烟史、HP 感染都会加重吻合口溃疡的发生。所以，术前有 HP 感染者，术后常规给予规范的抗 HP 治疗，对于有潜在发生吻合口溃疡患者，在戒烟前提下，建议考虑术后 3 个月质子泵阻滞剂（PPI）治疗，可以有效降低吻合口溃疡的发生；若术后需要使用非甾体抗炎药（NSAID）或激素时，PPI 使用时长可以延长[5]。

参 考 文 献

[1] Assalia A, Schein M, Kopelman D, et al. Therapeutic effect of oral Gastrografin in adhesive, partial small-bowel obstruction: a prospective randomized trial [J]. Surgery, 1994, 115（4）: 433-437.
[2] Chen S C, Chang K J, Lee P H, et al. Oral urografin in postoperative small bowel obstruction [J]. World J Surg, 1999, 23（10）: 1051-1054.
[3] 武婷，魏利敏，刘萍，等.影响胃癌患者术后排气的相关因素分析［J］.临床医学研究与实践，2017，2（32）: 148-149.
[4] 龚渭华.胃与胃肿瘤：您需要了解的知识［M］.上海：上海科学技术出版社，2021.
[5] 庄彦章，黄鹏，王稳忠，等.胃术后吻合口溃疡的预防和治疗（附 24 例报告）［J］.黑龙江医学，2008，32（4）: 252-253.

病例 14 高龄、肺功能欠佳合并心房颤动、胃癌

龚渭华

一、病例介绍

【现病史】 患者老年男性，78岁，主因"反复上腹部不适3个月"入院，外院胃镜检查发现胃占位，病理提示（贲门）腺癌，遂就诊我院，给予6次SOX方案新辅助化疗，1次行奥沙利铂100 mg、局麻下行胃左动脉置管灌注化疗，化疗期间无明显恶心、呕吐、腹痛腹胀、呕血便血、胸闷心慌等不适。

【既往史】 既往高血压10年，口服硝苯地平。既往心房颤动、冠心病。

【体格检查】 查体无殊。

【辅助检查】 胃镜检查（图14-1）提示：贲门直下至胃底可见巨大肿物，表面可见溃疡及污秽苔，胃底黏液湖可见暗褐色液体。

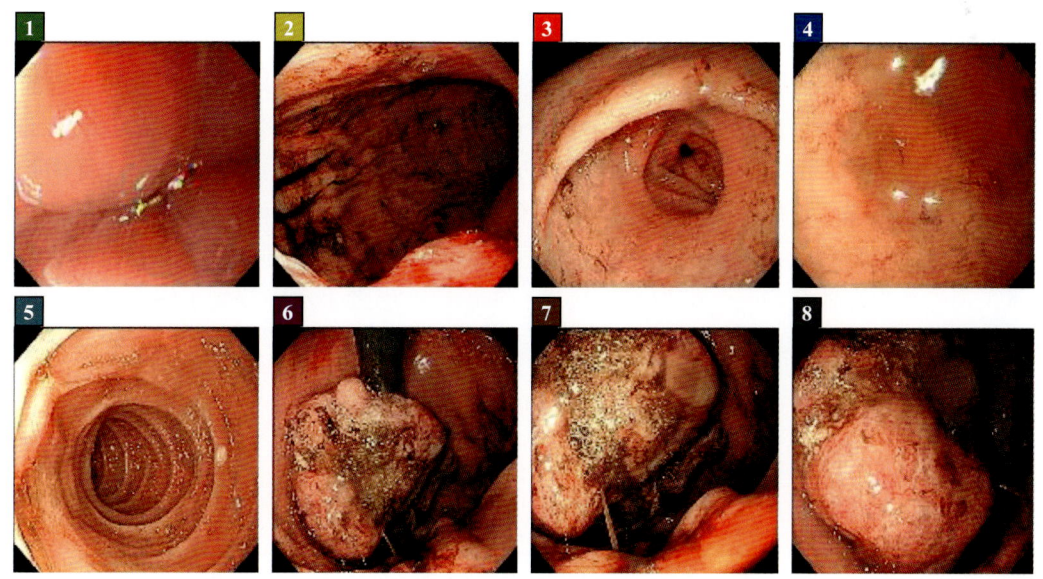

图 14-1 胃镜检查结果

全腹部增强CT检查提示：胃底贲门癌（T4aN2Mx）化疗后复查，较前病灶及胃周淋巴结大致相仿。食管下段-胃底贲门区见软组织密度肿块，增强后中度强化，大小约47 mm×17 mm，浆膜面毛糙。胃周见数枚稍大淋巴结，最大者短径约10 mm。肝内多发小囊肿。胆囊结石。双肾缺血梗死或皮质萎缩伴炎性改变。前列腺小钙化灶。盆腔及左侧腹股沟管少量积液。

【入院诊断】 贲门癌；胆囊结石伴慢性胆囊炎；双侧慢性支气管炎伴肺气肿；慢性萎缩性胃炎；冠状动脉粥样硬化性心脏病；慢性心房颤动；高脂血症；糖尿病；轻度贫血；颈椎病；腰椎间盘突出；高血压。

【术前检查】 考虑到患者高龄，心肺功能不佳（既往有心房颤动、脑出血、肺高压、肺功能欠佳），遂请心内科会诊，会诊意见认为，患者活动耐量尚可，无胸闷胸痛。院内生命体征尚平稳，心肌酶谱正常，心电图窦性心动过缓，动态平均54次/分，房性期前收缩2 000余次，超声心动图射血分数（ejection fraction，EF）处于正常范围，存在重度肺动脉高压。肺部CT提示有慢阻肺，目前考虑为肺部疾病所致肺动脉高压，需要积极治疗原发病，呼吸科同步会诊，心内科暂无进一步特殊处理，可术后择期门诊随诊肺动脉压升高用药情况。呼吸科会诊意见认为，患者否认慢性肺病史，目前发现肺动脉压力增高，肺功能改变非COPD典型肺功能表现，建议完善CTPA排除有无合并肺栓塞存在致肺动脉高压可能。

术前外科进行"疑难、病危病例讨论"分析，认为：患者既往高血压、糖尿病病史多年，现有心房颤动、肺动脉高压、慢性支气管炎、肺功能不全；暂无手术绝对禁忌，积极完善术前准备，围手术期加强心电血压监测，注意维持水电解质平衡，可行根治性胃切除术，向患者及家属交代围手术期心脑血管事件风险及无法顺利拔除气管插管甚至送ICU重症监护、气管切开等可能性，术中应严格留意麻醉意外、心脑血管意外等手术风险，术中仔细、规范操作，密切监测生命体征，备齐各种急救设备，及时处理术中出现的各种情况。术后护理应多注意预防下肢深静脉血栓形成，加强拍背咳痰，防止误吸等风险；预防尿路逆行感染等。

【治疗过程】 遂在全麻下行根治性全胃切除+D2淋巴清扫+食管空肠Roux-en-Y吻合+前哨淋巴结显影术，术中所见：腹腔盆腔内未见腹水，盆腔未见明显转移病灶，肝脏、胆囊、横结肠、小肠系膜根部、腹壁及盆腔等无转移性结节。肿块位于贲门，累及浆膜层。肝胃韧带间多发肿大淋巴结。术后剖检标本，大小约10 cm×8 cm，肿块型病灶。距离上切缘4 cm。冰冻病理提示：上切缘阴性。术后送入ICU监护病房，予特别护理、心电监护、气管插管呼吸机辅助通气，予镇静、镇痛、护胃、化痰等，予头孢类药物围手术期预防性抗感染治疗，术后第1天患者停用镇静后意识清，循环稳定，血气可，咳嗽咳痰能力可，予拔除气管插管改鼻导管吸氧，现患者生命体征稳定，转至普外科进一步诊疗。患者手术中接受了输血治疗，血红蛋白水平变化如下（图14-2）。

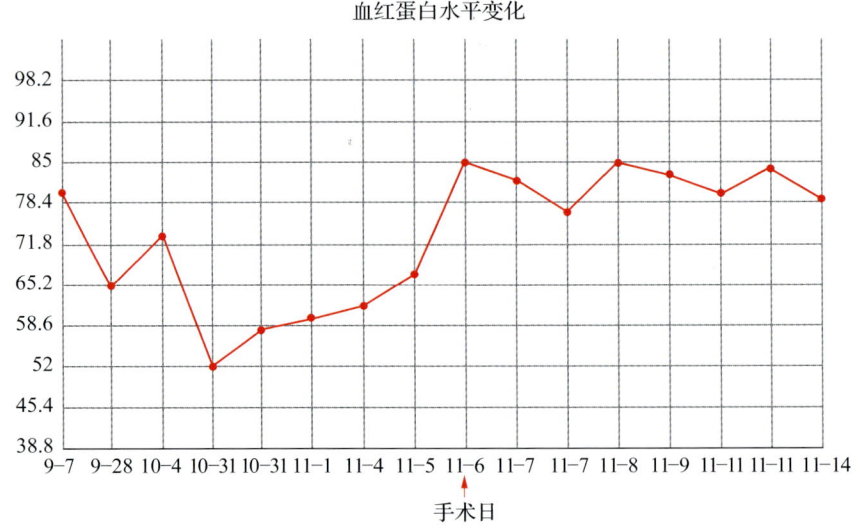

图14-2 血红蛋白动态变化图

术后炎性指标变化趋势图如下（图14-3）。

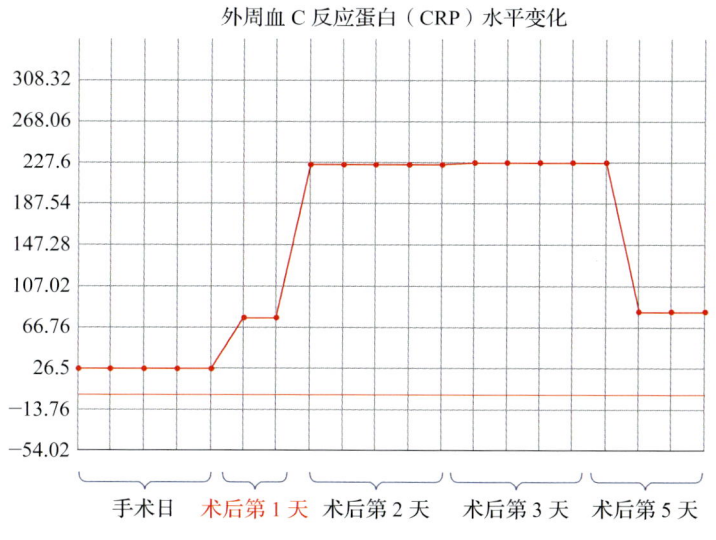

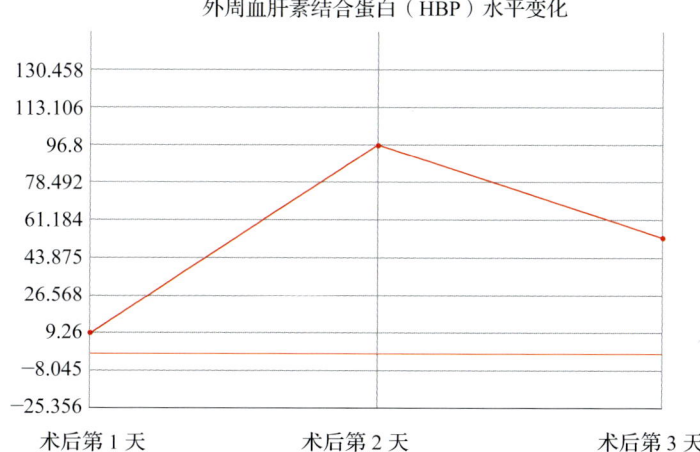

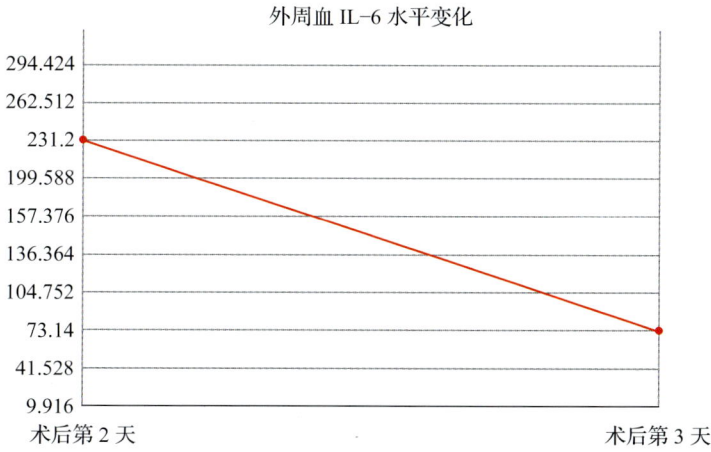

图14-3 炎性指标动态变化图

术后第 5 天，患者突发高热，体温 39.9℃（图 14-4），痰多，无腹痛腹胀、恶心、呕吐等不适。腹部切口干燥无渗液，吻合口旁引流管引流 100 mL 淡血性液体，脾窝引流管引流 80 mL 淡血性液体，肠鸣音 1～2 次 / 分。病理征均阴性。四肢活动可。辅助检查：急查血常规提示：白细胞计数 4.4×10^9/L、血红蛋白 80 g/L（↓）、中性粒细胞百分比 86.4%（↑）、淋巴细胞百分比 7.0%（↓）、（2020-11-11 06:59）（急诊）C 反应蛋白（血液）：C 反应蛋白 81.2 mg/L（↑）。急查胸部 CT（图 14-5）提示：左肺上叶炎症伴实变，两肺下叶背侧炎性渗出，两侧少量胸腔积液伴周围肺组织膨胀不全，纵隔肿大淋巴结；心脏增大，心包少量积液；右侧多个肋骨陈旧性骨折。予以：① 痰培养、血培养＋药敏；② 加强拍背咳痰；③ 今日抗生素改成头孢哌酮钠舒巴坦钠（舒普深）2 g q8h 抗感染治疗，观察 72 小时后再根据培养和药敏结果来调整，监测体温、血象、CRP、PCT，加强导管护理，必要时拔除相关导管。尽管后续痰培养结果提示鲍曼不动杆菌阳性（图 14-6），对头孢哌酮钠舒巴坦钠耐药，但临床结果治疗效果很好。

术后第 6 天，患者有咳嗽咳痰，无腹痛腹胀、发热畏寒等不适。腹部切口干燥无渗液，吻合口旁引流管引流 70 mL 淡血性液体，脾窝引流管引流 65 mL 淡血性液体，肠鸣音 3 次 / 分。术后第 7 天进食流质，无不适。

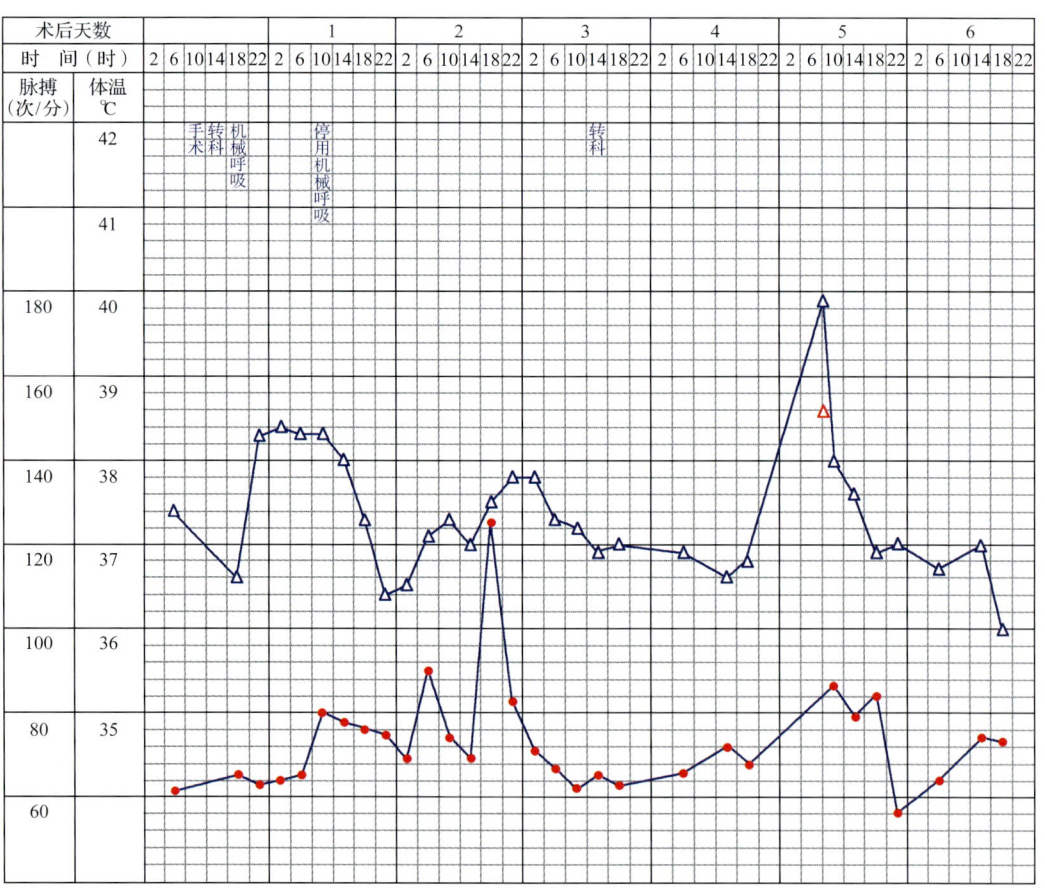

图 14-4 体温动态变化图

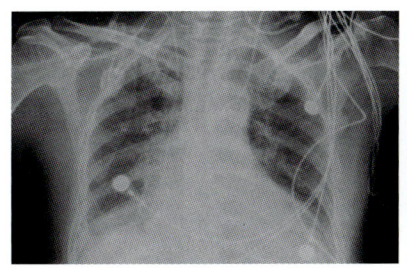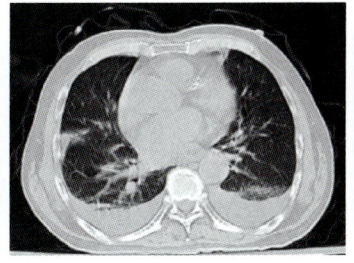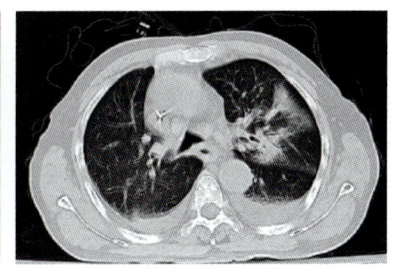

图 14-5　胸部 CT 检查结果

痰液细菌培养及药敏（住院）	结果	正常参考值	单 位
鲍曼不动杆菌（aba）+ 替卡西林 / 克拉维酸	R	耐碳青霉烯鲍曼不动杆菌	3+（半定量培养）
鲍曼不动杆菌（aba）+ 哌拉西林 / 他唑巴坦	R	耐碳青霉烯鲍曼不动杆菌	3+（半定量培养）
鲍曼不动杆菌（aba）+ 头孢他啶	R	耐碳青霉烯鲍曼不动杆菌	3+（半定量培养）
鲍曼不动杆菌（aba）+ 头孢哌酮 / 舒巴坦	R	耐碳青霉烯鲍曼不动杆菌	3+（半定量培养）
鲍曼不动杆菌（aba）+ 头孢吡肟	R	耐碳青霉烯鲍曼不动杆菌	3+（半定量培养）
鲍曼不动杆菌（aba）+ 亚胺培南	R	耐碳青霉烯鲍曼不动杆菌	3+（半定量培养）
鲍曼不动杆菌（aba）+ 美洛培南	R	耐碳青霉烯鲍曼不动杆菌	3+（半定量培养）
鲍曼不动杆菌（aba）+ 妥布霉素	R	耐碳青霉烯鲍曼不动杆菌	3+（半定量培养）
鲍曼不动杆菌（aba）+ 环丙沙星	R	耐碳青霉烯鲍曼不动杆菌	3+（半定量培养）
鲍曼不动杆菌（aba）+ 左旋氧氟沙星	I	耐碳青霉烯鲍曼不动杆菌	3+（半定量培养）
鲍曼不动杆菌（aba）+ 多西环素	R	耐碳青霉烯鲍曼不动杆菌	3+（半定量培养）
鲍曼不动杆菌（aba）+ 米诺环素	S	耐碳青霉烯鲍曼不动杆菌	3+（半定量培养）
鲍曼不动杆菌（aba）+ 替加环素	S	耐碳青霉烯鲍曼不动杆菌	3+（半定量培养）
鲍曼不动杆菌（aba）+ 粘菌素	S	耐碳青霉烯鲍曼不动杆菌	3+（半定量培养）
鲍曼不动杆菌（aba）+ 复方新诺明	R	耐碳青霉烯鲍曼不动杆菌	3+（半定量培养）
真菌培养未生长			

图 14-6　痰培养结果

术后病理（图 14-7）诊断：（全胃）胃体小弯近贲门处：见一菜花样肿块，4.5 cm×4 cm。组织学类型：低分化腺癌，部分区域呈实体型，倾向混合性腺-神经内分泌癌，大小4.5 cm×4 cm，待免疫组化明确，浸润至深肌层，脉管内可见癌栓，神经侵犯阴性。

患者术前外周血 CA125 水平一直保持正常（图 14-8），但术后 1 个月 19 天复查 CA125 161.9 U/mL（正常范围＜ 35 U/mL）。

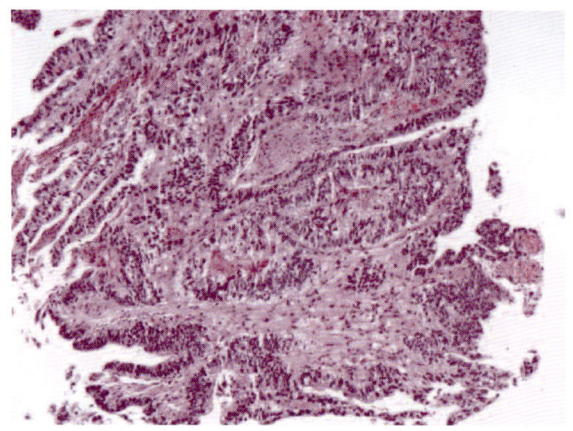
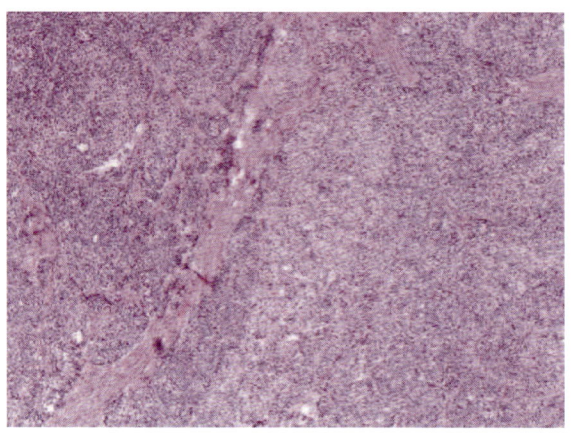

图 14-7 术后病理检查结果

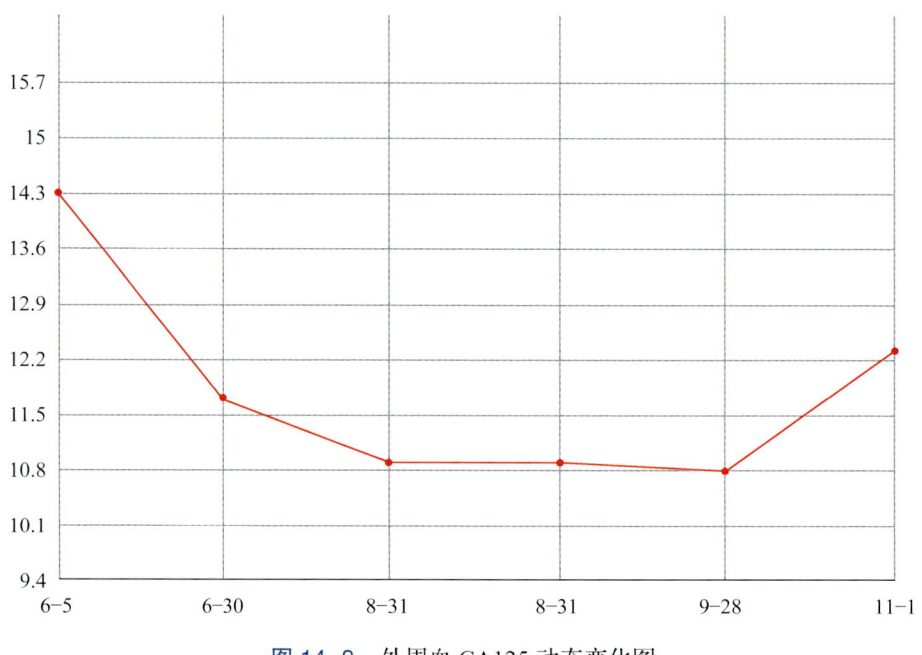

图 14-8 外周血 CA125 动态变化图

二、临床经验

（1）患者高龄，长期抽烟史，理论上需要术前给予 3 天以上预防性化痰、锻炼肺功能，以减少术后并发症发生风险。

（2）术前麻醉科会诊，考虑到患者有心房颤动、脑出血、肺高压，肺功能也较差，麻醉医生要求科室术前进行重大疑难病例讨论，并对此重大疑难手术医务部备案。

（3）患者术后出现坠积性肺炎，痰液培养结果阳性，但临床经验判断此结果不一定准确，而是标本污染可能，本病例药敏试验结果提示头孢哌酮舒巴坦耐药，但实际使用效果很好。

（4）手术中出血很少（30 mL），经过输红细胞治疗后，患者术后血红蛋白水平明显升高，术后自我感觉状态比术前还要好。

（5）手术后第3天给予低分子肝素预防性抗凝治疗。

（6）胃癌患者术后容易发生低白蛋白血症，血清白蛋白水平不作为营养指标，而是反映患者机体炎症程度的指标。胃癌手术创面较广较大，机体会处于系统性炎症反应状态，血管通透性出现增强改变，白蛋白"外漏"，另外，手术应激状态下肝脏的白蛋白 mRNA 表达受到抑制，而白蛋白分解代谢增强，所以，术后需要及时给予白蛋白补充治疗，将有益于吻合口、伤口等愈合。

（7）术中食管空肠吻合之时及时发现黏膜外露（也必须及时发现），立即给予浆肌层包埋缝合，防止出现唇状瘘，同时注意的是，在用管型吻合器吻合时，需要把食管和空肠组织对合好。

（8）高龄胃癌、隆起型胃癌的侵袭性相对较低，笔者个人认为不一定进行标准的 D2 胃癌根治术，可以考虑 D1+ 手术方式（值得商榷）。

（9）保证淋巴结清扫彻底情况下，保留没有癌转移的淋巴结可能对机体免疫有益，淋巴结是外周淋巴器官，内含有免疫细胞，能起到抗肿瘤效果，因此，笔者个人并不认为淋巴结清扫越多越好。

（10）对于隆起型的贲门癌，尽管 CT 片子提示肿瘤向上到食管位置很高，但不是黏膜下生长，而是"凌空"生长，切除时直接断落于食管内，手术时取出断落的肿瘤团块，切缘不会出现阳性。

（11）胃癌术后2个月，有些患者外周血 CA125 水平术前正常，但术后升高到5倍以上［本例患者术前正常，术后1个月19天复查 CA125 161.9 U/mL（正常范围 < 35 U/mL）］，一般2个月后逐步恢复正常。

三、知识拓展

高龄胃癌患者术后并发症相对较多，发生率约 15.28%，特别是同时合并有其他心肺功能异常情况下，发生率会更高，比如高血压、高血糖、高血脂、心力衰竭、心房颤动等[1]。有意思的是，韩国一项研究指出，恶性肿瘤患者更容易发生心房颤动（3.1% *vs.* 1.9%）。因此，对于术前有各种合并症患者来说，围手术期要做好各项预防措施。

参 考 文 献

[1] 王毓彬，刘胜春. 高龄胃癌患者术后发生严重并发症的多因素分析[J]. 实用癌症杂志，2014，29（4）：403-405.

病例 15 胃癌术后黄疸

龚渭华

一、病例介绍

【现病史】 患者老年男性，73岁，主因"反复上腹胀半年"入院，患者半年前出现腹胀腹痛，伴有反酸，不剧可忍，饥饿时明显，进食后缓解，无呕血黑便等不适，未进一步诊治，近2个月以来反复发作，自感加重。予外院就诊，外院胃镜提示胃角腺癌。求进一步治疗，拟"胃恶性肿瘤"收住入院。BMI：22.49 kg/m^2。

【既往史】 患者否认高血压、心脏病、冠心病、肾炎、脑血管意外、慢性支气管炎等病史，否认重大手术外伤史，否认中毒、输血史，否认药物、食物过敏史，否认糖尿病史。

【个人史】 患者出生于浙江杭州，否认异地长期居留史，文化程度小学，职业农民，吸烟20年，偶尔吸烟，否认饮酒史，否认疫区居留史，否认疫水、疫源接触史，否认其他特殊嗜好，否认长期放射性物质、毒物接触史，否认粉尘吸入史。

【治疗过程】 完善入院检查后，气管插管全麻+区域神经阻滞下行胃癌根治术（远端胃大部分切除+D2淋巴清扫+胃空肠Roux-en-Y吻合术），术中所见：腹腔盆腔内无明显腹水，盆腔未见明显转移病灶，肝脏、胆囊、横结肠、小肠系膜根部、腹壁及盆腔等无转移性结节。肿块位于胃窦，累及浆膜层。术后剖检标本，大小约3 cm×3 cm，弥漫浸润型病灶。冰冻病理提示：上切缘、下切缘阴性。胃肿物术中冰冻病理提示：中分化腺癌。

术后第6天开始出现外周血直接胆红素、间接胆红素、总胆红素水平升高（图15-1），B超检查提示肝囊肿，胆囊内胆泥淤积首先考虑；肝实质回声改变。MRCP检查提示胆囊胆泥淤滞，少量胸腹水，肝Ⅴ段囊肿（图15-2）。

二、临床经验

（1）胃癌术后第6天，患者间接胆红素、直接胆红素、总胆红素水平明显升高。
（2）患者吸烟史20年，吸烟者容易在胃窦和胃角处出现病变。
（3）胃肠道手术，经过异甘草酸镁和丁二磺酸腺苷蛋氨酸护肝利胆治疗后1周左右胆红素水平转为正常。
（4）术后黄疸发生，需要行B超和MRCP检查排除胆道梗阻性疾病。

三、知识拓展

择期腹部手术后黄疸发生率不高，低于1%，一般发生于3周之内。尽管如此，临床医师仍然需要高度重视，特别是一些大手术和危重症手术患者。许多创伤、严重感染、手术后都可

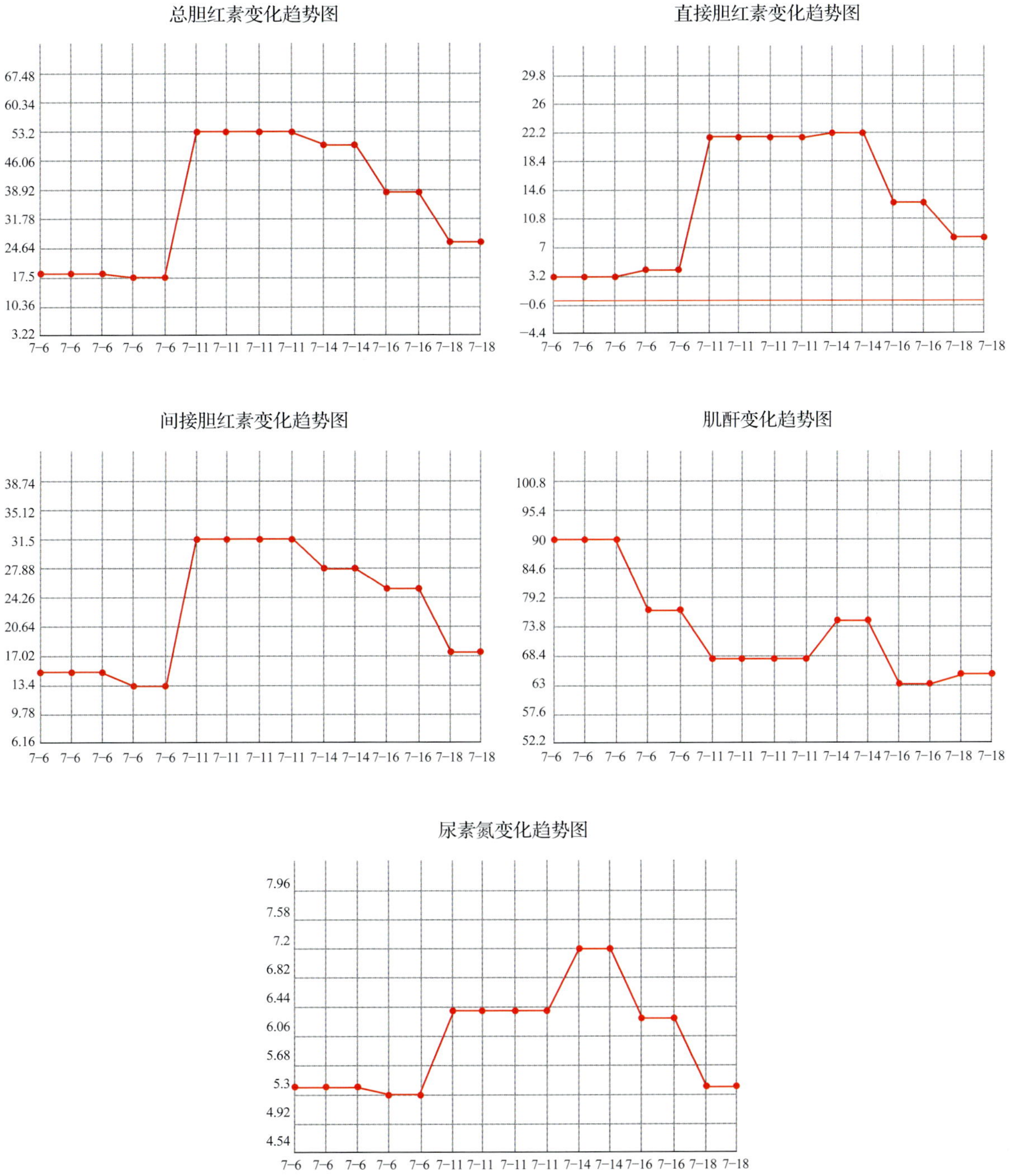

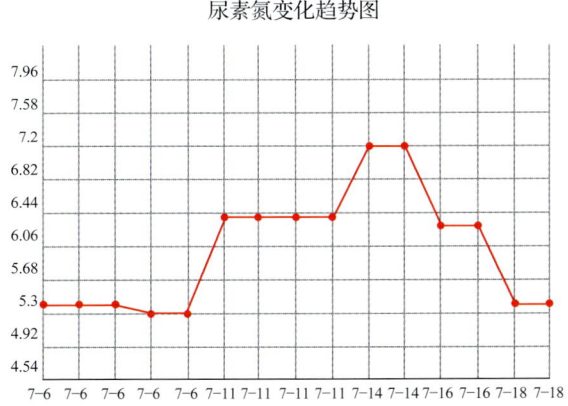

图 15-1　外周血总胆红素、直接胆红素、间接胆红素、肌酐和尿素氮动态变化图

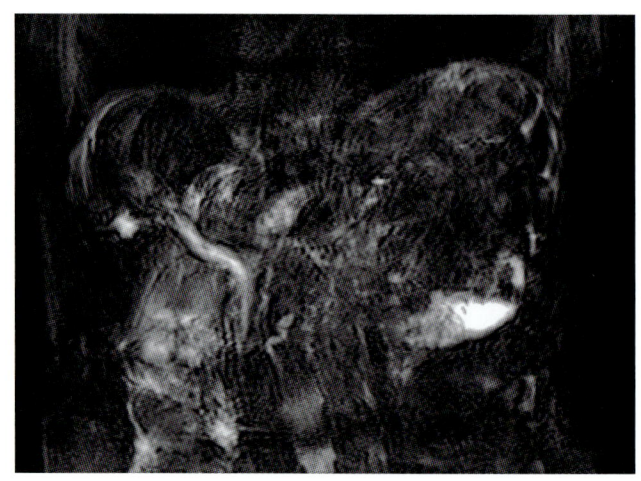

图 15-2 MRCP 检查结果

以出现肝功能异常、黄疸,这些黄疸产生和预后并没有相关性,黄疸主要由血肿的吸收、输血、麻醉药等因素引起,包括药物性溶血、溶血性贫血等情况,造成胆红素生成过多;另一种是肝脏细胞损害而发生黄疸,这一般发生在术后 2～5 天,1 周后到高峰期,同时伴有 ALT 升高,肝细胞损害除手术因素之外,还与各类药物致肝损害有关;第 3 种可能是肝内胆汁淤积,这个可能和手术中血压过低引起的肝细胞缺氧有关[1]。手术后黄疸虽然大多能自行消退,为一过性,但临床上不要轻易放过任何异常的"蛛丝马迹"。

参 考 文 献

[1] 关魁,涂昌弟.腹部创伤术后黄疸 17 例分析[J].实用医学杂志,2002,18(4):445.

病例 16　胃癌术后肌间静脉血栓形成

龚渭华

一、病例介绍

【现病史】　患者男性，67岁，主因"左下腹部不适半年余"入院。患者自觉左下腹不适半年余，于当地人民医院完善胃镜及活检检查，胃镜检查（图16-1）示贲门脊根部黏膜隆起性病变，活检病理考虑腺癌。患者为求进一步手术治疗收住入院。患者自起病以来，意识清，精神可，胃纳睡眠可，二便无殊，体重未见明显下降。

【既往史】　既往甲状腺功能减退病史，平素口服优甲乐治疗。既往脑梗死病史，平素口服阿托伐他汀预防治疗。2年半前在我院曾行心房颤动射频消融术＋左心耳封堵术，否认其他病史。

【辅助检查】　当地人民医院完善胃镜检查提示：慢性萎缩性胃炎伴糜烂，贲门脊根部黏膜隆起性病变，活检病理提示：贲门脊根部中-重度异性增生，考虑腺癌。

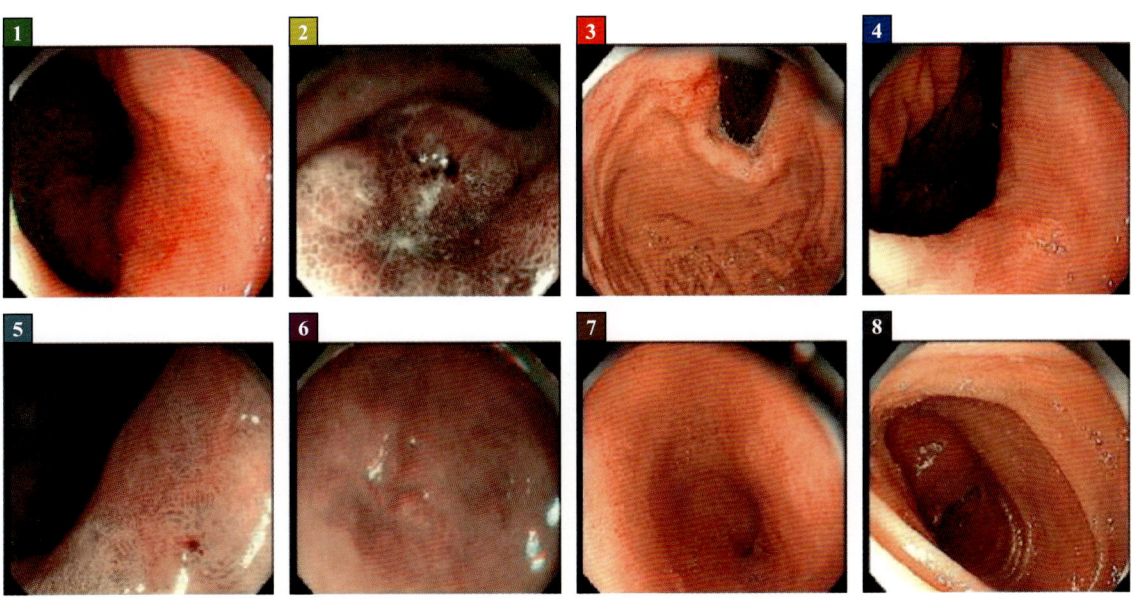

图 16-1　胃镜检查示贲门脊根部黏膜隆起性病变

【入院诊断】　①贲门恶性肿瘤；②甲状腺功能异常；③高血压。

【治疗过程】　完善术前检查后，在全麻下行胃癌根治术（全胃切除+D2淋巴清扫＋食管空肠 Roux-en-Y 吻合术），术中所见：腹腔盆腔内无腹水，盆腔未见明显转移病灶，肝脏、胆囊、横结肠、小肠系膜根部、腹壁及盆腔等无转移性结节。术前胃镜下定位夹子位于贲门，未见肿瘤突破浆膜层。术后剖检标本，大小约 4 cm×3 cm。冰冻病理提示：（胃肿物）高分化腺癌，浸润黏膜肌。上切缘及下切缘阴性，术中出血 50 mL，术后安返病房。术后诊断：胃癌、心房颤动、冠状动脉粥样硬化性心脏病、高血压、心房颤动射频消融术术后、左心耳封堵术后、颈动脉窦性晕厥、颈椎病、甲状腺功能异常、腔隙性脑梗死。

术后第 1 天，患者诉手术伤口疼痛，拒绝下床活动，术后 24 小时常规给予皮下注射低分子肝素防止静脉血栓发生，术后恢复顺利，未诉不适，出院前复查各项常规指标，发现凝血谱异常（图 16-2），此时对血栓形成可能产生疑惑，因为低分子肝素一直在预防使用。

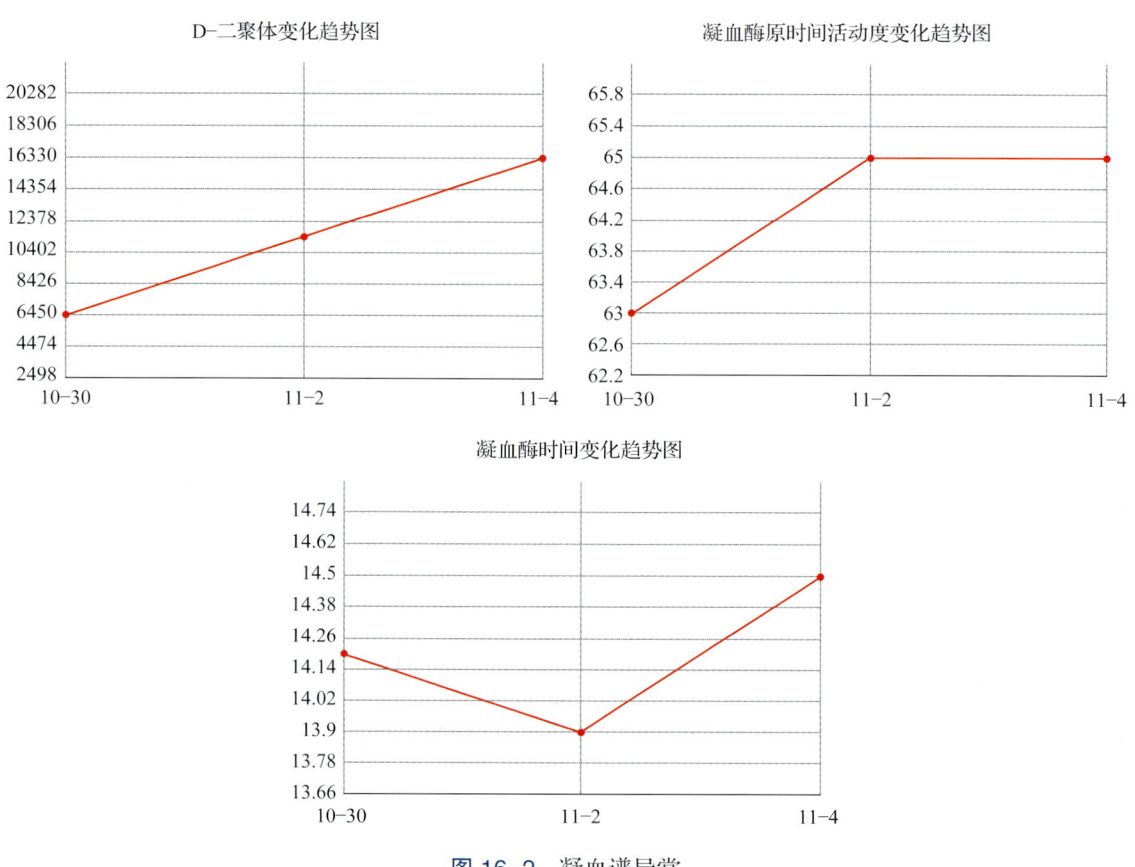

图 16-2　凝血谱异常

遂取消出院医嘱，要求进一步检查寻找原因。首先想到，手术区域腹腔内是否存在异常，行全腹部增强 CT 检查提示：胃癌根治性胃切除术后，腹腔盆腔少许积液，双肾囊肿，肝内钙化灶。考虑到先前患者接受过心房颤动射频消融术＋左心耳封堵术，行 CTA 检查提示：心脏左心房 CTA 未见明显异常，左心耳封堵术后改变。心脏超声检查提示：左心房增大，主动脉瓣退行性变，主动脉根部后壁斑块，二尖瓣退行性变伴少量反流，三尖瓣少量反流。请血管外科会诊，建议行双下肢血管 B 超检查，检查（图 16-3）提示建议血栓专科门诊随诊。

D-二聚体升高后本来先行肺 CTA 检查，但不巧 CT 机器修理和患者肾功能不全，后来刚好下肢 B 超发现了肌间静脉血栓情况。尽管如此，笔者在患者出院当天考虑再三（出院给予利伐沙班 20 mg qd 带药出院），还是坚持行肺 CTA 检查（图 16-4）后再出院，当天晚上医院报告"危机值"：肺动脉 CTA 显示右上肺动脉、右下肺动脉及左上肺动脉分支内可见充盈缺

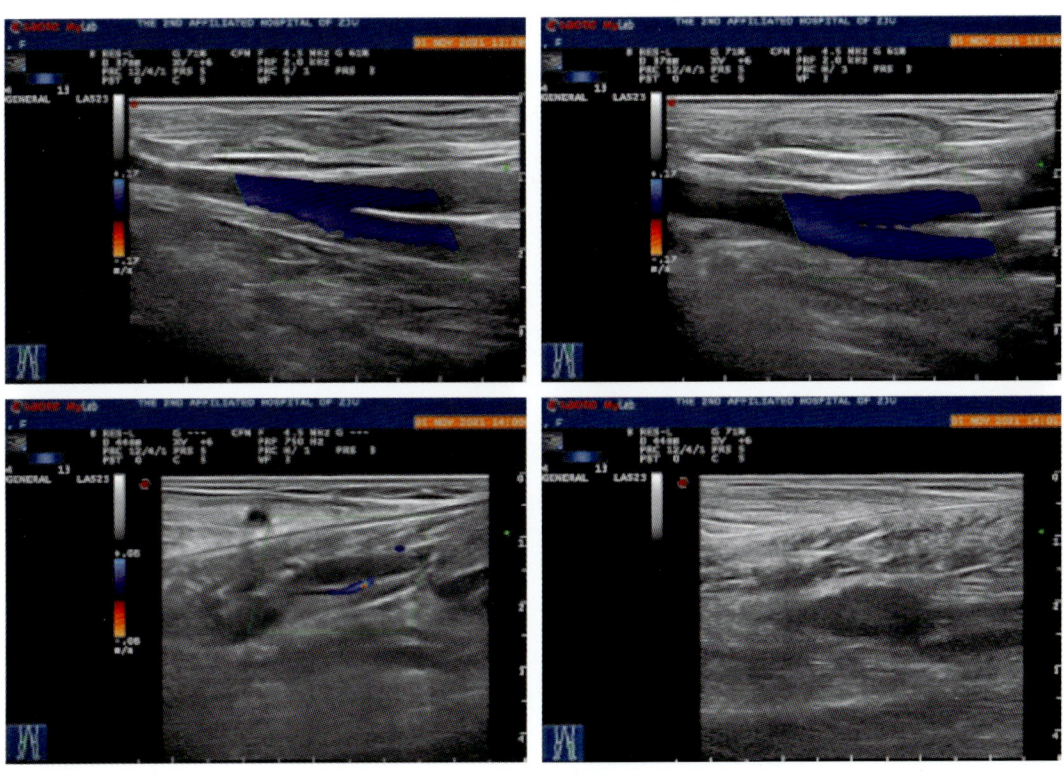

图 16-3　双下肢血管 B 超检查示双侧小腿肌间静脉血栓形成

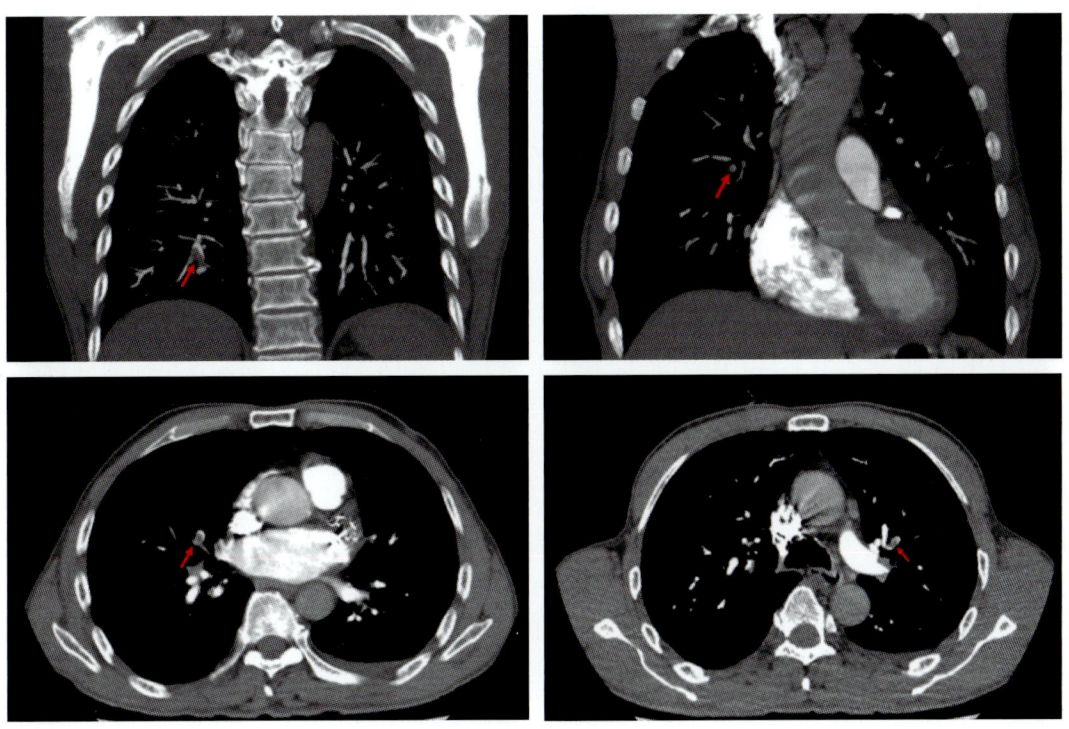

图 16-4　肺 CTA 检查示右上肺动脉、右下肺动脉及左上肺动脉分支内充盈缺损

损，余肺动脉主干、左右肺内各主要分支显示清晰，管腔未见明显扩张狭窄征象。

通知患者家属需要让患者返回急诊处理，复查 D-二聚体，结果如下（图 16-5）。

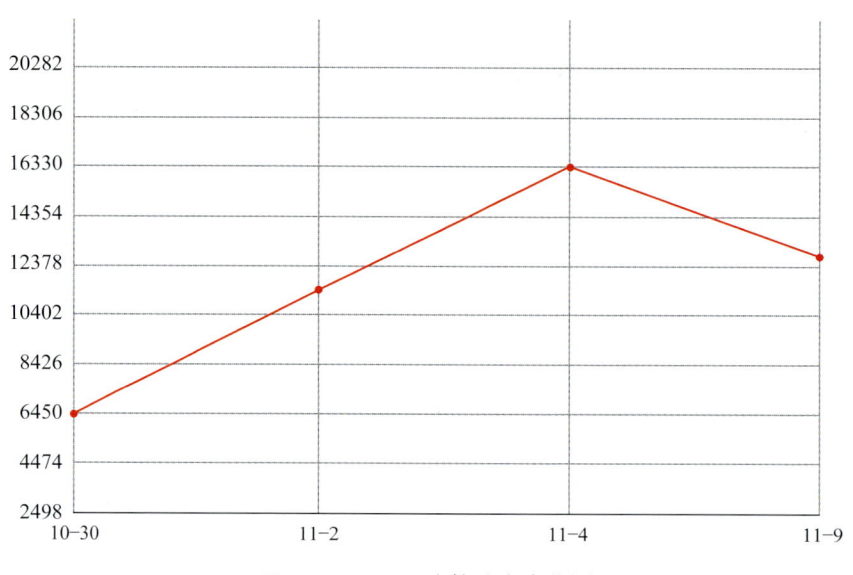

图 16-5　D-二聚体动态变化图

考虑到血栓不明显，并未完全堵塞血管，给予低分子肝素治疗，具体处理见下述"临床经验"。

患者术后半年来院前复查肿瘤标志物，发现 CEA 和 CA211（细胞角蛋白 19 片段）升高，前者 13.6 ng/mL（正常范围＜ 5 ng/mL），后者 6.5 ng/mL（正常范围＜ 5 ng/mL）。同时行 PET-CT 检查提示：食管-空肠吻合口壁增厚，FDG 摄取异常增高，考虑为慢性炎症可能大，请结合临床；空肠-空肠吻合口壁稍增厚，FDG 未见异常摄取，考虑为慢性炎症；肠系膜及腹膜后散在淋巴结，FDG 未见异常摄取，考虑为慢性炎性淋巴结可能大，建议随访除外其他。

二、临床经验

（1）术后 24 小时开始应用国产的低分子肝素预防深静脉血栓形成，腹壁注射部位淤血，但临床中依然会出现肌间静脉血栓。

（2）肌间静脉血栓是静脉血栓中最轻微的一种，一般不会脱落，可以服用利伐沙班（20 mg qd，应与食物同服，半衰期 5～9 天）口服 3 个月治疗，口服 1 个月后 B 超复查血栓治疗情况，如果下肢有疼痛症状，可以穿医用弹力袜。

（3）D-二聚体持续升高，千万不能轻易放过这类血栓发生的危险信号。

（4）间歇充气压力泵（装置）在预防下肢静脉血栓中的应用，特别是对于一些有心房颤动病史患者，但一旦血栓形成后不建议使用，否则会引起血栓脱落风险。

（5）建议深静脉血栓急性期（发病后 2 周）避免挤压按摩下肢，2 周后可气压泵物理预防 DVT。

(6)下肢肌间静脉血栓形成后,需要给予低分子肝素或利伐沙班(Xa因子抑制剂)治疗,治疗期间可以白天穿深静脉血栓弹力袜下床活动,夜间睡眠期间脱掉弹力袜。

(7)发现凝血谱异常,排除手术区域、肺血栓外,仍需重点关注双下肢静脉血栓可能(需要超声检查),必要时请血管外科、心内科、呼吸科等相关科室会诊。

(8)会诊科室建议进一步检测:中性粒细胞胞浆抗体(anti-neutrophil cytoplasmic antibodies,ANCA)和抗核抗体(anti-nuclear antibody,ANA),排除一下ANCA相关性小血管炎。

(9)呼吸科和心内科一致建议给予:利伐沙班15 mg bid,3周后改成20 mg qd。

(10)保险起见,可以等D-二聚体基本正常后出院,出院前仍需告知患者及家属血栓进展或脱落引起肺栓塞可能。

(11)术后半年复查肿瘤标志物仍然升高可能,结合先前临床经验表明,此升高与患者体内炎症有关,再过一段时间复查应该会回落到正常范围。

三、知识拓展

肌间静脉血栓是比较常见的静脉血栓类型,出现于肌间的静脉丛中,是属于深静脉血栓一类疾病的特殊表现,有引起肺栓塞的风险,临床可以表现为小腿肿胀、疼痛。若急性发生在6小时之内,可以考虑溶栓治疗,比如应用尿激酶(10万单位/天),需要监测凝血功能,尿激酶使用7~10天。多数情况下偶然发现,一般建议抗凝治疗3个月,目的是预防深静脉血栓的发生,不需要防止静脉滤器。住院期间可以使用皮下注射低分子肝素,出院后可以改用华法林、达比加群、利伐沙班等,后者不需要检测凝血功能,比较方便[1]。如果患者有下肢水肿表现,可以加用迈之灵,同时避免长期行走(血栓形成2周内绝对卧床休息),嘱患者抬高患肢、避免久站久立,促进静脉血液回流;血栓发生2周之后进入亚急性期,可以适当活动,穿弹力袜,促进静脉血液回流,减少下肢静脉新发血栓形成。可以在抗凝治疗后半个月、1个月、3个月做3次B超复查肌间静脉血栓情况。

按照2014年ESC急性肺栓塞治疗指南:阿哌沙班、依度沙班、利伐沙班(Rivaroxaban)(沙班类药物是Xa因子抑制剂)和达比加群酯(Ⅱ因子抑制剂,更下游)均可替代华法林用于初始抗凝治疗(ⅠB证据),但是使用上有一些差异,达比加群与华法林相类似,需要在低分子肝素伴行3天使用(肝素化下使用),INR要求达到2.0~3.0,而沙班类药物可直接口服。利伐沙班、阿哌沙班可单药治疗,利伐沙班10 mg,bid,口服3周后改为20 mg,qd;阿哌沙班10 mg bid,7天后改为5 mg bid。若出现牙龈出血、消化道出血,需要停药并及时就医。若在服用华法林期间想改用利伐沙班,需要INR小于2.0下停用华法林改口服利伐沙班。

华法林是抑制维生素K依赖性凝血因子Ⅱ、Ⅶ、Ⅸ、Ⅹ的活化,从而延长凝血时间达到抗凝效果(图16-6)。凝血酶原的半衰期大约为72小时,所以华法林至少需要口服3天,使得机体内原有的凝血酶原水平明显减低,华法林才可发挥抗凝作用。另外需要注意的是,华法林对蛋白C和蛋白S也会起到抑制作用,若体内没有足够的蛋白C、蛋白S,血栓的形成会不受抑制,还可能会导致凝血过度,因此,需要检测外周血中的蛋白S、C水平[2]。

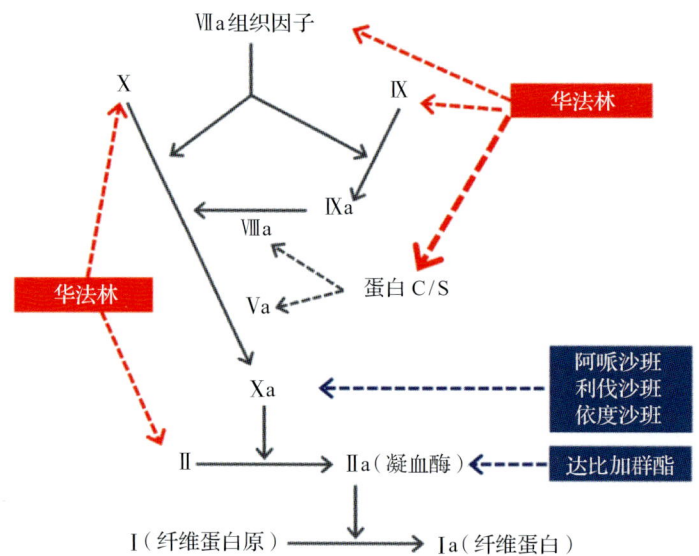

图 16-6　华法林抑制维生素 K 依赖性凝血因子 Ⅱ、Ⅶ、Ⅸ、Ⅹ 的活化[4]

低分子肝素钠和低分子肝素钙（比如法国进口的速碧林）也有一些区别，前者皮下注射局部容易发生出血不良反应，而后者含有钙离子，皮下注射后不影响毛细血管通透性，局部出血风险低一些。

中性粒细胞胞浆抗体（anti-neutrophil cytoplasmic antibodies，ANCA）相关性小血管炎包括肉芽肿性多血管炎、嗜酸性肉芽肿性多血管炎、显微镜下多血管炎，主要累及小动脉、小静脉、毛细血管，但极少会出现血栓。

若华法林抗凝治疗期间出现下肢静脉血栓形成加重，需要排除少见的情况，比如抗凝血酶Ⅲ（AT-Ⅲ）缺乏（人群中占 0.02%～0.17%，家族性 VTE 中占 4%～7%），应用肝素或低分子肝素抗凝效果欠佳，改用Ⅹa因子抑制剂（利伐沙班）抗凝治疗。所以，需要检测 AT-Ⅲ，是否存在遗传性易栓症[3]。

参 考 文 献

[1] 左楠楠，王翀. 利伐沙班、达比加群与华法林预防老年非瓣膜性房颤血栓栓塞事件的有效性及安全性的对比研究[J]. 血栓与止血学，2022，28（1）：7-10.

[2] 范臻佳，刘禹，许冠群，等. 华法林抗凝治疗患者维生素 K 依赖性凝血因子、蛋白 C 及蛋白 S 活性改变的分析[J]. 诊断学理论与实践，2022，21（3）：362-366.

[3] 徐从高，张茂宏. 遗传性抗凝血酶Ⅲ缺乏症[J]. 国际输血及血液学杂志，1990，13（6）：3.

[4] Shannon M Bates, Jeffrey I Weitz. The status of new anticoagulants[J]. Br J Haematol, 2006, 134（1）：3-19.

病例 17　胃肿瘤术后新发心房颤动

龚渭华

一、病例介绍

【现病史】　患者男性，78岁，主因"确诊胃癌1年余，进食困难1个月"入院。患者于1年前在家中无明显诱因下出现乏力、皮肤瘀点、瘀斑，就诊当地医院，查 CA125 117.8 U/mL，SCC 3.8 ng/mL，当地人民医院胃镜检查提示：胃溃疡，胃癌？病理报告：（胃窦）低分化腺癌。腹部增强 CT 提示：腹盆腔腹膜、大网膜、肠系膜多发小结节、斑片灶，腹盆腔积液，考虑恶性肿瘤，来源于胃癌可能性大。来我院就诊。BMI：18.37 kg/m^2。

【既往史】　冠心病病史10余年，长期使用阿托伐他汀治疗。焦虑症病史2年，银屑病病史30年，自述正规服药治疗。

【个人史】　个人有吸烟史40年，每天半包，否认饮酒史。

【家族史】　否认家族性肿瘤病史。

【体格检查】　查体无殊。

【辅助检查】　病理会诊诊断:（胃窦）黏膜慢性炎，伴有低分化腺癌，分泌黏液。Lauren 分型，弥漫型。免疫组化结果：c-erbB-2（GC）0，阴性，PD-L1（SP142）（-），PD-L1（SP142）-NC（-），MSH2（++），MSH6（++），MLH1（++），PMS2（++），PD-L1（SP263）（-），PD-L1（SP263）-NC（-）。

【入院诊断】　① 胃癌；② 肝转移癌；③ 腹膜多发转移癌；④ 幽门梗阻；⑤ 冠心病；⑥ 焦虑症；⑦ 银屑病；⑧ 双肺气肿；⑨ 双肺细支气管炎。

【术前检查】　遂接受4次 SOX 和2次 FOLFOX 方案化疗，评估化疗 SD，复查胸腹部 CT 检查提示：胃癌治疗后复查，胃窦处胃壁增厚，较前片进展；腹膜网膜增厚伴结节，提示转移，遂予以二线化疗方案＋卡瑞利珠单抗免疫治疗，复查 CT 提示：较前片相仿，入院前一个月开始出现进行性进食困难，CT 提示：胃扩张、幽门梗阻，肝Ⅱ段小结节；要求手术治疗入院。

术前全腹部增强 CT 检查（图17-1）提示：胃窦癌，继发胃梗阻扩张；肝尾叶、Ⅳ、Ⅴ段3枚转移瘤，胃幽门下、大网膜及腹盆腔交界区腹膜多发转移，较前片2020-06-17明显进展。左肾囊肿。

【治疗过程】　完善术前检查后，在全麻下行胃空肠吻合术，术中所见：腹腔粘连予以松解，腹腔内无明显腹水，盆腹膜可见转移结节，大网膜、网膜囊等多处可见大小不等转移结节，较大者 6 cm×4 cm，质地较硬，肝脏、胆囊、横结肠、小肠系膜根部等未触及明显结节。肿块位于胃窦部，约 8 cm×6 cm，致幽门梗阻，浆膜层已经累及，胃周及肝十二指肠韧带可及多发肿大淋巴结。

术后第1天晚上，患者突发心房颤动，无胸闷或心悸，无头晕，脉律不齐，脉搏短绌，床

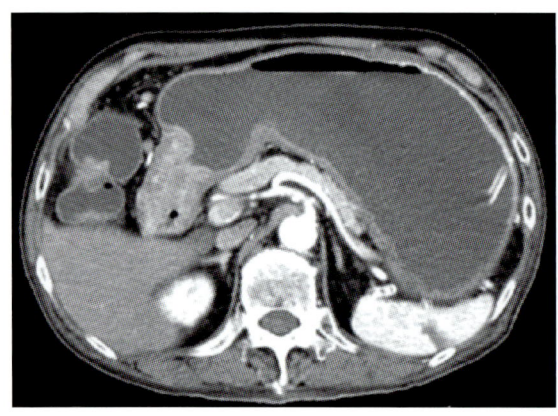
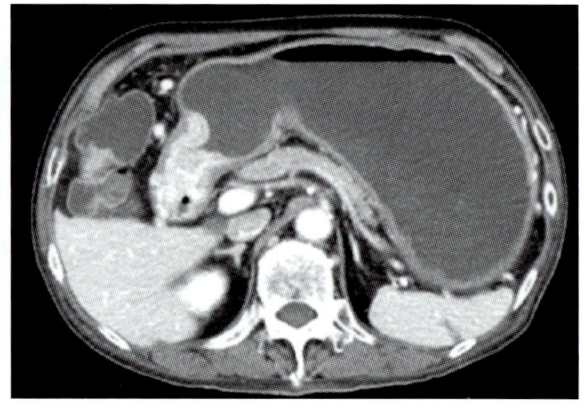

图 17-1　全腹部增强 CT 检查示胃窦癌，伴肝转移和腹膜转移

边心电监护显示心室率波动在 72～140 次 / 分，床边心电图提示：心房颤动伴快心室率。生命体征稳定，胃管 24 小时引流出绿色液体 200 mL，钾 4.12 mmol/L，予抽取（急诊）血常规、（急诊）凝血谱、（急诊）Pro-BNP、（急诊）心肌酶谱、（急诊）血生化常规、（急诊）肝功能；另予 5% 葡萄糖注射液 50 mL+ 去乙酰毛花苷注射液（西地兰）0.2 mg，60 mL/h 微泵静推，林格 500 mL 补液治疗。予密切关注患者病情变化，床边心电监护，密切关注生命体征、腹部体征等变化，积极对症处理。术后第 3 天患者血压偏低（96/46 mmHg），呼吸：17 次 / 分，体温：36.6℃，脉搏：92 次 / 分，无不适。24 小时胃管引流出绿色液体 350 mL。双下肢无水肿。考虑患者血压较低，心房颤动引起可能，予密切关注患者血压、心率等生命体征，如有胸闷气急、心悸等特殊不适，及时处理。

二、临床经验

（1）胃手术后容易诱发心房颤动，具体机制不明（可能与手术应激事件、创伤反应、迷走神经受损有关），胃肠吻合（短路）手术后诱发心房颤动，临床中也遇到过皮肤过敏、机体感染下诱发心房颤动发生。

（2）心房颤动若持续 48 小时以上，很容易发生血栓，所以，要及时给予处理，比如给予低分子肝素抗凝等治疗。

（3）心房颤动出现时，需要先查血钾水平，按照临床经验，新入院患者若出现心律失常，不少患者是因为电解质紊乱引起。低钾的话，先补充低分子肝素、纠正钾至 4 mmol/L 以上，心房颤动可能会消除；低血钾时不宜静推西地兰治疗。低血钾下若服用胺碘酮（可达龙）会导致 Q-T 间期延长，扭转性室上性心动过速发生可能。

（4）胃窦癌引起的幽门梗阻，通过胃肠吻合（短路）手术后非常容易发生胃动力不足、腹泻，胃动力不足可能由胃过度扩张引起，腹泻可能是 pH 3～4 的胃酸直接流入空肠引起，术后开始每天胃管引流出 550 mL 左右，每天腹泻 4 次以上，开始用针灸治疗胃动力不足，效果良好，但可能会加重腹泻症状，所以，停用了针灸治疗、菌群药物，改用思密达和复方地芬诺酯止泻。

（5）此病例血压较低，血压＜90/60 mmHg 以下的话，快速型心房颤动不宜使用胺碘酮治疗，改为去乙酰毛花苷（西地兰）0.2 mg 立即静脉注射治疗或者电复律，并完善 proBNP+ 心肌酶谱来排除可能突发的心血管事件；血压＞90/60 mmHg 时，胺碘酮来复律，但容易发生低血压和脑梗死。

　　（6）胺碘酮复律：150 mg，15 分钟内微泵静推完成，然后 300 mg（60 mg/h）微泵维持，可进食后，改成：200 mg tid，口服 1 周后改成：200 mg bid，口服 1 周后改成：200 mg qd。

　　（7）术后心房颤动发生后，心输出量会下降，所以，临床检测 CVP 时会出现明显升高、持续在高水平，此时，建议适当补液、适当利尿，同时，心脏超声排除心包积液情况。

三、知识拓展

　　心房颤动（atrial fibrillation，AF）是手术后最常见的心律失常，冠状动脉搭桥手术后的发生率为 12%～40%，瓣膜置换手术后的发生率甚至更高，接近 50%～60%。在这种情况下，术后心房颤动的发展与患者发病率和（或）死亡率增加、住院时间延长和住院费用增加紧密相关。心房颤动作为一种慢性疾病会增加心肌梗死、卒中和死亡的风险，鉴于心脏手术和其他非心脏手术后心房颤动的不同病因机制，有必要对后者进一步深入调查研究。据报道，非心脏手术的术后心房颤动的发生率为 3.0%～12.3%。美国学者研究了胃切除术后短暂性术后心房颤动是否会预示着长期心血管事件的更高风险，结果显示因恶性肿瘤接受胃切除术的患者中术后心房颤动的发生率为 8.1%，尽管在围手术期只是短暂地发生了心律失常，他们术后 1 年内发生一过性心房颤动的心血管事件（心肌梗死或脑血管意外）风险会显著增加，还发现围手术期心房颤动与缺血性卒中的长期风险之间存在显著关联[1]。Blackwell 等的另一项类似结果的研究也发现，接受膀胱癌根治性膀胱切除术的患者在术后 1 年内出现心房颤动，发生心血管事件的风险也将增加。心房颤动在胸腔和食管外科手术后更为常见，一项针对 39 例食管癌和 1 例食管胃间质瘤的术后研究表明，术后并发症心房颤动发生率可高达 21%[2]。一项针对 473 名食管癌和食管胃结合部肿瘤接受手术患者（平均年龄 63 岁，73% 为男性）进行了前瞻性研究，51% 为 2 期，18% 为 3 期，12% 为经裂孔胃切除术，19% 为全胃切除术。20% 患者术后出现新发心房颤动，分别在 2 期、3 期、经裂孔和全胃切除术中的发生率为 18%、27%、29%、14%（$P=0.05$）。年龄、糖尿病、新辅助治疗和心脏病史是术后易患心房颤动的高危因素（$P<0.05$），心房颤动还与肺炎、呼吸道引起的败血症、需引流的胸腔积液、术后高 C 反应蛋白（CRP）有显著相关性（$P<0.0001$）。胺碘酮是主要治疗方法（63%），1% 接受复律，92% 出院时为窦性心律。在 40 个月（7～109 个月）的中位随访中，AF 和非 AF 队列的中位生存期分别为 40 个月和 53 个月（$P=0.353$）[3]。韩国学者进一步评估了胃癌根治性手术后 221 例患者 4 种基础心脏病［即心肌梗死（MI）、心绞痛（angina）、心力衰竭（HF）和心房颤动（AF）］之间的发病率和死亡率差异，结果发现，与心绞痛（2.2%）或 AF（4.3%）相比，MI 患者（6%）有更高的发病风险，而 HF 患者（23.1%）术后心脏问题的风险更高，HF 组和 MI 组各有 1 例心源性死亡[4]。

参 考 文 献

[1] Nassoiy S P, Blackwell R H, Kothari A N, et al. New onset postoperative atrial fibrillation predicts long-term cardiovascular events after gastrectomy [J]. Am J Surg, 2016, 211 (3): 559-564.

[2] Tapias L F, Morse C R. A preliminary experience with minimally invasive Ivor Lewis esophagectomy [J]. Dis Esophagus, 2012, 25 (5): 449-555.

[3] Cormack O M, Zaborowski A, King S, et al. New-onset atrial fibrillation post-surgery for esophageal and junctional cancer: incidence, management, and impact on short- and long-term outcomes [J]. Ann Surg, 2014, 260 (5): 772-778.

[4] Jeong S H, Kim Y M, Yu W, et al. High morbidity in myocardial infarction and heart failure patients after gastric cancer surgery [J]. World J Gastroenterol, 2015, 21 (21): 6631-6638.

病例 18 胃癌术后低白蛋白血症

龚渭华

一、病例介绍

【现病史】 患者女性，63岁，主因"吞咽困难1月，外院检查发现胃癌10天"入院。患者于入院前1个月无明显诱因下开始出现吞咽困难，未引起重视，近1个月来出现2次吞咽困难，遂至当地医院就诊，胃镜检查提示：贲门、胃体癌？病理结果提示：（贲门、胃体）腺体高级别上皮内瘤变，局部癌不除外。

【体格检查】 意识清，精神可，皮肤巩膜无黄染，浅表淋巴结未及肿大，心律齐，未及病理性杂音，呼吸音清，未及干、湿啰音，全腹平软，无压痛及反跳痛，移动性浊音阴性，墨菲征阴性，肠鸣音4次/分。双下肢无水肿。神经系统查体阴性。

【辅助检查】 术前全腹部增强CT检查（图18-1）提示：胃贲门部壁增厚、强化，可见溃疡形成，考虑胃底贲门癌，T3N0-1M0。

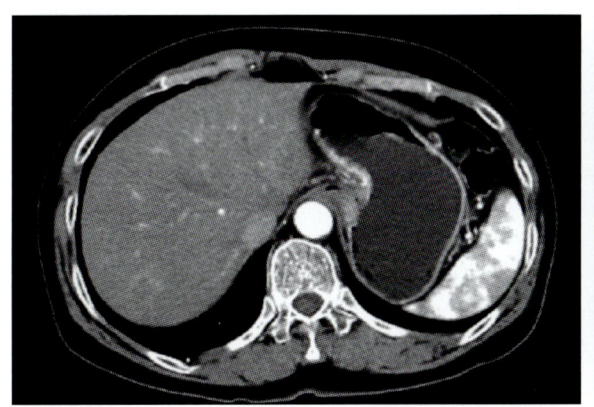 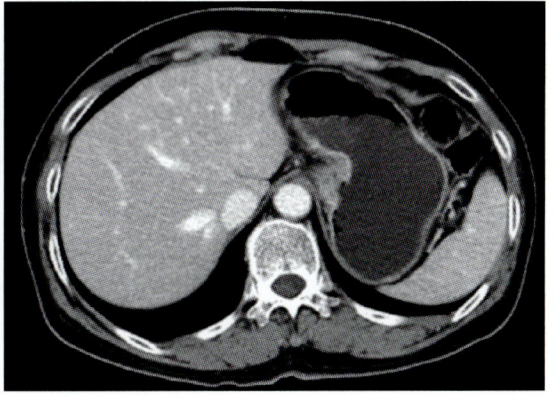

图 18-1 全腹部增强CT检查考虑胃底贲门癌

【入院诊断】 贲门癌。

【治疗过程】 完善术前检查后，在全麻下行根治性全胃切除+D2淋巴清扫+食管空肠Roux-en-Y吻合术，术后病理检查（图18-2）提示：（全胃）胃癌根治切除标本，贲门小弯侧，中-低分化腺癌，Lauren分型：肠型，Borrmann分型：Ⅲ型，大小3.5 cm×3.5 cm，浸润至浆膜下，脉管及神经未见侵犯，大网膜未见癌累犯。

术后第9天开始排便呈暗红色血性，血红蛋白水平下降较为明显，考虑吻合口出血，予人纤维蛋白原、凝血酶原复合物、冰冻血浆、生长抑素等对症治疗。请消化内科会诊，建议调整PPI为艾司奥美拉唑镁肠溶片或泮托拉唑肠溶片q8h ivgtt，密切监测血常规，根据情况输血、补液；关注患者血压、心律等，必要时消化道内镜检查。

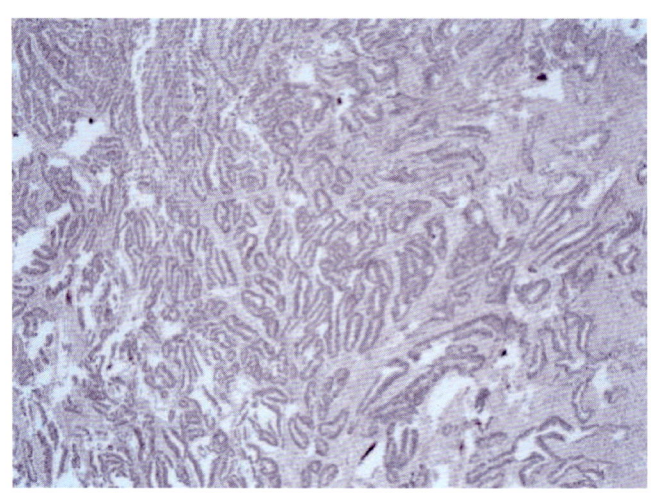

图 18-2　术后病理检查结果

术后第 10 天，患者一般情况尚可，生命体征平稳，未再排黑便或血便，无腹痛、腹胀。查体：意识清，精神可，皮肤巩膜无黄染，浅表淋巴结未及肿大，心肺无殊，全腹平软，腹部伤口干洁，无渗液渗血，引流管口皮肤稍红肿，引流管通畅，无压痛及反跳痛，移动性浊音阴性。24 小时脾窝引流管引流出 15 mL 淡血性液体，肝下引流管引流出 15 mL 淡血性液体。辅助检查：血常规：白细胞计数 5.3×10^9/L、血红蛋白 91 g/L（↓）、中性粒细胞百分比 70.5%（↑）、淋巴细胞百分比 19.3%（↓）；（急诊）肝功能：谷草转氨酶 38 U/L（↑）、白蛋白 29.0 g/L（↓）、谷丙转氨酶 41 U/L（↑）。血红蛋白水平尚稳定，继续冰冻血浆输注。

术后第 15 天，患者进半流饮食后出现胸闷、心悸、大汗等情况，生命体征尚平稳，考虑为倾倒综合征，术后第 16 天改予清流质饮食，并请心内科评估、排除心脏疾病。

二、临床经验

（1）手术过程从切皮肤开始到胃肠吻合时一直都非常容易渗血、出血，吻合口间断反复加固缝合，术后第 9 天仍然发生黑便、暗红便，考虑术后中度低白蛋白血症 26 g/L，吻合口出血引起可能。

（2）胃癌根治术手术范围较大，老年患者术后可以考虑常规给予白蛋白输注数日，利于早期恢复，减少并发症发生风险。

（3）全胃切除术后第 15 天开始进半流饮食后，出现胸闷、心悸、大汗等不适，请心内科会诊排除心脏疾病，首先考虑为倾倒综合征。

三、知识拓展

虽然白蛋白半衰期长达 20 天，很多老年患者术前可能白蛋白水平正常，但手术后往往会出现低白蛋白血症。手术创伤后，机体会出现负氮平衡，低白蛋白血症会引起组织水肿，给手术创面和伤口、吻合口愈合带来不利影响，尤其是在失血后。事实上，人血白蛋白还具有免疫调节、解毒、抗氧化的作用，减轻术后早期炎症，促进机体恢复，另外，白蛋白还能促进凝血，利于手术创面止血[1]。输白蛋白时需要注意的是：① 开始的前 15 分钟，应该控制滴速，缓慢滴入，逐步加速到每分钟不超过 2 mL；② 以一个健康成年人估算，10 g 白蛋白滴入（20% 的 50 mL 瓶）可以提高白蛋白 3~4 g/L，同时应该考虑到术后机体也在动态消耗，并且，如果机体得不到足够的能量，白蛋白也会被转化为热卡能量，所以，实际当中提高不到这个数值；③ 对于急性心脏病、肾功能不全、严重贫血患者，谨慎/禁止输入白蛋白；④ 在输入完白蛋白后很多医师会常规使用利尿剂呋塞米，其实，对于没有水肿的患者来说，利尿剂并不是必需的。

参 考 文 献

[1] 徐立彬，王振宝，郭建光，等. 直肠癌术后早期进食对患者血清白蛋白及炎症因子水平的影响[J]. 临床外科杂志，2012，20（4）：3.

病例 19　胃癌新辅助化疗期间 D-二聚体升高（颈内静脉附壁血栓形成）

龚渭华

一、病例介绍

【现病史】　患者老年男性，主因"胃癌确诊 2 月余，为行第 3 次新辅助化疗"入院。患者于 2 个月前做胃镜发现胃占位，病理提示：（贲门）腺癌，遂就诊于我院，予以 SOX 方案新辅助化疗，化疗第 2 个疗程口服药物后第 4 天，在当地医院常规监测凝血谱发现 D-二聚体升高 2 倍，第 17 天升高 9 倍，第 21 天 8.5 倍。当时患者拒绝在当地医院进一步诊治，来我院就诊准备第 3 次化疗，再次来我院就诊。

【既往史】　既往高血压 10 年，口服硝苯地平。既往有心房颤动、冠心病病史。

【入院诊断】　贲门癌；胆囊结石伴慢性胆囊炎；慢性支气管炎伴肺气肿（双侧）；慢性萎缩性胃炎；冠状动脉粥样硬化性心脏病；慢性心房颤动；高脂血症；糖尿病；轻度贫血；颈椎病；腰椎间盘突出；高血压。

【治疗过程】　入院后立即给予低分子肝素 qd 预防性抗凝，随后 6 月 30 日抽血急查凝血谱发现 D-二聚体升高 8 倍（图 19-1），血常规提示：血红蛋白水平也有所下降（从 10.4 g/L 降到 9.1 g/L，图 19-2），进一步双下肢动静脉、颈内动静脉、椎动脉等 B 超检查提示：右侧颈内静脉附壁血栓形成，颈内静脉管腔轻度狭窄（小于 50%），管腔血流充盈良好，双侧颈动脉粥样硬化伴双侧斑块形成；双侧下肢动脉粥样硬化伴多发斑块形成左侧肌间静脉血栓形成。给予低分子肝素 q12h 治疗，并请血管外科会诊。

表 19-1　预防性抗凝后凝血谱检查结果

（急诊）凝血谱	结　果	单　位	正常参考值
凝血酶原时间	15.0	s	12.0～14.0
凝血酶原时间活动度	76.0	%	90.0～137.0
国际标准化比率	1.19		0.9～1.1
活化部分凝血活酶时间	31.8	s	30.0～45.0
凝血酶时间	17.6	s	15.0～20.0
血浆纤维蛋白原	5.03	g/L	2.0～4.0
D-二聚体	4 000	μg/L（FEU）	< 500

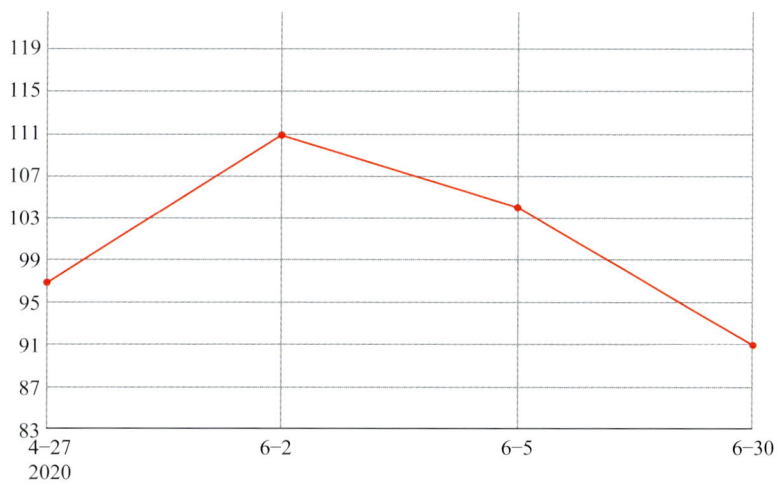

图 19-2　预防性抗凝血红蛋白变化趋势图（血红蛋白水平下降）

二、临床经验

（1）化疗期间有必要每周行凝血谱、肝肾功能监测。凝血谱发现 D-二聚体升高，特别是有心房颤动病史患者，即使没有任何不适，都需要引起高度重视，不排除输液港或者 PICC 置管后发生血栓可能。

（2）血栓发生时，血红蛋白水平可能会出现明显降低，所以血常规检测有时也有一定的价值。

（3）抗凝治疗用华法林和足量的低分子肝素在证据级别上比利伐沙班要高，但是利伐沙班临床效果不劣于前两者，需要注意的是，华法林服药期间尽量避免食用深绿色蔬菜（如韭菜、芦笋、花椰菜、菠菜等），这些食物中富含维生素 K，会减弱华法林药效。

（4）输液港护理过程，需要每个月来医院用低分子肝素生理盐水冲洗管子，患者在冲管后出现发热的话，也可能是血栓形成，需要注意每个细节。

三、知识拓展

静脉血栓是恶性肿瘤常见的并发症，D-二聚体水平检测在恶性肿瘤化疗期间是很有临床意义的，D-二聚体水平突然升高提示有静脉血栓可能，它与彩色多普勒超声诊断一致性约为 95.8%[1]。不同恶性肿瘤静脉血栓发生率也不尽相同，研究显示：肺癌静脉血栓症发生率为 36.11%，而乳腺癌为 30.56%[2]。

参 考 文 献

[1] 王辉，苏先旭，黄梦君，等.D-二聚体水平检测在诊断恶性肿瘤患者化疗期间静脉血栓栓塞症的价值分析[J].医药前沿，2019，9（26）：2.
[2] 李杏欢，徐稳深.D-二聚体水平监测对恶性肿瘤患者静脉血栓栓塞症的诊断价值分析[J].中国实用医药，2021，016（022）：94-96.

病例 20　胃癌中 PET-CT 应用

龚渭华

一、病例介绍

（一）病例一

【现病史】　患者老年男性，74 岁，主因"发现胃占位性病变 7 天"入院。患者于入院前 7 天因"反酸、嗳气"就诊于当地医院，查胃镜提示胃体病变，浸润性肿瘤考虑。超声内镜示胃体全层增厚，结果不清，考虑肿瘤浸润改变可能。全腹部 CT 增强示胃底小弯侧金属密度影，局部胃壁稍偏厚；前列腺小钙化灶；少许盆腔积液。现患者无明显胸闷胸痛，无心慌心悸，无腹胀腹痛，无大便习惯改变，为求进一步治疗，门诊拟"胃恶性肿瘤"收治入院。患者自患病以来意识清，精神一般，胃纳可，进食可，睡眠可，大小便如常，体重未见明显改变。BMI：20.76 kg/m^2。

【既往史】　既往有高血压病史数年。

【个人史】　吸烟 30 年，约每日 15 支，现未戒烟；饮酒 30 年，每次饮白酒 250 mL，现未戒酒。

【辅助检查】　入院后行全腹部增强 CT 检查提示：胃体-胃窦癌考虑（T3-4aN2Mx）。腹主动脉、两侧髂总动脉及分支多发混合斑块。盆腔少量积液。肺部 CT 检查提示：两肺散在小结节，较大者考虑转移灶待排，余增殖灶考虑，请结合临床及复查；两肺散在纤维增殖灶。两肺尖胸膜增厚。

考虑到患者分期较晚，遂行 PET-CT 检查，诊断意见为：① 胃体部壁明显增厚伴僵硬，FDG 摄取增高，符合"胃癌"表现，请结合临床和病理。② 胃周部、大网膜和邻近肠系膜不规则增厚伴结节，FDG 摄取轻度增高，考虑为转移，请结合临床。盆腔少量积液。③ 右肺上叶尖段结节，FDG 未见异常摄取，考虑增殖灶可能大，建议随访复查。④ 两肺纤维增殖灶。左肺上叶舌段和右肺中叶内侧段慢性炎症。左右冠状动脉和主动脉壁钙化。

【入院诊断】　① 胃恶性肿瘤；② 高血压。外院病理会诊提示：（胃）低分化腺癌，伴印戒细胞癌。

（二）病例二

【现病史】　患者男性，58 岁，主因"外院确诊胃癌 20 余天"入院，患者于入院前 20 余天在劳动时无明显诱因下出现头晕、乏力，无明显胸闷胸痛，无心慌心悸，无腹胀腹痛，无大便习惯改变，当时就诊当地医院，胃镜检查提示：胃癌，十二指肠炎。病理报告：（胃体、角）腺癌，HP（-）。腹部增强 CT 检查提示：结合胃镜，胃体部 Ca，小网膜多发淋巴结转移。盆腔少许积液。腹部 CTA 检查提示：腹主动脉及分支粥样硬化。附见：双侧胸腔少许积液。并于外院 PET-CT 检查提示：胃体小弯侧局部胃壁增厚伴代谢增高，结合病史考虑恶性病变；胃小弯侧数枚小淋巴结，部分代谢稍高，首先考虑转移可能。为求进一步治疗，门诊拟"胃恶性肿瘤"收住入院。患者自患病以来意识清，精神一般，食欲不振，进食少，大便少，小便如常，夜间睡眠差，体重未见明显改变。BMI：24.09 kg/m^2。

【既往史】既往高血压 10 余年，最高血压 180/105 mmHg，服用厄贝沙坦片、非洛地平缓释片控制血压，具体不详。

【个人史】吸烟 30 余年，约每日 40 支，20 余天前已戒烟；否认饮酒史。

【入院诊断】① 胃癌；② 高血压。

二、临床经验

（1）对于晚期胃癌患者，行 PET-CT 有一定的必要性，可以更好地评估是否有网膜、肠系膜转移情况，术后证实了网膜的微小癌病灶。

（2）PET-CT 的 SUV 值 > 2.5 的话，恶性肿瘤可能；2.0 < SUV < 2.5 的话，良性肿瘤可能；SUV > 10 的话，说明临床预后较差。需要注意的是，糖代谢异常增高也可见于肿瘤、炎症等多种病症，少数肿瘤如支气管肺泡癌、印戒细胞癌、部分原发性肝癌等可表现为糖代谢不增高，在 PET-CT 上不一定能较好地呈现。

（3）PET-CT 某种程度上介于增强 CT 和腹腔内脱落细胞检查，前者因为存在容积效应，无法分辨小的肿瘤，仅能分辨检查出 5 mm 以上肿瘤或结节，后者可以到细胞水平，但需要腔镜下或开放手术中才能操作完成。

（4）PET-CT 提示存在肠系膜淋巴结、网膜淋巴结转移。但结合文献报道，PET-CT 可以部分替代腹腔细胞脱落学检查，后者更为精确判断，特别是更微小的癌细胞，也就是腹腔镜下脱落细胞学检查和分期更为准确。

（5）免疫药物和靶向药物都会有一些不可忽视的不良反应，可以引起心脏和其他脏器损害，比如病例中的靶向药物 PD-1 抗体应用 3 次后 3 周出现了免疫相关性肺炎，irAEs 如果 1 级的话，一般停药随访观察即可，2 级或以上的话，需要药物干预处理。此例患者无任何症状或不适，为隐匿性免疫相关性肺炎，只给予了乙酰半胱氨酸化痰，让患者观察半个月后来复查。

三、知识拓展

胃癌是一种生存率低、发病率高的疾病，需要准确及时地诊断和治疗。胃癌分期特别是对晚期胃癌的最佳分期仍有争议。18F-FDG PET-CT 研究中原发肿瘤代谢信息可帮助制订手术和治疗计划并区分胃癌。它以良好的特异性和阳性预测值检测淋巴结转移情况，从而为个体患者提供适当的治疗。远处淋巴结转移情况可以改变治疗决策。它在检测癌症复发和患者随访方面具有相当好的应用价值。尽管如此，2021 年 *JAMA Surgery* 期刊发表了多中心前瞻性研究报告，对比了 18F-氟脱氧葡萄糖正电子发射断层扫描（FDG-PET/CT）和腹腔镜分期（staging laparoscopy，SL）在局部晚期胃癌患者中的应用价值。观察性队列研究包括394例局部晚期临床可治愈胃腺癌患者［≥cT3和（或）N+，基于CT的M0］。所有患者均接受FDG-PET/CT和（或）腹腔镜分期。结果发现394例患者中有382例患者接受FDG-PET/CT检查，357例患者接受SL检查。根据FDG-PET/CT和SL检查结果，65例患者（16%）的治疗目的从根治性改成姑息性。FDG-PET/CT检测到远处转移12例（3%），SL检测到腹膜或局部不可切除疾病73例（19%），重叠7例（2%）。FDG-PET/CT检测远处转移的敏感性为33%（95%可信区间17%~53%），特异性为97%（95%置信区间94%~99%）。382例患者中有83例（22%）有FDG-PET的二次发现，这导致394例患者中的65例（16%）进行了额外检查。分期腹腔镜检查导致3名患者（0.8%）出现需要再次干预，平均诊断延迟为19（14）天。因此，本研究结果表明了FDG-PET/CT的附加值明显有限；然而，腹腔镜分期SL通过检测腹膜和不可切除性疾病大大增加了局部进展期胃癌的分期过程。因此，在进展期胃癌分期指南中纳入SL可能有用，但FDG-PET/CT除外[1]。

第15版日本《胃癌处理规约》把肉眼可见的大网膜转移胃癌患者视为腹膜转移（P1a），包括到了远处转移（M1）范围之内，肿瘤分期列为Ⅳ期，也就是被认为难以通过手术来达到根治目的，对这部分人群来说，单纯的姑息性胃切除+术后辅助化疗已经被证实不能比单纯化疗带来更多的获益，甚至还有手术风险和并发症发生可能。而对于肉眼不可见的网膜癌转移病灶，术前和术中都很难进行判断。而对于早期胃癌患者来说，JCOG1001临床试验表明，联合网膜囊切除并无额外的患者生存获益，并且还会带来手术时间延长和出血风险，大网膜的存在不仅可以减少腹腔粘连，限制感染，还有参与抗肿瘤免疫作用[2]。

参 考 文 献

[1] Gertsen E C, Brenkman H J, van Hillegersberg R, et al. PLASTIC Study Group. 18F-fludeoxyglucose-positron emission tomography/computed tomography and laparoscopy for staging of locally advanced gastric cancer: a multicenter prospective dutch cohort study（PLASTIC）[J]. JAMA Surg, 2021, 156（12）: e215340.
[2] 戴可帆，臧潞. 胃癌手术中保留大网膜的争议与共识[J]. 中国实用外科杂志，2022，42（8）：879-884.

病例 21 胃癌术后急性胃潴留（胃排空延迟）

龚渭华

一、病例介绍

【现病史】 患者男性，60岁，主因"胃癌术后3周，呕吐1天"入院。患者于3周前因确诊胃癌来我院，全麻下行胃癌根治术（远端胃大部切除＋D2淋巴清扫＋毕Ⅰ式吻合），手术顺利，术后恢复可。1天前患者突发呕吐，伴上腹胀，呕吐3次，呕吐物为胃内容物，呕吐后腹胀好转，有排气，无腹泻，无发热，无呕血。来我院急诊，行腹部CT检查提示：胃癌术后，吻合口壁稍增厚，术区渗出、少许积气，胃潴留；胆囊增大。急诊拟"胃潴留，胃癌术后"收治入院。BMI：21.97 kg/m²。

【既往史】 否认既往糖尿病、高血压、冠心病史。

【个人史】 吸烟40年（已戒烟），饮酒多年（已戒酒）。

【家族史】 否认家族中遗传病、精神病、家族性疾病及肿瘤性疾病史。

【辅助检查】 入院后增强CT检查（图21-1）提示：胃癌术后，术区金属致密影，术区

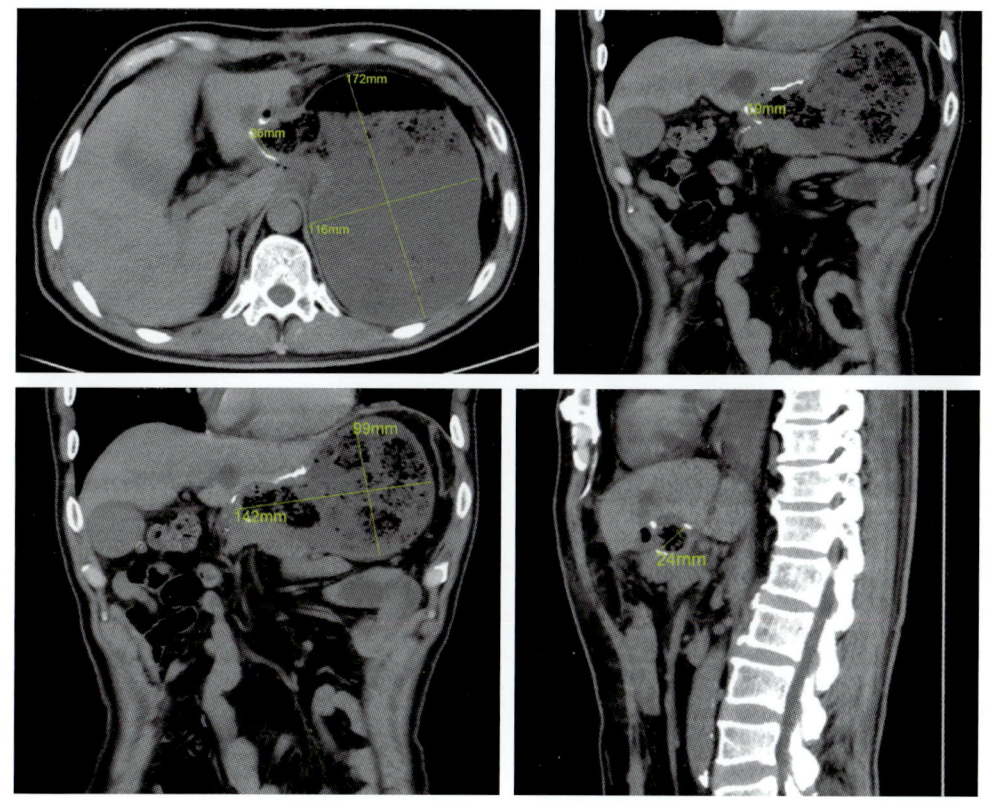

图 21-1 增强 CT 检查结果

胃壁稍增厚，可见少许积气，周围间隙渗出模糊，邻近网膜及腹壁切口渗出。胃大量内容物潴留。胆囊增大。附见：两侧下叶少许渗出。两侧少量胸腔积液；脂肪肝；肝内低密度灶、钙化灶。胆囊底部旁钙化结节。脾钙化灶。前列腺钙化灶。

【入院诊断】 胃潴留，胃癌术后；左肺上叶空泡结节；两肺纤维增殖灶；两肺上叶轻度间隔旁肺气肿。

【治疗过程】 经过1周的胃肠减压和洗胃治疗，胃内容物明显减少，遂行消化道造影检查（图21-2）提示吻合口通畅，口服造影剂后5分钟小肠显影。胃腔体积估计500 mL，食物残留300 mL可能。针灸治疗5天后，患者进食半流质无不适后遂出院。

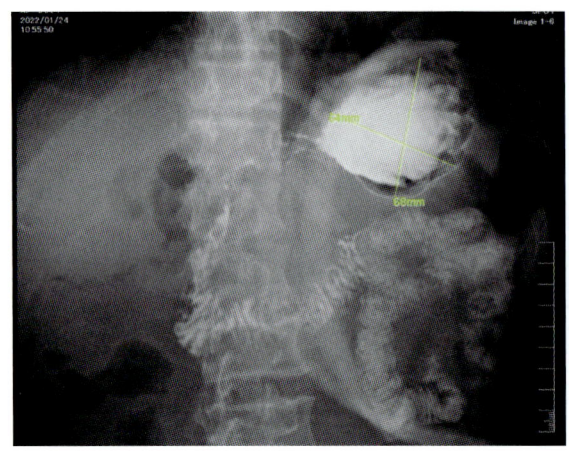 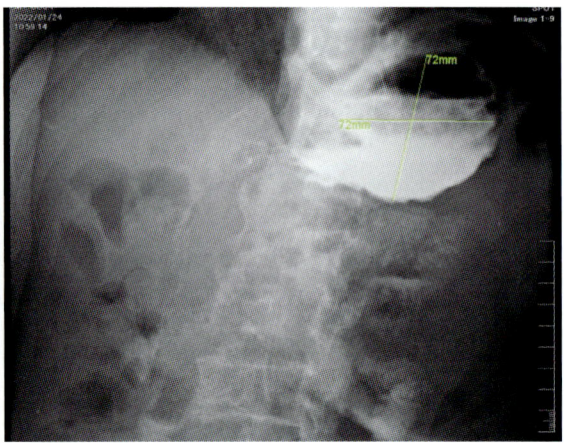

图 21-2　消化道造影检查结果

二、临床经验

（1）患者术后第7天才排气（没有便秘病史，有便秘病史者会有出现排气延迟可能），说明胃肠动力不佳，追问病史，患者术前胃肠镜检查时，服用1 000 mL泻药后诉无任何排泄和肠蠕动表现，说明肠道动力不佳。

（2）患者毕Ⅰ式吻合术后3周发生急性胃潴留，胃内容物体积达1 975 mL。

（3）发生急性胃潴留，患者会比较紧张，担心手术不顺利引起，这个时候需要安慰好患者，做好解释工作，让患者放松心情，释放压力也会促进恢复。

（4）患者术后下床活动较少，排气时间较晚（术后第7天）排气，所以，胃肠蠕动不佳。

（5）患者有长期吸烟、饮酒史，对术后恢复可能存在负面影响（有待于进一步考证）。

（6）胃手术后急性胃潴留情况多数发生在出院后，所以，手术时需要牢靠吻合，否则有瘘或漏发生风险。

（7）相较Roux-en-Y吻合术，毕Ⅰ式更容易发生急性胃潴留（笔者很少采用毕Ⅱ式吻合），但发生率并不像文献那么高，平均每年一例。

（8）急性胃潴留的治疗包括禁食、胃肠减压（让胃充分休息）、洗胃、针灸、胃肠动力药物等。

（9）急性胃潴留不能完全排除胃肠吻合口水肿引起的，本病例吻合口内径为 24 mm。

三、知识拓展

少部分胃癌根治+胃大部切除术后患者出院（一般术后 3 周左右）会因为急性胃潴留/胃排空延迟（delayed gastric emptying，胃内容物未及时排空）再次急诊入院，国内文献报道，胃癌术后急性胃潴留的发生率可高达 29.9%[1]。胃潴留（gastric retention）是指呕吐出 4~6 小时前的食物或空腹 8 小时后胃内仍有残留食物达 200 mL 以上，胃术后出现急性胃潴留的可能原因包括：① 术后早期吻合口炎症充血水肿或手术因素引起的幽门下梗阻；② 术中迷走神经离断后胃动力不足或未完全恢复，引起胃的消化功能不良；③ 缺乏胃的张力或胃瘫可能。临床上可表现出恶心、呕吐、腹胀、腹部疼痛等症状[1,2]。所以，这也要求临床外科医生要对吻合口、胃断端尽量做好缝合和加固缝合，否则会发生术后瘘或漏的风险。

目前尚未见文献报道各种手术方式（近端胃还是远端胃；毕 I 式还是毕 II 式还是 R-en-Y 式）下急性胃潴留发生率的高低不同（有待于调查数据），有学者认为近端胃切除时更容易发生胃潴留可能，因为更多的迷走神经受到离断致使胃蠕动受限，从而引起食物不能及时被排入十二指肠。在做急性胃潴留诊断之前，需要首先排除吻合口狭窄、肠粘连等并发症情况，这些也会引起食物排出功能障碍。在排除梗阻性因素之下，可以通过胃肠减压来让胃充分休息，实践过程中，患者的残胃内有很多宿食，加上胃液比较黏稠，胃内容物可达上千毫升以上，所以，需要经胃管内连续多日每日给予高渗或生理盐水来洗胃。神经离断后机体也需要一定时间来建立新的代偿性生理状态，然后再考虑逐步进食来适应这种新的生理状态。急性胃潴留的处理原则是禁食水、抑酸、胃肠减压、补液等对症处理，还可以加上胃肠动力药物、中医针灸辅助治疗[3]。在此期间需要通过 CVC 中心静脉置管给予 TPN 肠外静脉营养 1 周以上。可以通过消化道造影来观察残胃蠕动恢复情况。

参 考 文 献

[1] 刘永安. 胃大部切除术后急性胃潴留的临床分析 [J]. 中华临床外科杂志，2004，12（4）：1110-1112.
[2] 史松涛，朱尉林. 胃癌根治术后胃潴留 17 例临床分析 [J]. 浙江临床医学，2001，3（10）：748-749.
[3] 孙华，王道海. 不同针灸方法治疗术后胃瘫综合征疗效观察 [J]. 中国针灸，2007，27（3）：173-175.

病例 22　腹腔镜远端胃次全切除＋毕Ⅱ吻合术后输入袢发生 Petersen 嵌顿疝

徐子忠　邓靖宇

一、病例介绍

【现病史】 患者男性，73岁，于2021年8月无明显诱因出现餐后饱胀，伴反酸胃灼热，嗳气，偶有恶心、呕吐，呕吐物为胃内容物。外院胃镜示：胃窦及胃角黏膜呈不规则黏膜隆起，散在溃疡形成。病理回报：（胃角）印戒细胞癌。免疫组化：CK8/18（＋），CEA（＋），LCA（－），HER-2（－），Ki-67核抗原，癌细胞阳性率50%。强化CT提示：胃窦区胃壁不均匀增厚，考虑胃癌，伴胃窦周围及肝胃韧带区多发淋巴结，盆腔少量积液。就诊天津医科大学肿瘤医院后复检超声内镜：①胃窦胃角环周型低回声团块，考虑T4期癌；②腹腔多发淋巴结肿大。病理活检示：（胃窦咬检）低分化腺癌，部分为印戒细胞癌，免疫组化：HER-2（0）。

【入院诊断】 胃窦癌（cT4NxM0）。

【治疗过程】 于2021年10月20日至2021年11月17日行3个周期FLOT+PD-1方案术前治疗（特瑞普利单抗240 mg ivd d1，多西他赛80 mg ivd d1，奥沙利铂140 mg ivd d1，亚叶酸钙600 mg ivd d1，5-FU 4.0 g ivd 24h d1.q2w），随即经过强化CT和超声内镜评估为SD。故再于2021年12月1日和2022年1月21日再行2个周期FLOT方案术前化疗，随后在距末次化疗1个月时强化CT和超声内镜再次评估后确定为PR，遂于2022年3月30日在全麻下行腹腔镜远端胃次全切除+D2淋巴结清扫+胃空肠吻合（毕Ⅱ式，顺蠕动）+空肠侧侧吻合（Braun氏吻合）术。

手术顺利完成，术后病理回报：（胃癌新辅助治疗后，远端胃）中-低分化管状腺癌伴黏液腺癌及印戒细胞癌，浸透浆膜（pT4a），可见脉管内癌栓，上、下切端（－），大网膜（－），区域淋巴结可见癌转移（4/42），淋巴结旁软组织阴性。

患者术后第1~5天恢复较为顺利，已经出现肛门少量排气，未排便。但术后第6天，患者突然感左中上腹胀痛且呈持续性加重，无明显恶心、呕吐，可见明显左侧腹部肠形，心率约110次/分，体温升高至37.6℃。急查腹部平扫CT提示：空肠侧侧吻合口周围结构紊乱，肠壁分界不清，十二指肠残部至空肠侧侧吻合口处区段肠梗阻，肠腔扩张显著。血常规：WBC $13.95×10^9$/L，故考虑诊断为输入袢闭袢性肠梗阻。随即在急诊下行剖腹探查手术，术中探查见原手术Braun氏吻合近侧输入袢空肠自左向右方向的疝入Petersen孔右侧并嵌顿，肠管扩张明显，直径为6~7 cm，呈暗红色。立即将输入袢肠管复位于Peterson孔左侧，可见闭袢部分肠管肠内容物迅速经Braun吻合口流向远端肠管，观察嵌顿段输入袢肠管蠕动尚可，肠系膜边缘动脉搏动良好，经局部温热纱布湿敷3分钟后可见肠管颜色逐渐转为淡红色。随后轻挤输入袢肠内容物顺利通过Braun吻合口减压，可见近侧输入袢肠内容物经Braun吻合口流入远侧输出袢后减压显著，间断缝合关闭Petersen间隙的系膜，结束手术（图22-1）。

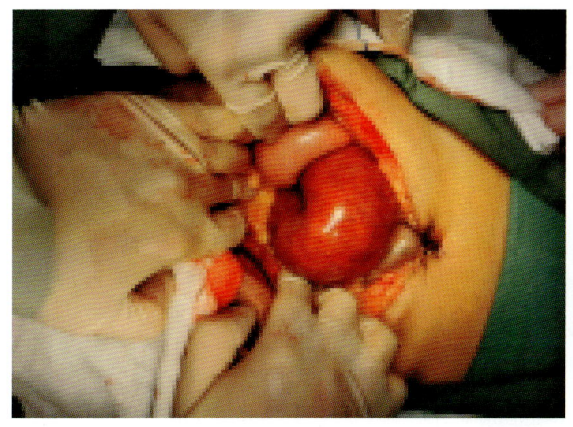
梗阻的输入袢肠管

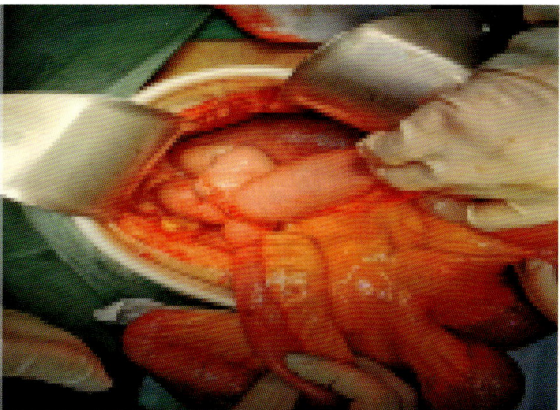
复位后的输入袢肠管

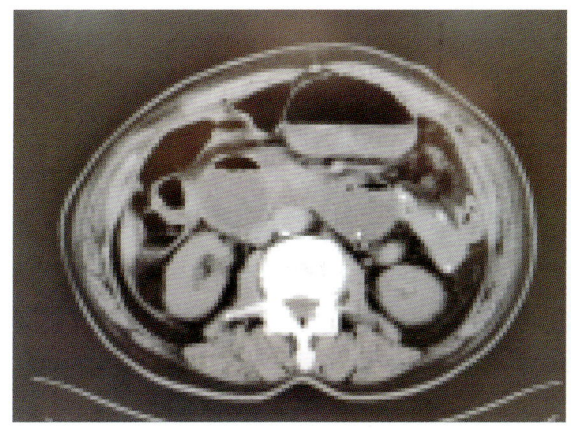
扩张的十二指肠

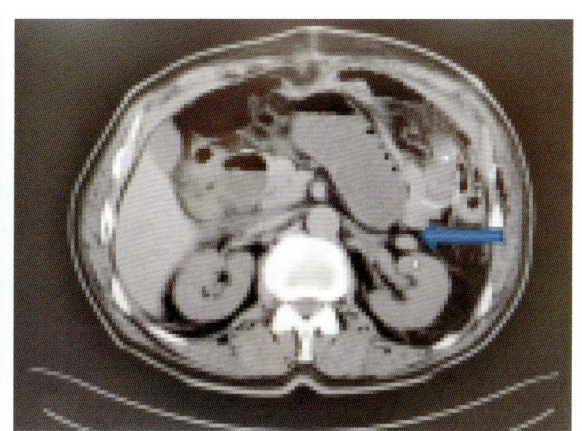
内疝的位置

图 22-1　术中探查和腹部 CT 检查结果

术后予抗感染、补液、营养支持等处理，患者于第二次术后第 3 天经肛门顺排气排便，第 4 天进流质饮食，第 5 天半流质饮食未诉不适，第 7 天顺利出院。

二、临床经验

肠系膜裂孔疝患者一旦确诊应立即进行手术治疗。延迟干预可能造成肠坏死等严重后果，增加病死率。消化道重建术后肠系膜缺损是否关闭可能对术后腹内疝的发生率也有影响，我们采用关闭上提空肠-横结肠系膜缺损的方法：将大网膜放置在横结肠颅侧，并从 Roux 支空肠系膜根部开始间断缝合完全关闭空肠-横结肠系膜缺损。但也有研究认为，Roux-en-Y 消化道重建后缝合关闭肠系膜缺损是不牢固的，且增加系膜出血、撕裂等并发症的发生率，尤其对于胃癌消化道重建的患者，术后其体重下降，肠系膜缺损会再次出现。

本例患者发生于毕 Ⅱ +Braun 式（顺蠕动）胃肠消化道重建术后，输入袢经输出袢与横结肠及其系膜之间的间隙疝入，术中探查发现输入袢较长且 Petersen 裂孔未关闭可能为主要疝形成原因。Peterson 裂孔若不行缝合，就会增加内疝形成的风险，在手术时应针对性地采取措施，尽量关闭小肠系膜裂孔与 Peterson 裂孔以减少发生。

三、知识拓展

Petersen 间隙最早是 1900 年由德国医师 Petersen 提出，它存在于 Roux-en-Y 消化道重建术后，Roux 袢与横结肠及其系膜之间的间隙，当肠管疝入其中，形成内疝，称为 Petersen 疝。结肠前 Roux-en-Y 消化道重建后肠系膜裂孔疝主要发生于消化道重建时肠系膜切口处间隙未关闭或关闭不牢固形成的肠系膜缺损处。根据肠系膜构成方式的不同分为空肠-空肠吻合系膜缺损型（J 型）、上提空肠-横结肠系膜缺损型即彼得森型（P 型）[1]。Petersen 疝的病因主要有以下 3 点。① 解剖学基础：无论是结肠前或结肠后，吻合口后方的系膜间都形成了类似疝环的间隙，残胃、十二指肠或空肠易嵌入此处。② 输入袢长度：输入袢过长，胆汁、胰液、食物淤积此处；输入袢过短吻合处成锐角；两者导致肠腔淤积，肠蠕动时肠管容易疝入。③ 吻合器与吻合方式：吻合器质量较重、对合欠整齐、吻合口水肿严重易肠梗阻、扭转成疝[2]。此外，有文献报道腹内压增加也易引发 Petersen 疝[3]。

Petersen 疝的临床表现严重程度与肠管是否嵌顿及绞窄有关[4]。诊断在很大程度上依赖于 CT 检查，腹内疝形成闭袢性肠梗阻时，聚集扩张的小肠呈"C"字形扩张，引起系膜及血管扭转时，在疝环附近可呈现出"漩涡征"或"血管纠集征"。当进展为绞窄性疝时，增强 CT 可见绞窄的肠管强化减弱或不强化，还常表现为肠系膜、肠管壁及肠内容物等不同密度组织交错形成的"同心圆征"或"环靶征"[5-7]，甚至可见肠系膜静脉血栓形成。Petersen 疝因为少见，容易被忽视，但近年来随着腹腔镜胃部手术及减重手术的开展，其发生有所增加，早期诊断和及时处理，避免灾难性的后果。

参 考 文 献

[1] 徐正荣，郭文俊.Roux-en-Y 吻合术后肠系膜裂孔疝的临床研究进展[J].中华胃肠外科杂志，2017，20（3）：352-356.
[2] Reiss J E, Garg V K. Bowel gangrene from strangulated Petersen's space hernia after gastric bypass [J]. J Emerg Med, 2014, 46（2）：31-34.
[3] 余佩武，王自强，钱锋，等.腹腔镜辅助胃癌根治术 105 例[J].中华外科杂志，2006，44（19）：1303.
[4] Greenstein A J, O'rourke E W. Abdominal after gastric bypass: suspects and solutions [J]. American Journal of Surgery, 2011, 201（6）：819-820.
[5] 蔡红法，陈颖，陈双庆，等.MSCT 对腹内疝的临床应用价值[J].实用放射学杂志，2015，16（3）：420-423.
[6] 张铁，韩丽萍，薄文伟，等.腹内疝 CT 诊断的探讨[J].中国 CT 和 MRI 杂志，2015，13（5）：100-102.
[7] 陈立忠，陈晓黎，朱飞，等.腹内疝的多层螺旋 CT 表现及其诊断价值[J].医学影像学杂志，2016，26（3）：540-542.

病例 23 远端胃切除术后十二指肠残腔大出血诊治

任宝清
邓靖宇

一、病例介绍

【现病史】 患者男性，33岁，主因"胃癌化疗4周期后1月"由消化肿瘤内科转入我科。患者因胃窦癌（cT4aN0M0 ⅡB期）于我院消化肿瘤内科行PD-1（特瑞普利单抗）+FLOT（多西他赛＋奥沙利铂＋亚叶酸钙＋氟尿嘧啶）方案治疗4周期。化疗结束后复查胸腹盆腔CT提示：胃角及胃窦部胃壁增厚较前略显减轻，遂转入我科拟行手术治疗。

【既往史】 患者既往体健。

【体格检查】 腹部无明显阳性体征。

【入院诊断】 胃窦癌（ycT4aN0M0 ⅡB期）。

【治疗过程】 患者于2021年7月15日行手术治疗。术中探查见：腹盆腔未见明显腹膜播散。肿物位于胃窦部，侵及横结肠系膜，术中用超声刀剥除并切除大网膜、被侵及的横结肠系膜及部分胰腺被膜。术中结扎胃十二指肠动脉，并行腹腔镜辅助远端胃次全切除+D2淋巴结清扫+胃空肠吻合+空肠侧侧吻合+大网膜切除术，术中将十二指肠残端予间断加强缝合（图23-1A）。

次日晨7时，患者呈低血容量表现，急查血红蛋白68 g/L，红细胞$2.77×10^{12}$/L，急查床旁彩超提示腹盆腔未见明显积液。给予输悬浮红细胞8 U，并予抑酸、止血及对症治疗后未见明显好转。22时急查腹盆CT平扫提示：十二指肠及空肠上段扩张，肠腔内高密度影，腹、盆腔未见明显积液。考虑十二指肠残端肠腔内出血可能性大。患者血压波动于（87～95）/（67～74）mmHg，心率波动于120～146次/分，遂急诊行剖腹探查术。术中见腹盆腔及原手术区域未见明显出血，十二指肠及空肠腔内可见淤血量600～700 mL（因未打开十二指肠腔，具体出血量无法评估），随即将十二指肠残端全层加固间断缝合（图23-1B）。并将原手术胃-空肠吻合口、空肠侧侧吻合口及胃残端均逐一全层加固间断缝合，并给予输注浓缩红细胞4 U后，血红蛋白由62 g/L升至82 g/L，心率降至92～101次/分，血压正常，遂关腹结束手术。

7月17日上午间断复查血常规血红蛋白仍有轻微下降，考虑患者仍有活动性出血可能，随即联系介入科行高选择性动脉造影，经胃十二指肠动脉造影见：胃十二指肠动脉细小分支供应十二指肠（图23-1C），给予微钢圈、明胶海绵栓塞胃十二指肠动脉，再次造影显示未见造影剂外溢（图23-1D）。后间断复查血常规提示血红蛋白未见明显降低，19日复查胃镜检查提示残胃腔及胃-空肠吻合口未发现出血点。经输血、营养及对症治疗后，患者于7月27日康复出院。

出院时复查血红蛋白：112 g/L。术后病理报告提示：（远端胃）：低分化腺癌，部分为印戒细胞癌，术后病理分期（ypT4bN1M0，Ⅲ期）。

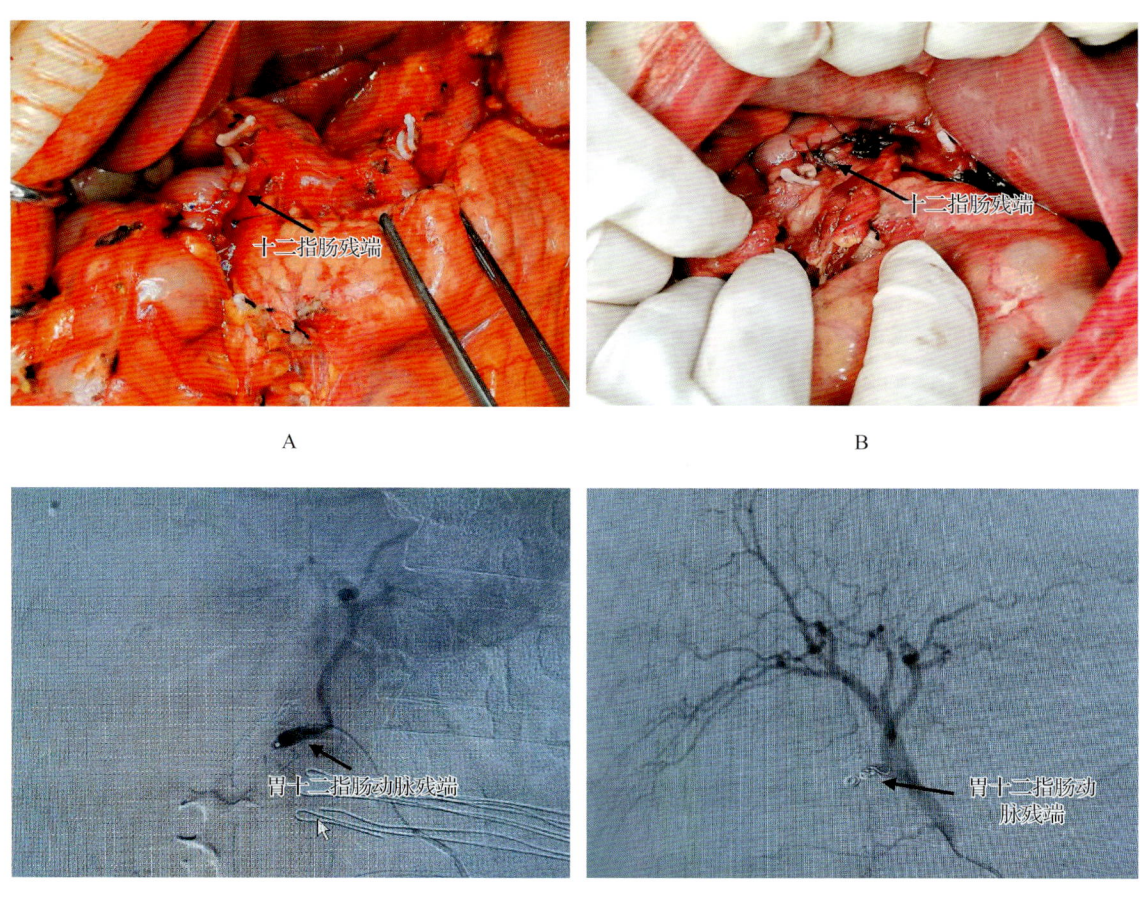

图 23-1　对胃十二指肠残端出血的预防及治疗。A. 初次手术中，行十二指肠残端加强缝合；B. 二次手术中，再次加强缝合十二指肠残端；C. 经胃十二指肠动脉造影发现，胃十二指肠动脉周围可见造影剂外漏；D. 胃十二指肠残端予微钢圈、明胶海绵栓塞后，未见造影剂外漏

二、临床经验

近年来，随着外科技术的发展和围手术期管理的进步，胃切除术后并发症的发生率有下降趋势。胃切除术后出血的发生率较低（2%～4%）[1,2]，但如果处理不当，则会成为严重的并发症[3]，可导致胃排空延迟、恶性肿瘤进展、吻合口瘘或狭窄、腹腔内感染，甚至死亡[4,5]。胃切除术后 24 小时以内的出血称为早期出血，多与术中操作技术有关[6]。本病例为胃切除术后早期出血，术中胃及小肠使用切割闭合器切断、吻合，十二指肠残端、胃残端、胃-空肠吻合口、空肠-空肠吻合口均行间断加强缝合。二次手术剖腹探查发现为肠腔内出血，术中再次将十二指肠及残端吻合口进行间断全层缝合，但术后复查血红蛋白仍进行性下降，介入科经胃十二指肠动脉造影发现造影剂外溢于十二指肠肠腔内，将胃十二指肠动脉栓塞后出血停止。因此，本病例术后出血原因可能有其特殊性。患者为十二指肠肠腔内出血，两次手术中均将十二指肠残端行间断全层缝合，吻合口出血可能性小。患者术前行 PD-1 联合 FLOT 方案

治疗4周期，且合并幽门梗阻，术前营养状态差。患者行远端胃次全切除术，手术创伤大，术后禁饮食，可能术后应激致十二指肠黏膜糜烂、溃疡引起出血可能。因此，考虑术后应激性溃疡出血可能性较大。

三、知识拓展

胃癌术后出血的原因大多归因于患者BMI指数偏大、术者手术操作技术、术后假性动脉瘤破裂、胰瘘或吻合口瘘继发腹腔脓肿腐蚀血管引起管壁破裂等原因，应激性溃疡引起的大出血关注较少。应激性溃疡是指机体在严重创伤、心理或病理疾病等应激反应状态下所发生的急性胃肠道黏膜糜烂或溃疡等病变，可诱发消化道出血、甚至穿孔等，增加病死率。原发病越重、合并病症越多，病死率也越高[7]。在临床上，应激性溃疡常无典型的前驱症状，主要临床表现为急性上消化道出血（呕血或黑便）与失血性休克的表现，一般内镜检查可明确诊断。可选择药物、内镜或放射介入等治疗措施，如果效果不佳，可考虑外科手术治疗[7]。因此，对于胃癌术后大出血患者，我们应考虑是否有应激性溃疡可能性，从而更好地指导临床诊断和治疗。

参 考 文 献

[1] Kim M C, Kim W, Kim H H, et al. Risk factors associated with complication following laparoscopy-assisted gastrectomy for gastric cancer: a large-scale Korean multicenter study [J]. Ann Surg Oncol, 2008, 15（10）: 2692-2700.
[2] Park D J, Lee H J, Kim H H, et al. Predictors of operative morbidity and mortality in gastric cancer surgery [J]. Br J Surg, 2005, 92（9）: 1099-1102.
[3] Jeong O, Park Y K, Ryu S Y, et al. Predisposing factors and management of postoperative bleeding after radical gastrectomy for gastric carcinoma [J]. Surg Today, 2011, 41（3）: 363-368.
[4] Yeo C J, Cameron J L, Sohn T A, et al. Six hundred fifty consecutive pancreaticoduodenectomies in the 1990s: pathology, complications, and outcomes [J]. Annals of surgery vol, 1997, 226（3）: 248-257; discussion 257-260.
[5] Oh S J, Choi W B, Song J, et al. Complications requiring reoperation after gastrectomy for gastric cancer: 17 years experience in a single institute [J]. J Gastrointest Surg, 2009, 13（2）: 239-245.
[6] Blanc T, Cortes A, Goere D, et al. Hemorrhage after pancreaticoduodenectomy: when is surgery still indicated? [J]. Am J Surg, 2007, 194（1）: 3-9.
[7] 柏愚，李延青，任旭，等．应激性溃疡防治专家建议（2018版）[J]．中华医学杂志，2018，98（42）:3392-3395.

病例 24 胃癌腹膜转移转化治疗后手术

杨 力
朱初明
张殿彩

一、病例介绍

【现病史】 患者女性,43岁,BMI:24.22 kg/m²。因"确诊胃癌半年余"入院。患者于半年前因上腹隐痛不适行胃镜检查:胃底-胃体-胃角黏膜广泛增生肥厚,表面结节状,皱襞消失,胃壁僵硬,蠕动差,胃腔狭小,累及胃窦。病理示:低分化癌。肿瘤标志物 CEA、CA199、CA724、AFP 等均无异常。常规行腹腔镜探查,术中见腹盆腔内少量腹水,胃壁僵硬,呈皮革胃表现,肝胃间隙淋巴结肿大,双膈下腹膜、大网膜、盆腔广泛种植转移,肝脏表面、小肠、结肠未见明显转移灶。PCI 评分 21 分(0+3+3+3+1+3+3+3+2+0+0+0=21),分期 cT4aN3M1。向家属交代病情,腹腔广泛转移无手术机会,予双膈下及盆腔左右侧置引流管共4根备灌注治疗,术后行多西他赛 80 mg d1+ 奥沙利铂 100 mg d3 腹腔热灌注化疗 1 疗程,后予 DOS 方案化疗(多西他赛 100 mg 静滴 + 奥沙利铂 200 mg 静滴 + 替吉奥 40 mg bid 口服)8个疗程。现患者停用化疗药物 1 月余,来院再次腹腔镜探查治疗,病程中患者腹腔热灌注及化疗能耐受,有轻度的胃肠道不良反应,骨髓抑制等不良反应轻。

【既往史】 无高血压、糖尿病病史,有2次剖宫产手术史。

【体格检查】 浅表淋巴结未及肿大,皮肤巩膜无明显黄染,无贫血貌。腹部平坦,下腹部可见陈旧性手术瘢痕,愈合良好,全腹无压痛,无反跳痛及肌紧张,墨菲征阴性,肝脾肋下未及,双肾区无叩击痛,无移动性浊音,肠鸣音正常,肛门指检未及异常。

【辅助检查】 术前血常规、生化、肿瘤标志物、凝血功能均无明显异常。

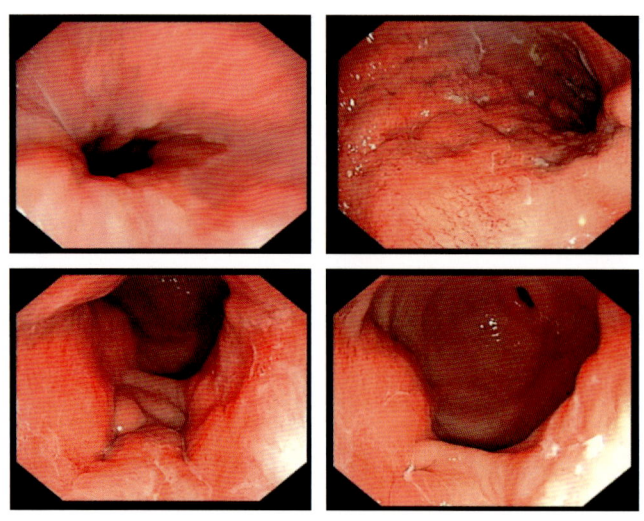

图24-1 胃底-胃体-胃角黏膜广泛增生肥厚,表面结节状,皱襞消失,胃壁僵硬,蠕动差,胃腔狭小,累及胃窦

心脏彩超:轻度二尖瓣关闭不全;轻度三尖瓣关闭不全;EF=70%。心电图:窦性心律,正常心电图。

首次胃镜检查(图24-1)提示:胃底-胃体-胃角黏膜广泛增生肥厚,表面结节状,皱襞消失,胃壁僵硬,蠕动差,胃腔狭小,累及胃窦。

病理诊断(图24-2)提示:① 胃窦体大弯侧大块活检组织——低分化癌;② 窦体交界前壁——低分化癌;③ 底体交界后壁——低分化癌。

首次全腹增强CT(图24-3)检查提示:胃体胃角胃壁弥漫性增厚伴钙化,符合胃癌改变,肝胃间隙稍大淋巴结。

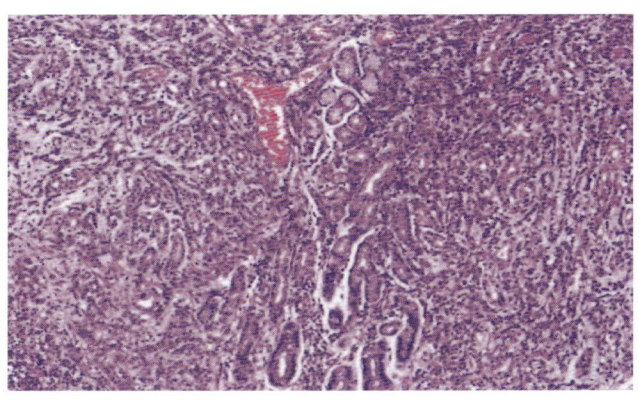

图 24-2　病理提示恶性肿瘤

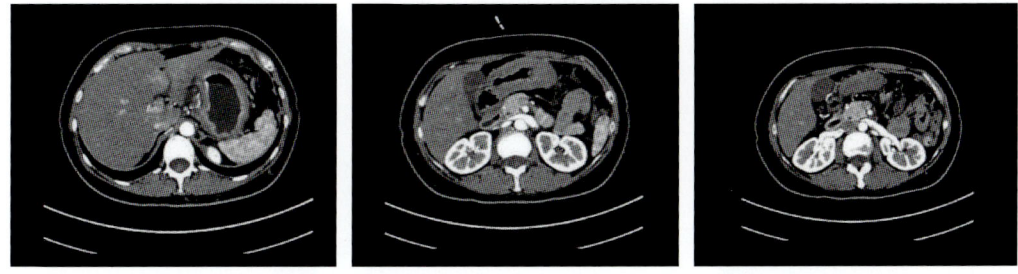

图 24-3　腹部增强 CT 检查提示符合胃癌改变，肝胃间隙稍大淋巴结

初次腹腔镜探查（图 24-4）：腹膜广泛种植转移。

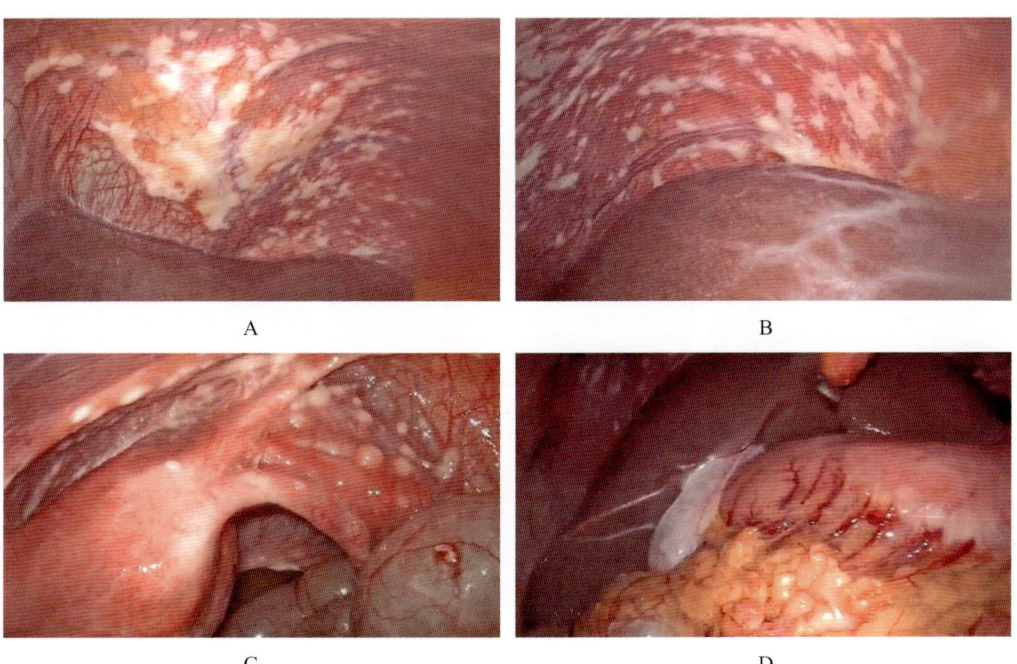

图 24-4　A. 左膈下；B 右膈下；C. 盆腔；D. 胃及周围大网膜

经过积极转化治疗后，复查胃镜结果见图 24-5。

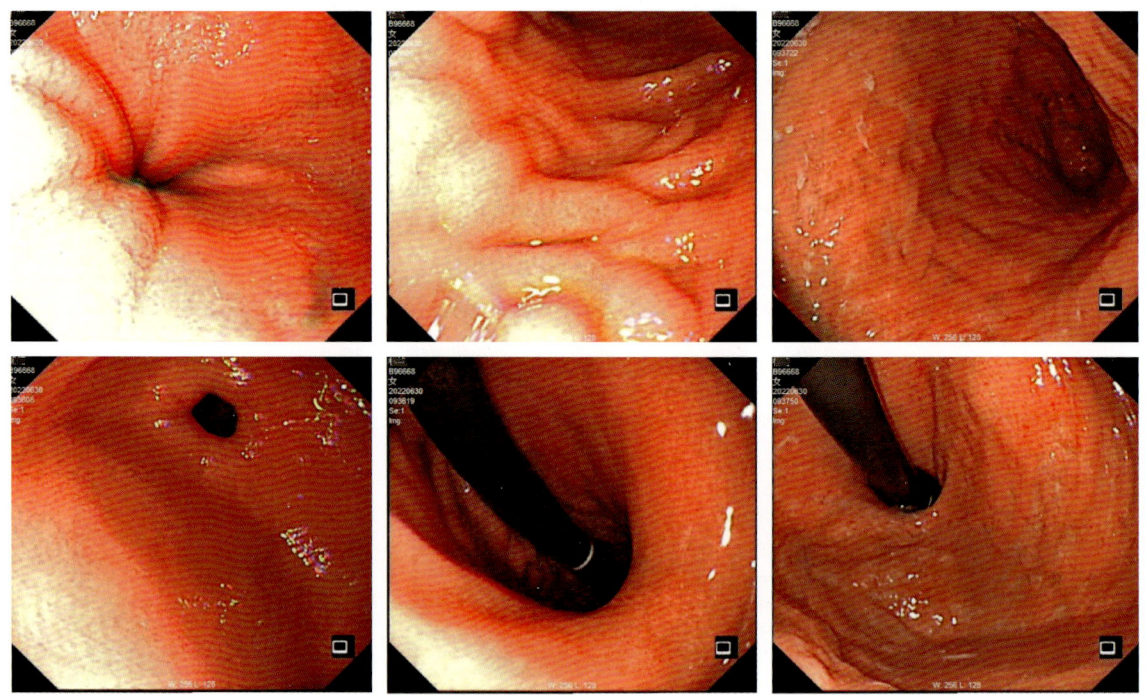

图 24-5 齿状线清晰，通畅，扩张性好，胃体黏膜充血，见大弯及后壁大片黏膜增生肥厚，未见溃疡及新生物，胃角光滑；胃窦黏膜充血，蠕动佳，未见溃疡及新生物

转化治疗后复查全腹部增强 CT（图 24-6）提示：胃体胃窦部胃壁增厚，胃充盈良好，周围淋巴结较前对比明显缩小。

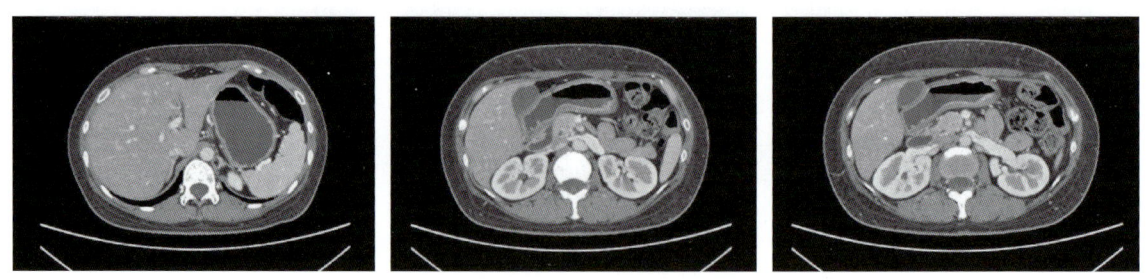

图 24-6 转化治疗后胃及周围淋巴结情况

【入院诊断】 胃恶性肿瘤；胃癌转化治疗后；腹腔镜探查术后；剖宫产手术史。

【治疗过程】 患者经胃肠肿瘤 MDT 讨论后再次行腹腔镜探查：见双膈下、大网膜、盆腔、腹膜原转移结节均消退，肝脏表面未见转移结节，肠系膜根部未见肿大淋巴结。转化治疗效果明显，有手术切除机会，行 3D 腹腔镜根治性全胃切除术 + π 吻合术。

转化治疗后腹腔镜探查（图 24-7）所见：腹腔种植转移病灶明显退缩。

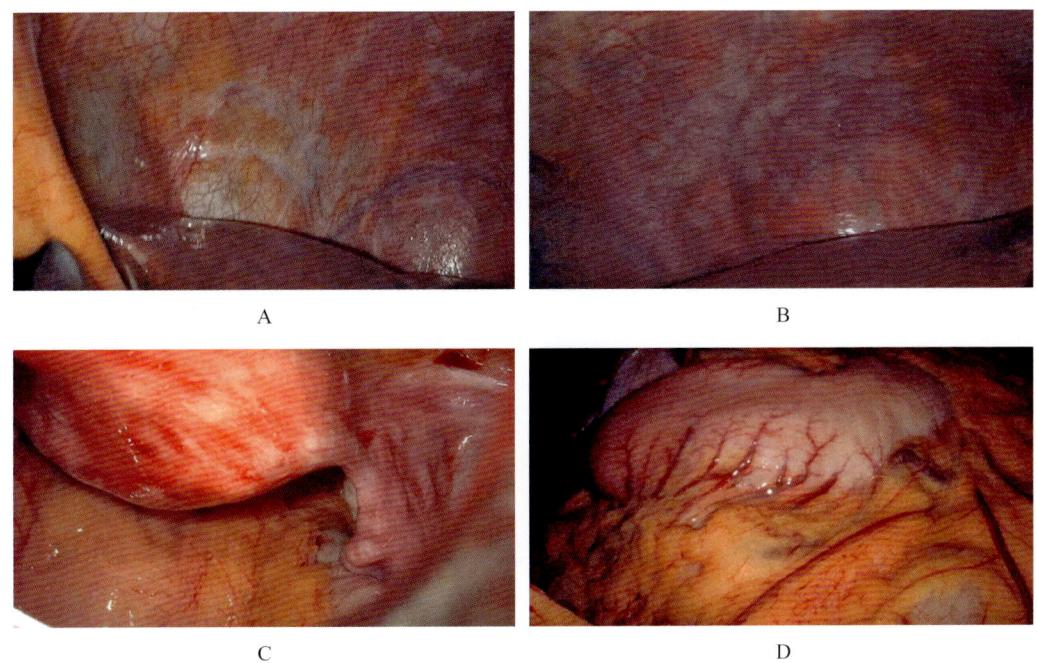

图 24-7　A. 左膈下；B. 右膈下；C. 盆腔；D. 胃及周围大网膜

术后病理检查（图 24-8）提示：全胃切除标本：1（胃体-胃窦）低分化腺癌，弥漫型（Lauren 分型），局限浸润型，残存极少量肿瘤组织散在分布，肿瘤浸润至胃壁深肌层，可见神经侵犯，未找到脉管内癌栓；淋巴结未见癌转移 0/42 枚（第 1 组 0/4、第 2 组 0/5、第 4 组 0/16、第 5 组 0/2、第 3 组 0/1、第 6 组 0/2、第 7 组 0/2、第 8 组 0/1、第 9 组 0/2、第 11 组 0/5、第 12 组 0/1、第 14 组 0/1）。免疫组化：HER-2（0）、CLK（3+）、Ki-67（50%）、CEA（+）、P53（3+）、CD34（血管+）、D2-40（淋巴管+）、S-100（神经+）、ypTNM 分期（《AJCC 癌症分期指南》第八版）：T2N0Mx。

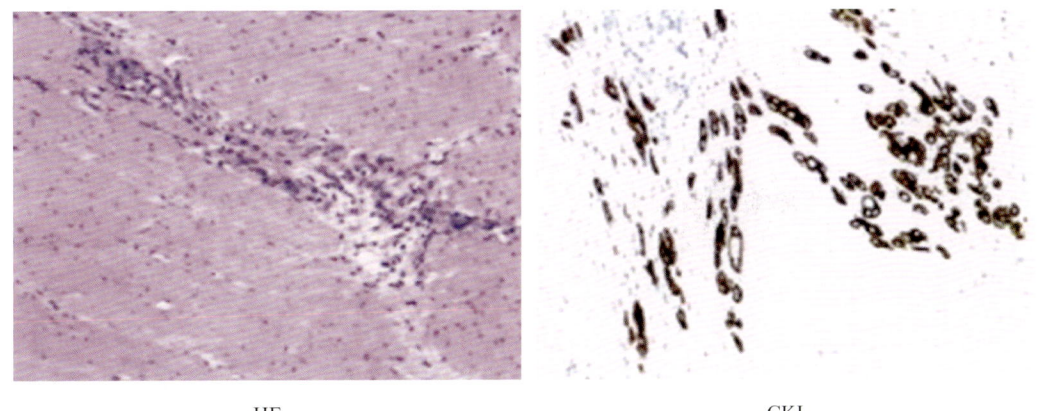

图 24-8　术后病理检查提示低分化腺癌

术后常规静脉营养支持治疗，术后第 5 天肛门排气排便，予饮水、进食流质。术后第 6 天拔除腹腔引流管，术后第 8 天顺利出院。术前行 DOS 方案 8 个疗程，化疗中不良反应小，术后继续原方案化疗 4 个疗程。截至目前，术后随访 26 个月，患者未发现肿瘤复发及转移。

二、临床经验

（1）胃癌患者术前影像学诊断是非常关键的评估手段，对于初诊患者临床分期至关重要，相对于肿瘤较大、有较多腹水并腹腔广泛转移累及大网膜、肠系膜等的病例，腹部增强 CT 诊断准确率较高，但临床上往往遇到的病例是肿瘤组织分化低，胃癌腹膜转移灶较小，影像学上表现隐匿，肿瘤标志物均正常，不易明确诊断，此病例术前 CT 表现为胃壁弥漫性增厚，影像学上也未发现有肿瘤外生侵犯，术前评估带来一定的局限性，故术中是判断胃癌是否有手术机会的唯一依据。

（2）对于术前影像学评估腹腔腹膜转移是阴性的患者，在《胃癌腹膜转移防治中国专家共识》中，cT2-4 进展期胃癌建议腹腔镜探查作为治疗前评估及新辅助 / 转化治疗后疗效评价[1]。腹腔镜微创优势还是较明显的，首先避免无效的剖腹探查而带来的病痛，其次从肿瘤学角度来看，对胃癌腹腔转移具有更精准的判断、转移的分布、获得组织及病理的依据。另外，腔镜下留置灌注治疗引流管定位更精确，避免盲目穿刺而引起腹腔脏器的损伤。

（3）明确腹膜转移患者已失去手术机会，既往的经验基本以化疗为主的全身系统治疗策略，由于血-腹膜屏障，腹膜转移的患者单纯静脉化疗治疗效果不佳。本病例依靠多学科诊疗模式，采用个体化治疗方案，联合腹腔热灌注化疗（HIPEC）、静脉、口服三种用药途径，再次探查转化效果明显，为患者争取了手术根治的机会。

三、知识拓展

目前晚期胃癌的术前评估效价比最合理的就是全腹增强 CT，但相对于腹膜转移结节较小，特别是转移灶 5 mm 左右的结节，传统的影像学诊断局限性明显受限[2]，而腹腔镜探查更有利于胃癌的准确分期，按照胃癌腹腔探查的"四步法"，进一步获得腹膜转移治疗的评估[3]。腹膜转移评估常用的指标有《日本胃癌处理规约》中腹膜转移评估标准和腹膜肿瘤指数（PCI）。《日本胃癌处理规约》是根据腹膜转移灶与胃横结肠的关系分 P1a（胃网膜、横结肠系膜前叶、胰腺被膜及脾脏的局限性腹膜转移）、P1b（上腹部、横结肠到肝脏侧的腹膜转移）、P1c（中下腹的腹膜转移）、P1x（腹膜转移分布不明确，影像学诊断的腹膜转移）。PCI 是根据病变的大小和发现病变的象限来评分[4]，结合上述两种指标进行评估，筛选出可能受益人群。

根据 2020 年胃癌腹膜转移芝加哥共识推荐方案，一线治疗包括含铂和氟尿嘧啶的系统化疗方案，通常至少持续 6 个月，另外也明确 HIPEC 在胃癌中具有显著的生存益处[5]。Yonemura 等[6]研究认为多西他赛联合顺铂行 HIPEC 治疗能有效清除腹膜游离癌细胞，并减少 PCI 水平，另一项韩国报道 PRODIGY 研究中，DOS 方案可显著降低肿瘤分期并改善 PFS[7]。日本 KUGC06 研究中对于一些腹膜转移有限或腹膜细胞学阳性的患者采用三药联合方案可实现 R0 切除[8]。2021 年 CSCO 胃癌指南中对于局部进展期胃癌，DOS 方案也可作为胃癌术前化疗的推荐方案。但由于血-腹膜屏障的存在，静脉化疗在腹腔中难以达到有效治疗浓度，单纯腹腔用药也存在药物渗透性不足及药物分布不均匀等因素[9]，因此，腹腔联合静脉及口服化疗方案，通过结合局部及全身治疗优势，部分患者可明显控制和改善腹膜转移。笔者认为，伴随多学科诊疗模式的快速发展，胃癌腹膜转移患者以个体化系统综合治疗为主，争取使患者有根治手术的机会，延长生存时间，最终使患者获益。但在实际临床工作中，在腹膜转移患者的预测、评估、治疗的过程中，仍存在很多问题和争议，包括如何优化现有的治疗方案及转化治疗后的手术时机等，都有待于进一步的研究突破和证实。

参 考 文 献

[1] 中国抗癌协会胃癌专业委员会.胃癌腹膜转移防治中国专家共识[J].中华胃肠外科杂志 2017，20（5）：481-490.

[2] 唐磊.胃癌术前影像学精准分期存在的争议与困惑[J].中华胃肠外科杂志，2016，19（2）：165-169.

[3] Liu K, Chen X Z, Zhang W H, et al. "Four-Step Procedure" of laparoscopic exploration for gastric cancer in West China Hospital: a retrospective observational analysis from a high-volume institution in China[J]. Surg Endosc, 2019, 33（5）：1674-1682.

[4] Jacquet P, Sugarbaker P H. Clinical research methodologies in diagnosis and staging of patients with peritoneal carcinomatosis[J]. Cancer Treat Res, 1996, 82: 359-374.

[5] Chicago Consensus Working Group. The Chicago Consensus on peritoneal surface malignancies: Management of gastric metastases[J]. Cancer, 2020, 126（11）：2541-2546.

[6] Yonemura Y, Ishibashi H, Hirano M, et al. Effects of neoadjuvant laparoscopic hyperthermic intraperitoneal chemotherapy and neoadjuvant intraperitoneal/systemic chemotherapy on peritoneal metastases from gastric cancer[J]. Ann Surg Oncol, 2017, 24（2）：478-485.

[7] Kang Y K, Yook J H, Park Y K, et al. PRODIGY: A Phase Ⅲ Study of neoadjuvant docetaxel, oxaliplatin, and S-1 plus surgery and adjuvant S-1 versus surgery and adjuvant S-1 for resectable advanced gastric cancer[J]. J Clin Oncol, 2021, 39（26）：2903-2913.

[8] Okabe H, Hata H, Hosogi H, et al. A phase 2 study of induction chemotherapy using docetaxel, cisplatin, and S-1 for gastric cancer with peritoneal metastasis（KUGC06）[J]. Ann Surg Oncol, 2019, 26（6）：1779-1786.

[9] 施敏，张俊.胃肠道癌腹膜转移的化疗策略[J].中华胃肠外科杂志，2021，24（3）：214-219.

病例 25 无法手术的伴有出血的胃癌（介入治疗和靶向药物治疗）

龚渭华

一、病例介绍

【现病史】 患者男性，70岁，主因"检查发现胃癌6天"入院，患者于6天前因反复上腹部不适在当地医院就诊，肝胆胰脾彩超检查提示：肝门部及后腹膜多发淋巴结肿大，肝多发囊肿，胆囊多发息肉；胃镜检查提示：胃窦、胃角、胃体大范围肿物：胃癌？活检病理提示：胃窦腺癌。免疫组化结果：MLH1（+），MSH2（+），MSH6（+），PSM2（+），C-ernB-2（+++）；全腹部增强CT检查提示：胃窦、胃体多发增厚，胃癌考虑，突破浆膜面，胃周、肝胃间隙、肝门部、后腹膜多发淋巴结转移，伴肝总动脉、十二指肠动脉受侵犯。肝右叶多发转移瘤考虑。肝脏多发囊肿，两肾囊肿。前列腺增大伴钙化。患者为求进一步治疗，遂于我院就诊，门诊拟"胃癌"收住入院。

【体格检查】 意识清，精神可，皮肤巩膜无黄染，浅表淋巴结未及肿大。双肺呼吸音清，未及干、湿啰音。心律齐，心音中等，未及病理性杂音。腹平软，未及压痛、反跳痛，肝脾肋下未及。双下肢无水肿，神经系统检查阴性。

【辅助检查】 入院后行肺部CT平扫提示：右下肺磨玻璃结节，6个月后随访复查；两肺慢支伴肺气肿、肺大疱；两肺散在纤维增殖灶；两肺尖胸膜增厚；主动脉钙化，心腔大血管密度降低，提示贫血。腹部增强CT检查（图25-1）提示：胃癌（T4bN3bM1）。腹主动脉、髂动脉多发钙化及非钙化斑块。

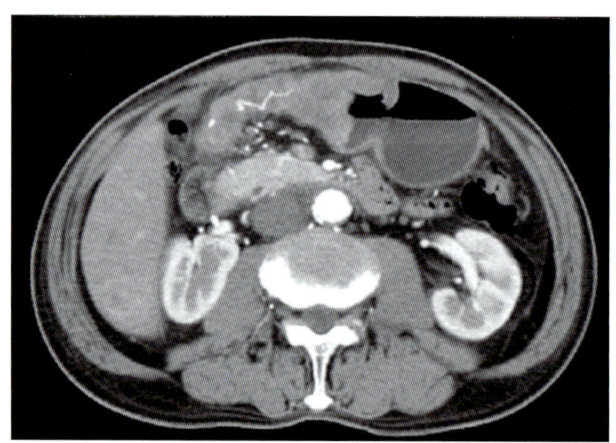

图 25-1 腹部增强 CT 检查结果

肝脏磁共振增强扫描+弥散成像检查（图25-2）提示：胃癌伴肝脏多发转移瘤，胃周、肝门部、肝胃间隙及后腹膜多发淋巴结转移。肝脏多发囊肿。

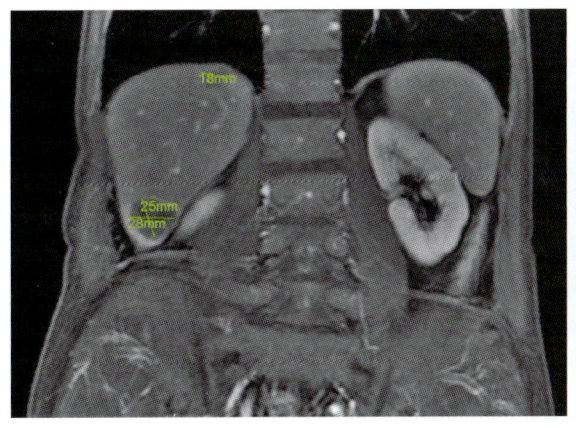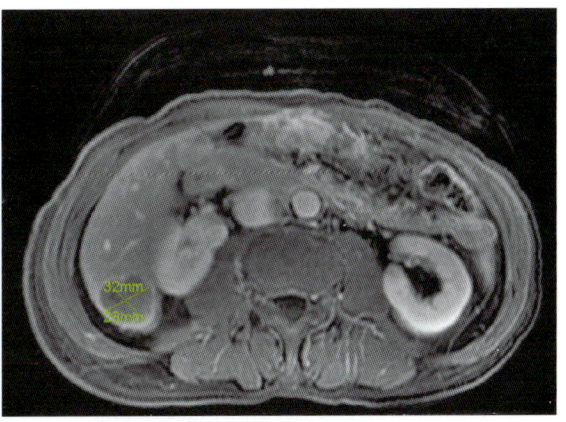

图 25-2　肝脏磁共振增强扫描 + 弥散成像检查结果

【入院诊断】　①胃癌；②肝脏多发囊肿；③两肾囊肿；④前列腺增生伴钙化。

【治疗过程】　考虑到胃癌晚期伴肝脏多发转移、胃出血，入院后联系介入科，予以（经胃网膜右动脉分支）胃癌置管灌注化疗术 +（经左右肝动脉分支）肝转移癌 D-TACE 术，动脉内给药：5% 碳酸氢钠溶液 100 mL，50 mL/h，微泵维持；艾恒 100 mg，化疗泵维持，50 mL/h。术后 3 周，复查腹部增强 CT，提示：胃癌伴胃周、肝胃间隙、肝门部、腹膜后淋巴结转移，伴肝脏多发转移，化疗后复查，较前片原发灶明显退缩，转移灶相仿（部分稍增大，部分稍缩小）。遂行第 2 次介入下胃癌置管灌注化疗术 + 肝转移癌 D-TACE 术。手术顺利，术后继续予以 SOX 方案化疗 + 曲妥珠单抗（赫赛汀）靶向药物治疗，胃癌原发病灶、肝转移瘤逐步缩小，其他病情控制也较为满意，黑便消失，血红蛋白水平持续升高。患者经过 8 次化疗后，出现了输液港侧颈部包块，急查凝血谱 D-二聚体升高 2 倍，颈部 B 超提示颈内静脉血栓形成（11 cm 长），请血管外科会诊，同意低分子肝素 4 250 U（4 250 U/ 支）皮下注射，每 12 小时一次。继续 3 个月的利伐沙班抗凝药物治疗，在此期间观察颈部水肿消退情况。治疗 1 年后，患者诉腹痛、消瘦，复查 CT 显示胃癌原发病灶增大，周围转移淋巴结和肝转移瘤增多、变大，腹水开始出现，肝功能减退，经过积极对症支持处理，4 个月后患者遗憾病逝。

二、临床经验

（1）胃癌即使肝脏多发转移并伴有癌性溃疡出血（重度贫血），仍需要努力积极综合治疗，患者仍有机会延长存活，带瘤生存时间可以长达近 17 个月，在此期间患者的生活质量总体上是令人较为满意的。

（2）单克隆抗体应用过程中，患者可能会出现轻度腹泻症状。此病例中间出现腹泻，经过输液和蒙脱石散治疗后好转；类似腹泻情况也见于纳武利尤单抗免疫检查点药物，使用后出现胃肠道巨细胞病毒（CMV）感染和再激活风险，本病例不一定是病毒感染引起的。

（3）化疗患者容易发生血栓，这是多种因素造成的，比如双肿瘤、肿瘤大手术创面、肿瘤

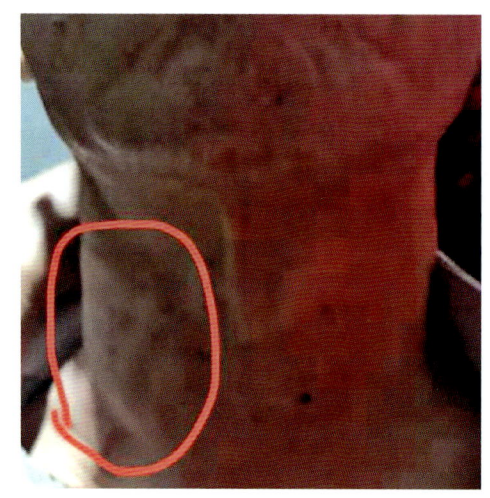

图 25-3 输液港侧颈部包块

转移病灶出现等。首先，癌症患者本身就是高凝状态，血液黏稠度高，特别是年龄超过 70 岁，更容易发生血栓。肿瘤细胞也可以产生炎性介质和肿瘤坏死因子等，这些因子可以促进血栓形成。另外，化疗期间患者容易发生恶心、呕吐、食欲下降，液体摄入量减少，血液可能处于"浓缩"状态，这也是促进凝血的因素之一。而且，化疗药物会损伤血管内皮细胞，组织得到了暴露，从而激活内源性凝血系统，比如高分子激肽原和激肽释放酶。

（4）实体肿瘤患者特别是晚期患者容易出现高凝状态，患者经过 8 次化疗后，出现了输液港侧颈部包块（图 25-3），急查凝血谱 D-二聚体升高 2 倍，颈部 B 超提示颈内静脉血栓形成（11 cm 长），请血管外科会诊，同意低分子肝素 4 250 U（4 250 U/支）皮下注射，每 12 小时一次，局部包块可用温热毛巾敷，避免颈部过多活动和按摩，以防止血栓脱落造成肺栓塞。根据文献，颈内静脉血栓患者中 10.3% 并发肺栓塞，肺栓塞者有 44% 的死亡率。

（5）深静脉血栓发生后，需要连续使用 90 天的抗凝药物治疗，其间观察颈部水肿消退情况，应用 B 超观察血栓变化情况，如果颈内静脉血流不明显的话，可以用 Muller 试验来观察变化（尽力呼气后紧闭口鼻，此时胸腔内负压比大气压低很多，右心回流血大增，颈内静脉血流也增加）。

（6）不要急于移除输液港，血栓形成后 3 个月再移除比较安全。另外，血栓形成后一般不影响使用输液港进行输液治疗。

（7）曲妥珠单抗（4℃冷藏，加入 250 mL 生理盐水）（每 3 周一次给药，治疗 1 年）的给药方案为：第 1 个 3 周以 8 mg/kg 初始负荷量后，接着每 3 周 6 mg/kg 维持量，静脉滴注约 90 分钟。共使用 17 剂（疗程 52 周）。化疗前、后监测左心室射血分数（LVEF），每 cycle 做一次心电图和 LVEF。若 LVEF 比化疗前（基线）降低了 16%，应考虑停止曲妥珠单抗治疗至少 4 周，并每 4 周检测 1 次 LVEF；若 4～8 周内 LVEF 回升至正常范围或 LVEF 较治疗前绝对数值下降 ≤ 15%，可恢复使用曲妥珠单抗；LVEF 持续下降（＞ 8 周），或者 3 次以上因心肌病而停止曲妥珠单抗治疗，应永久停止使用曲妥珠单抗。

（8）2002 年，美国曲妥珠单抗相关的心脏毒性评估委员会首次对曲妥珠单抗相关的心脏毒性定义指出：LVEF 较治疗前（基线）降低至少 5% 至绝对值 < 55%，伴有心力衰竭的症状或体征；或者 LVEF 降低至少 10% 至绝对值 < 55%，不伴有心力衰竭的症状或体征。当前，临床多沿用这一标准来定义"抗肿瘤药物心脏毒性"。在中国，蒽环类化疗药物心脏毒性防治指南也是依据这个标准来定义心脏毒性的。而 2014 年美国超声协会和欧洲心血管影像学会的专家共识：肿瘤治疗相关心脏功能异常（cancer therapeutics-related cardiac dysfunction，CTRCD）是指 LVEF 较基线值下降 10% 至绝对值小于 53%，不论是否存在心力衰竭的症状及体征，并在 2～3 周后重复进行一次检查仍为这个结果。

（9）心内科和心脏超声科报告中的 EF 值可能就是 LVEF 绝对值下降 16% 是两次数值直接相减，不是相减后数值再除以基线后的百分比（表 25-1）。

表 25-1　心内科和心脏超声科报告中的 EF 值

治疗前	第 1 次	第 2 次	第 3 次	第 4 次	第 5 次	第 8 次
EF：61.4%		65%	74.4%	70%	59.2%	79.8%

（10）从股动脉放置介入导管，选择性栓塞胃癌的主要供血分支：胃网膜右动脉，以及肝脏转移的四个病灶。通过介入股动脉置管化疗 5 小时，5 小时后拔除导管。术后第 1 天会有化疗的不良反应，比如恶心、呕吐等症状。介入当天在颈部行输液港植入术，介入后复查肝肾功能，2 周后开始通过输液港行全身静脉化疗，考虑到患者胃镜病理提示 HER-2（+++），准备使用 "XELOX+ 曲妥珠单抗"化疗方案，患者出现了寒战（有的患者还会出现呼吸困难），及时停止输注，等待缓解（可以使用抗过敏药物或激素治疗），缓解后可继续输曲妥珠单抗药物。患者在治疗期间黑便 2 次（先前化疗开始后一直没有血便），血红蛋白水平曾从 7.2 g/L 下降到 6.2 g/L。

（11）和单纯的静脉血栓（一般抗凝 3 个月）不同的是，肿瘤患者高凝引起的血栓，抗凝时间越久，对患者的生存获益可能会有帮助。

三、知识拓展

由于胃是空腔脏器，对胃癌不适合进行射频消融治疗，而介入治疗成为一种治疗可能。介入治疗是在电视设备监控下，经皮肤进入人体动脉血管，通过细小导管将化疗药物直接输送至胃肿瘤病灶的营养血管（持续动脉置管泵药），肿瘤局部输入较高浓度的药物对癌细胞产生直接杀死作用，同时还可对肿瘤滋养血管进行封堵闭塞（供血动脉栓塞）。目前介入治疗是对无法切除的中晚期胃癌治疗的重要手段之一，经过治疗后可使胃肿瘤、腹膜后淋巴结、肝脏转移瘤明显缩小，可以改善部分患者的不适症状，提高生活质量。介入治疗优点是安全、简便，而它的缺点是胃癌存在较多侧支循环，肿瘤不容易得到有效的控制。

介入治疗可以采用大剂量冲击化疗（one-shot bolus chemoinfusion）和连续长期动脉内化疗灌注（long-term chemoinfusion）。特别是对于化疗不敏感的胃印戒细胞癌和未分化癌，介入治疗更为有效。介入治疗可以让部分患者降期，使不能根治胃癌获得外科手术机会，更使有些患者的"带瘤生存"成为可能。

肿瘤序贯治疗非常重要，本病例中，我们采用先 TACE+ 胃癌置管灌注化疗术，再全身化疗和靶向药物治疗，尽管对肝转移瘤栓塞效果理论上不如原发肝癌效果好，但在本例和其他医疗组来源数据看，TACE 对肝转移瘤依然有较好的疗效。

胃癌的免疫和靶向药物治疗选择相对较少，针对靶向治疗来说，免疫组化检测 HER-2（人表皮生长因子受体 2，又称 c-erb-2）若为 +++ 或者 ++，同时 HER-2 基因扩增 FISH 检测阳性的话，可以应用曲妥珠单抗药物治疗。2020年新英格兰医学期刊发表最新研究显示，若HER-2（+）应用ADC类药物trastuzumab deruxtecan（DS-8201）（曲妥珠单抗联合细胞毒性拓扑异构酶Ⅰ抑制剂）可有效治疗胃癌[1]。

胃癌伴出血是否可以化疗？这是一个有争议的话题，《胃癌诊治难点中国专家共识（2020版）》指出：与肿瘤相关的胃癌化疗相对禁忌证如胃出血、胆管梗阻、消化道梗阻等，可在谨慎的肿瘤学评估之后，考虑抗肿瘤治疗的可能受益及风险（证据等级：极低；推荐级别：弱；专家组赞同率：100%）。国际上多个临床研究中心指出，姑息性放疗对不可切除的出血性胃癌有较好的疗效，7/9经历了30 Gy放疗、2例50 Gy放疗，其中8/9放疗有效，1例在81天再次发生出血[2]。

参 考 文 献

[1] Shitara K, Bang Y J, Iwasa S, et al. Trastuzumab deruxtecan in previously treated Her2-positive gastric cancer[J]. N Engl J Med, 2020, 382（25）: 2419-2430.

[2] Kazuhito Tsuchida, et al. Clinical outcomes of palliative radiation therapy for gastric cancer bleeding[J]. Gan To Kagaku Ryoho, 2019, 46（13）: 2500-2502.

病例 26 冠状动脉支架植入术后行胃癌根治术

龚渭华

一、病例介绍

【现病史】 患者男性，54岁，主因"外院胃镜检查发现胃恶性肿瘤1周余"入院。患者于1周前因胸痛10天被诊断为冠心病在当地医院住院治疗，胃镜体检发现：慢性浅表-萎缩性胃炎、胆汁反流、胃窦溃疡、胃体溃疡、贲门炎。病理提示：低分化癌，HP（-）。患者无腹痛、腹胀，无恶心、呕吐，无呕血、黑便，无胸闷、气急等不适，建议上级医院诊治，患者遂来我院治疗。

【既往史】 高血压病史5年余，不规律服用氯沙坦钾氢氯噻嗪片治疗，自诉血压控制可。冠心病病史1月余，服用阿司匹林100 mg qd+硫酸氢氯吡格雷片75 mg qd抗血小板，阿托伐他汀20 mg qn稳定斑块治疗。胃炎胃溃疡病史1月余，服用泮托拉唑肠溶胶囊40 mg qd治疗。糖尿病1周余，未服用药物治疗，自诉血糖控制可。

【辅助检查】 入院前11天外院头颅MRI检查提示：两侧侧脑室旁少许缺血性脑梗死，部分软化灶。B超检查提示：右肾囊肿，前列腺多发钙化灶，左颈动脉分叉处小斑块形成。入院前12天外院冠脉造影检查提示：右冠近段20%，前降支近中段40%～50%，左回旋支近中段20%～30%，第一高位钝缘支75%～85%，植入支架一枚。术后予阿司匹林+硫酸氢氯吡格雷片抗血小板治疗。

【入院诊断】 ①胃癌；②冠状动脉粥样硬化性心脏病PCI术后；③高血压；④糖尿病；⑤缺血性脑梗死；⑥右肾囊肿；⑦前列腺钙化灶；⑧左颈动脉斑块。

【治疗经过】 入院行基本检查后，考虑到冠脉支架植入后不久，建议先继续"双抗"治疗至1个月满，再返院行替代治疗。再次入院后行"肝素化"替代治疗，完善术前各项检查，并行多学科讨论分析，认为手术指征明确，手术存在风险，做好患者及其家属的充分沟通，签疑难病例审批，术中仔细操作止血。于冠脉支架植入术后1.5个月在全麻下行根治性全胃切除+D2淋巴清扫+食管空肠Roux-en-Y吻合术，术中所见：腹腔内无明显腹水，盆腔未见明显转移病灶，肝脏、胆囊、横结肠、小肠系膜根部、腹壁及盆腔等无转移性结节。病灶位于贲门小弯侧，未侵犯食管下端，胃周及肝动脉旁等处可及多发肿大质硬淋巴结。术后剖检标本，贲门病灶大小约3 cm×2 cm，浸润溃疡性病灶。

术后48小时后低分子肝素（皮下注射qd），胃癌根治术后1周开始使用"双抗"（氯吡格雷75 mg qd+阿司匹林100 mg qd）治疗，同时予以硝苯地平控释片降压治疗，患者恢复顺利，腹腔引流液未见明显渗血。

二、临床经验

（1）一般手术后 24 小时后，若无明显渗血或出血征象，可以考虑尽早给予低分子肝素抗凝治疗。本病例中，我们术后 48 小时开始低分子肝素 400 U qd。胃癌根治术后 1 周开始继续使用"双抗"（氯吡格雷 75 mg+ 阿司匹林 100 mg）治疗。

（2）患者于 6 月 22 日下午顺利行胃癌根治术，围手术期凝血谱的 PT 国际标准化比率 INR 趋势图如下，术后恢复顺利，随访已近 6 年，无复发迹象（图 26-1）。

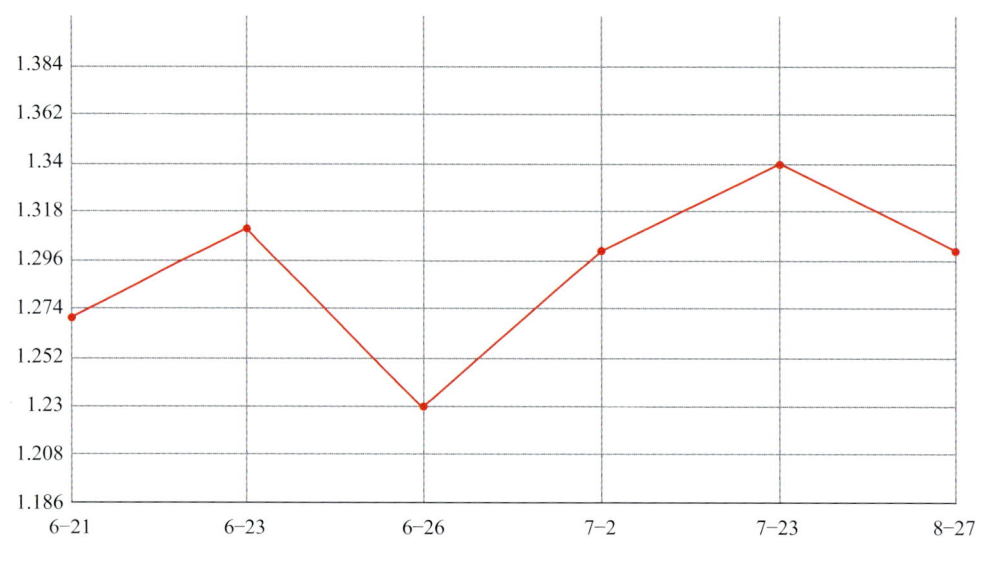

图 26-1　INR 动态变化图

（3）手术时机的选择比较重要，比如脑卒中者，手术一般要推迟至少 2 周后，最好是 6 周之后。在冠脉支架植入术后 1 个月内，若单纯应用低分子肝素替代"双抗"治疗的话，可能抗凝作用不足，所以，我们建议采取延迟胃癌手术到支架植入术后 5 周，再开始进行低分子肝素替代治疗，同时完善各项胃癌根治术前准备。支架植入术后 6 周开始胃癌根治手术。

三、知识拓展

当今社会冠心病发病率相对高发，并且有增长的趋势，总发病率在 289/100 000（是胃癌发病率的近 10 倍）。支架植入术是治疗冠状动脉狭窄重要手段，术后需要常规进行两种抗血小板药物治疗（"双抗"，dual antiplatelet therapy）（DAPT），这是减少支架内血栓风险的关键措施。根据美国心脏病协会指南，冠脉药物支架植入术后，一般需要进行"双抗"治疗，包括阿司匹林和 ADP 受体拮抗剂（如氯吡格雷），治疗时间是至少 12 个月；接受金属裸支架者需要至少 1 个月的双联抗血小板治疗；对于高危药物支架植入患者，比如糖尿病、抗血小板药物抵抗等，应该延长双抗治疗时间。

根据新近的指南，持续低剂量的阿司匹林服用下对胃新生物进行 ESD（endoscopic submucosal dissection）治疗是可接受的。日本新京都医院对接受"双抗"治疗的患者持续服用阿司匹林下接受 ESD 进行了回顾性分析，发现 597 例患者中 6.9% 会出现 ESD 术后出血，在亚层分析发现，持续低剂量（100 mg/d）阿司匹林服用者和停药者之间在术后出血率上并没有显著性差异[1]。

参 考 文 献

[1] Harada H, Suehiro S, Murakami D, et al. Feasibility of gastric endoscopic submucosal dissection with continuous low-dose aspirin for patients receiving dual antiplatelet therapy [J]. World J Gastroenterol, 2019, 25 (4): 457-468.

病例 27 胃间质瘤术后针灸应用

龚渭华

一、病例介绍

【现病史】 患者女性，72岁，主因"外院检查发现胃间质瘤3个月，要求手术治疗"入院，3个月前反复出现上腹部不适，遂于外院就诊。胃镜检查提示：① 慢性非萎缩性胃炎；② 反流性食管炎；③ 胃体小弯黏膜下隆起。后行上腹部增强CT检查提示：① 胃体小弯侧占位，考虑间质瘤；② 左肾囊肿；③ 肝右叶钙化灶。患者无腹胀或腹痛，无呕血、黑便等不适，为求进一步手术治疗来我院。

【入院诊断】 胃间质瘤。

【既往史】 患者糖尿病病史20余年，长期口服二甲双胍及皮下注射胰岛素。

【术前检查】 术前完善心肺功能评估，心脏B超提示：主动脉瓣退行性变，左心室舒张功能减退。上腹部增强CT检查结果见图27-1。

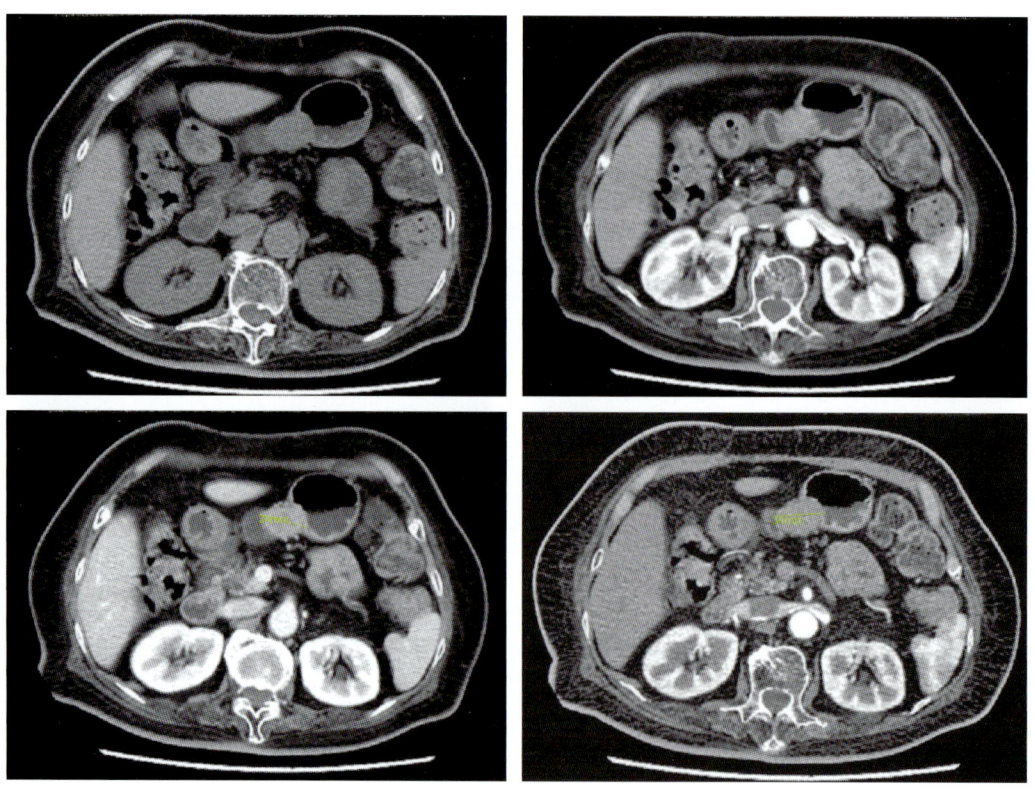

图 27-1 上腹部增强CT检查结果

【治疗过程】 无手术禁忌证下行胃间质瘤切除术,术中所见:右上腹肠管、网膜粘连至胆囊切口,盆腔粘连,分离粘连后见胃肿块位于小弯侧胃体中段,大小约 3.5 cm,向胃腔内生长。考虑到内生性肿瘤,镜下易发生肿瘤破裂,且无法明确切缘,中转开放。距离肿瘤边缘 2 cm 切开胃前壁,直视下,距离肿瘤约 2 cm 使用电刀楔形切除。送冰冻病理,提示胃梭形细胞肿瘤,间质瘤首先考虑,切缘阴性。

术后病理诊断:(胃)间质瘤,病变位于浆膜下,大小 3 cm×2.7 cm,核分裂象罕见,危险度分级:低危。胃壁四周切缘阴性,基底切缘阴性。免疫组化结果:CD117(+),CD34 弱(+),Desmin(-),SMA 弱(+),S-100(-),DOG-(+),PHH3(-),Ki-67 5%,CK(AE1/AE3)(-),Bcl-2(+)(图 27-2)。

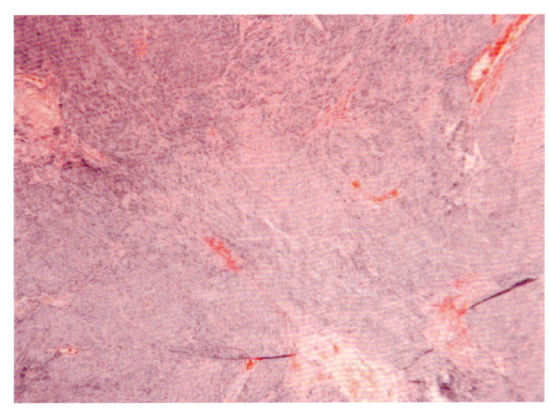

图 27-2 术后病理检查结果

手术顺利,术后进食可,遂出院。患者术后 1 个月诉明显腹胀,进食困难,再次收住入院,予以禁食、插胃管、10% 浓氯化钠冲洗残胃,利于消肿,1 周后明显缓解,解除胃管负压吸引,术后 41 天,患者行食管造影检查(图 27-3)提示:胃部分切除术后,幽门口造影剂通过缓慢,吻合口可疑狭窄可能,请结合临床。

造影剂造影后 6 小时,再次腹部平片检查(图 27-4)提示:胃术后改变,残胃扩张,结肠内造影剂影,请结合临床。

予以拔除胃管,改清流质饮食,邀请康复科会诊,针灸足三里等穴位,协助患者恢复,并嘱患者适当下地活动。术后 6 周,患者腹胀感突然缓解,排便通畅。门诊随访一年一直未诉不适。

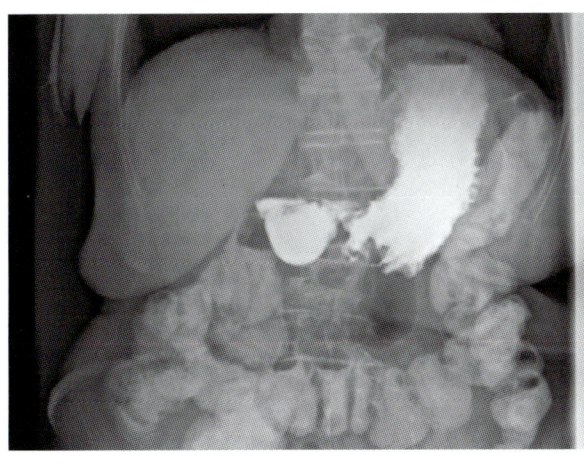

图 27-3 食管造影检查结果

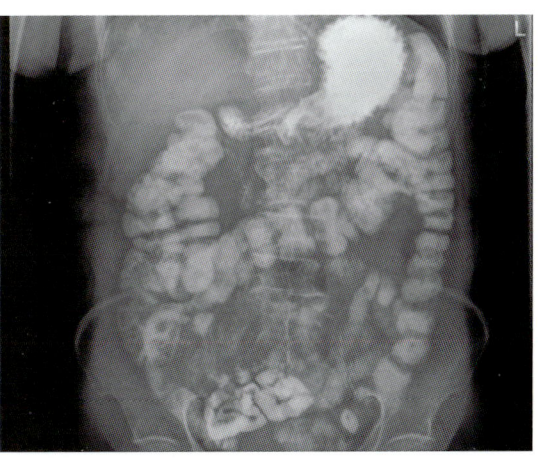

图 27-4 腹部平片检查

二、临床经验

（1）患者老年女性，术前没有梗阻症状，进食量较少，胃异常小，小弯侧胃间质瘤为内生型，事先用电刀环形切除间质瘤后，尝试了断端间断缝合，间断缝合完成后发现胃变异常狭窄（仅容一指通过），需临时改成中段胃切除＋近端胃和远端胃侧侧吻合术，此时特别需要注意吻合时近端胃会出现"缺血带"，需要特别注意直线切割闭合器放置的位置。

（2）胃切除术后当日心率增快130～140次/分，可能和术中损伤迷走神经、手术创伤等有关，交感神经出现相对兴奋，术后24小时会恢复正常。

（3）术后1个月出现吻合口可疑狭窄，胃蠕动明显下降，此状况出现也不排除和迷走神经损伤有一定关系。在胃瘫治疗中，中医针灸治疗显示出了很好的疗效。

（4）术后6周患者突然腹胀消失，正常排便，可能与水肿消退也有一定关系。

三、知识拓展

胃癌术后患者时常会经历胃肠蠕动功能受抑制，出现胃肠功能障碍或紊乱，导致气体和粪便的延迟通过，这也是胃癌手术的最常见并发症，所以，术后需要采取胃肠功能恢复的一些治疗措施。针灸对胃肠功能具有调节作用，可以促进术后胃肠功能恢复，已经广泛应用于功能性便秘、肠易激综合征、胃食管反流等，并且，针灸在胃癌的止痛、麻醉、辅助化疗后提升患者生活质量方面显示出了明确的疗效。针灸作为中医的不可或缺的一部分，由于其高安全性和广泛的用途，更容易被广大患者接受。韩国学者研究显示，在远端胃癌根治术后第1天开始连续5天针灸治疗，可以改善第一次排便时间、进水时间、软食时间、缩短住院日。术后肠麻痹（postoperative ileus，POI）的精确机制和病因并不完全理解，在腹部外科手术过程之后，POI可能会干扰或改变小肠的收缩活动，这受肠道神经系统、中枢神经系统、激素、局部分子、细胞炎症因子之间的复杂相互影响。为了减少POI发生，临床上已经运用了口香糖、硬膜外局部麻醉剂、动力药物、阿片类药物拮抗剂，以缩短肠功能的恢复时间，但据报道POI的持续时间可长达4天。针灸是一种微创、低廉、不良反应少的治疗方法，已经在中国使用了数千年来治疗各种胃肠道（GI）疾病，针灸治疗可通过副交感神经和胆碱能途径来加速胃肠动力和肠道的收缩性[1]。国内学者利用7种电子数据库［Medline、Embase、Cochrane Central Register of Controlled Trials（CENTRAL）、中国国家知识基础设施（CNKI）、万方数据库、中国生物医学文献数据库（CBM）、中国科学期刊数据库（VIP数据库）］尝试去深入评价针灸在改善胃癌患者术后胃肠功能方面的效果，包括首次排便时间、生活质量、腹胀次数等[2]。

参 考 文 献

[1] Jung S Y, Chae H D, Kang U R, et al. Effect of acupuncture on postoperative ileus after distal gastrectomy for gastric cancer［J］. J Gastric Cancer, 2017, 17（1）：11-20.

[2] Li H Y, Chen Y, Hu Z, et al. Effectiveness of acupuncture for the recovery of gastrointestinal function of patients with gastric cancer in the postoperative period: A protocol for systematic review and meta-analysis［J］. Medicine (Baltimore), 2021, 100（7）：e23950.

病例 28 胃巨大间质瘤及 PET-CT 应用价值

龚渭华

一、病例介绍

【现病史】 患者男性，67岁，主因"发现胃恶性肿瘤4天"入院，患者于10天前因"胸闷、心悸"在当地医院就诊，诊断为"心房颤动"，予药物治疗后好转，4天前体检胃镜检查发现：胃体部外压性隆起？黏膜下病变？慢性浅表-萎缩性胃炎，偶有下腹胀，无恶心、呕吐，无呕血黑便，无腹泻，无血便，无胸闷心悸，无高热寒战。现患者为求手术来我院就诊，门诊拟"胃恶性肿瘤"收住入院。自患病以来，患者意识清，精神可，食欲一般，夜眠可，大小便无殊。否认其他病史。

【辅助检查】 当地医院心脏彩超检查提示：轻度二尖瓣、主动脉瓣反流；左心室舒张功能减退；各心腔大小比例及左心室收缩功能测定正常；经食管超声心动图检查提示：左心房、左心耳内未见明显血栓形成；心电图提示：心房颤动；经治疗后心电图检查提示：正常心电图；冠状动脉造影检查提示：左冠状动脉主干、旋支、前降支、对角无明显狭窄；右冠脉55%狭窄。上腹部增强CT检查（图28-1）提示：① 胃小弯巨大占位，血供来源于肝总动脉和胃左动脉，首先考虑胃来源间质瘤；② 右肝Ⅴ段低密度灶，不典型肝血管瘤可能，转移性病灶待除外，建议MR检查鉴别；③ 右肝小囊肿，右肝钙化灶；④ 左肾下极小囊肿。附见：两下胸膜轻度增厚、粘连。当地医院胃镜检查提示：胃体部外压性隆起？黏膜下病变？慢性浅表-萎缩性胃炎。

【入院诊断】 ① 胃恶性间质瘤；② 冠心病；③ 冠脉造影术后；④ 心房颤动；⑤ 肝良性占位（肝血管瘤、肝囊肿）。

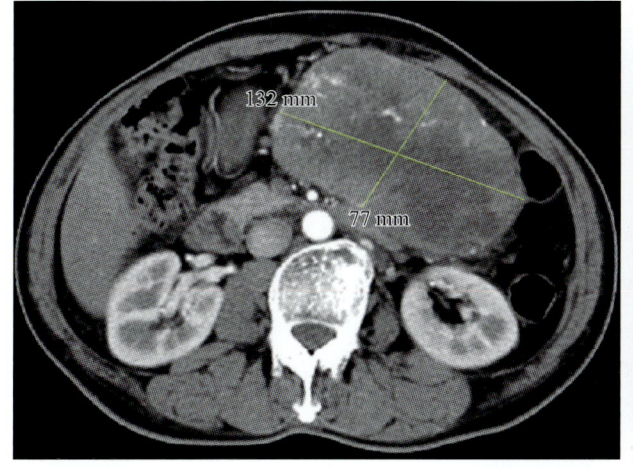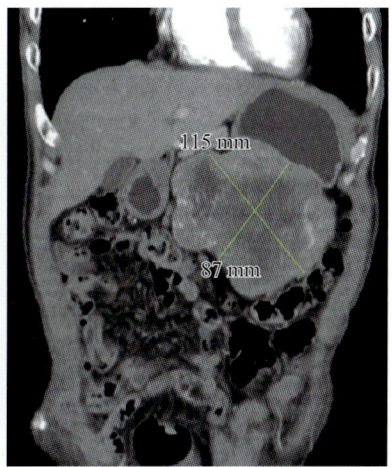

图 28-1 上腹部增强 CT 检查结果

【治疗过程】 在完善术前检查后，全麻下行胃恶性间质瘤切除术（全胃切除＋食管空肠 Roux-en-Y 吻合术），术中所见：腹腔内无明显腹水，盆腔未见明显转移病灶，肝脏、胆囊、横结肠、小肠系膜根部、腹壁及盆腔等无转移性结节。肿块位于胃体小弯侧，向外向后生长，未侵犯胰腺，与肠系膜根部关系密切，肿瘤滋养血管增粗明显。胃周无明显淋巴结。术后查看标本，大小约 15 cm × 14 cm，完整无破裂，外生型，胃黏膜完整（图 28-2）。

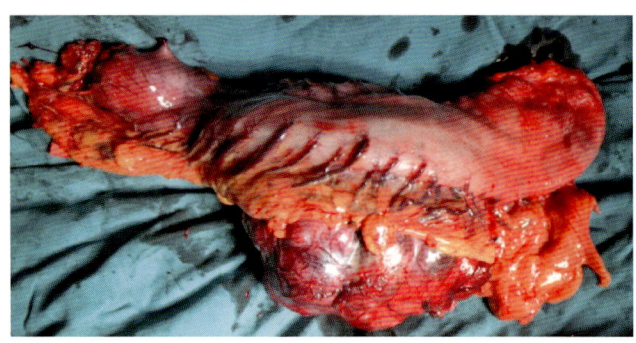 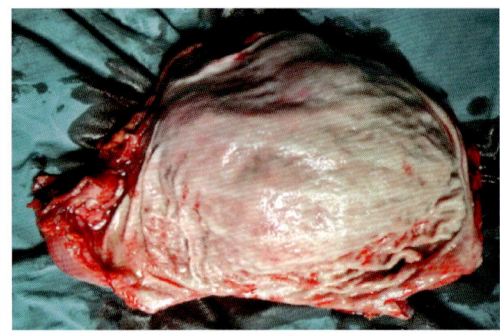

图 28-2　术后标本大体观

二、临床经验

（1）胃巨大间质瘤（＞10 cm），按照欧美及中国 GIST 诊治指南，需要先使用伊马替尼进行新辅助化疗至少半年以上，待肿瘤缩小后再手术，但实际临床中，"无瘤"原则下确保肿瘤不破裂的话（这也是前提条件），可以考虑先手术再化疗，特别是对于担心新辅助治疗时病源会流失情况。

（2）术中尽量做到先离断肿瘤血管，防止挤压后血运转移。

（3）对于特殊位置或出现转移的巨大间质瘤，可以考虑先用靶向药物（伊马替尼）和（或）介入治疗，结合三维适形放疗，待肿瘤缩小后，再行手术切除[1]。

（4）尽管是巨大间质瘤，患者无明显不适症状，胃镜体检偶然发现，说明平日胃镜体检的必要性。

三、知识拓展

胃肠道间质瘤（GIST）是胃肠道最常见的间叶性肿瘤，占胃肠道肿瘤 1%～3%，其中胃占 60%，这些肿瘤起源于 Cajal 间质细胞或其他表达酪氨酸激酶受体（Ⅲ型）的常见前体细胞，有时称它们为肠道的起搏器细胞。多数表达 c-kit 受体酪氨酸激酶，因此酪氨酸激酶抑制剂（如甲磺酸伊马替尼）是非手术治疗的主要方法，药物起效后会发生肿瘤囊性变化或坏死，遗憾的是，一半以上患者服药 2 年后会出现耐药。

由于内镜下治疗 GIST 存在切除不足可能和一定的并发症，单纯内镜下切除间质瘤需要严格掌握适应证，仅适用于少部分病灶起源于黏膜肌层或呈带蒂生长的 GIST，而绝大多数起源于固有肌层，所以，多数不建议内镜下切除，而是采取腔镜或双镜联合或开放手术治疗。2011 年 NCCN 指南指出，对于一些合适部位的间质瘤（比如胃前壁、胃大弯侧、空肠、回肠），可以由有手术经验的医师来完成腹腔镜手术，肿瘤大小不再是腹腔镜手术的绝对禁忌，但笔者门诊也痛心遇到过一例 8 cm 胃间质瘤在外院接受腹腔镜手术后发生术中肿瘤破裂的情况。所以，GIST 手术腹腔镜下切除需要遵循"无瘤原则"，完整切除，避免破裂，使用网兜取出，腔镜术中遇到困难时一定要及时中转开放手术，患者的生存时间和质量永远是第一位的。

^{18}F-氟脱氧葡萄糖（FDG）正电子发射断层扫描结合计算机断层扫描（PET-CT）可以用于评估间质瘤代谢波动（伊马替尼的反应性、耐药性评价），代谢活跃的 GIST 会蓄积 ^{18}FDG，伊马替尼作为 kit 受体阻滞剂使用后会导致这种活性的快速抑制。研究发现，FDG 摄取的早期下降（药物使用后抑制了摄入）与患者的症状改善存在明显的相关性，给药 1 周后即可出现这种变化。因此，服药前做个基线扫描/水平测定，服药后 2～4 周再做一次，然后对比分析疗效[2]。

PET-CT 检查在胃肠道应用时存在的不足之处如下。

（1）需要注意的是，如果患者接受过放射治疗，放射损伤带来的急性炎症会导致 FDG 摄取异常，会被误判为肿瘤（"假阳性"），所以，一般要等放化疗 6 周后才复查，避免这种假阳性。

（2）对于胃癌怀疑有腹膜转移的患者，PET-CT 的 FDG 摄取模式呈现的是：整个腹部和骨盆的弥漫性、模糊的摄取，表现出难以描绘内脏轮廓，随机的、界限清楚的、局灶性摄取的话，才可以勾勒出腹膜腔轮廓。

（3）弥漫型胃肿瘤呈现 FDG 低摄取，可能是由腺癌细胞的弥漫性浸润导致葡萄糖转运蛋白 1（GLUT-1）低表达，惰性黏液含量增加的相对低水平的均质摄取。

（4）各种感染性、炎症性、术后、放疗后或生理过程的胃黏膜中的 FDG 摄取可能导致假阳性结果，从而降低 PET-CT 的特异性。

（5）PET-CT 不能准确检测较小的胃癌。一项研究表明，PET-CT 对于 > 3 cm 的胃癌的敏感性为 76.7%，但对于 < 3 cm 的胃癌仅为 16.8%。

（6）结肠对 FDG 有生理性亲和力，并且考虑到黏膜、肌肉、细菌或淋巴细胞也能对 FDG 摄取，特别是在盲肠和回肠末端最为明显。并且，结肠对这种生理性摄取的绝对值是可变的（最大 SUV 的平均值为 4～6）。其他因素也可能改变结肠中的 FDG 摄取模式。

需要注意的是，治疗糖尿病的二甲双胍等药物在结肠黏膜中的浓度比小肠中的浓度高得多，所以，二甲双胍要在 PET-CT 检查前 48 小时停药，以提高 PET-CT 对结肠检查的准确性。在不使用二甲双胍的情况下，节段性或弥漫性结肠活动应考虑为感染性或炎症性结肠炎。偶然检测到局灶性 FDG 摄取的应认为是结肠腺瘤或癌，研究发现大约 90% 大于 13 mm 的结肠腺瘤也表现出局灶性 FDG 摄取，此时应通过结肠镜检查进一步评估结肠中偶然检测到的局灶性（非节段性）FDG 摄取。与非黏液性结直肠癌相比，PET-CT 检测黏液性结直肠癌的敏感性可能较低（分别为 58% 和 92%）[3]。

参 考 文 献

[1] 洪涛，何志惠，雷俊华.腹膜后巨大间质瘤一例并诊治办法探讨[J].第三届全国肿瘤学进展学术峰会，2006，4：300-301.
[2] Kanae Kawai Miyake, Yuji Nakamoto, Yoshiki Mikami, et al. The predictive value of preoperative ^{18}F-fluorodeoxyglucose PET for postoperative recurrence in patients with localized primary gastrointestinal stromal tumour[J]. Eur Radiol, 2016, 26（12）：4664-4674.
[3] Akin E A, Qazi Z N, Osman M, et al. Clinical impact of FDG PET/CT in alimentary tract malignancies: an updated review[J]. Abdom Radiol（NY），2020, 45（4）：1018-1035.

病例 29　误以为间质瘤的残留脾

龚渭华

一、病例介绍

（一）病例一

【现病史】　患者男性，58岁，主因"检查发现胃间质瘤2个月"入院，患者于2个月前来我院CT体检发现胃体部肿块，平素无恶心，无呕吐，无畏寒发热，无尿急、尿频，无腹痛、腹泻，门诊拟"胃间质瘤"收治入院。自患病以来，意识清，精神可，胃纳及睡眠可，大小便无殊，近期体重无明显增减。

【既往史】　19年前因车祸行"脾切除术、肾修补术"，2个月前我院行"双肾碎石术"，否认其他重大手术外伤史。

【辅助检查】　B超检查（图29-1）提示：① 脂肪肝，肝多发性囊肿；② 慢性胆囊炎伴胆囊内多发结石；③ 脾脏术后，脾区未见明显异常；④ 双肾多发结石；⑤ 右侧输尿管上段结石伴右侧肾盂积水；⑥ 前列腺增生；⑦ 胰腺、左输尿管、所示部分膀胱未见明显异常回声。

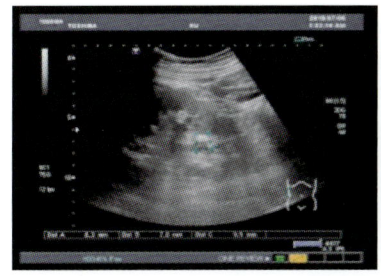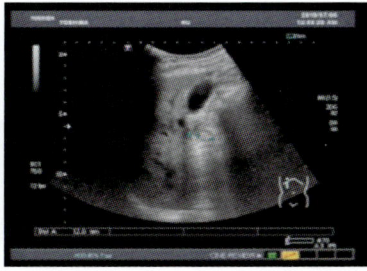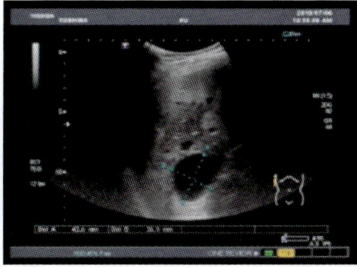

图 29-1　B超检查结果

全腹部增强CT检查（图29-2）提示：胃体部大弯侧见软组织结节，向腔外突出，边缘光整，大小为21.0 cm×18.8 mm，增强后明显均匀强化。肝脏形态如常、包膜光滑，肝裂不宽，各肝叶比例无异常。肝内见多发大小不等结节，边缘清晰，增强后未见明显强化，较大一枚位于肝Ⅴ段，直径40 mm。肝内胆管无扩张。肝门结构清晰。胆囊内见少许高密度小结节；胰腺、脾脏形态及密度未见异常，腹膜后未见肿大淋巴结。附见：两肾小囊肿。左肾小结石。影像诊断：胃体部间质瘤考虑；肝内多发囊肿；胆囊小结石。

超声胃镜检查（图29-3）提示：扫查胃体和胃底部多次，胃壁各层未见明显异常回声。鉴于超声小探头扫查范围局限，建议结合其他影像学检查。

【入院诊断】　① 胃间质瘤；② 肝囊肿；③ 胆囊结石；④ 脾切除术后；⑤ 双肾结石术后。

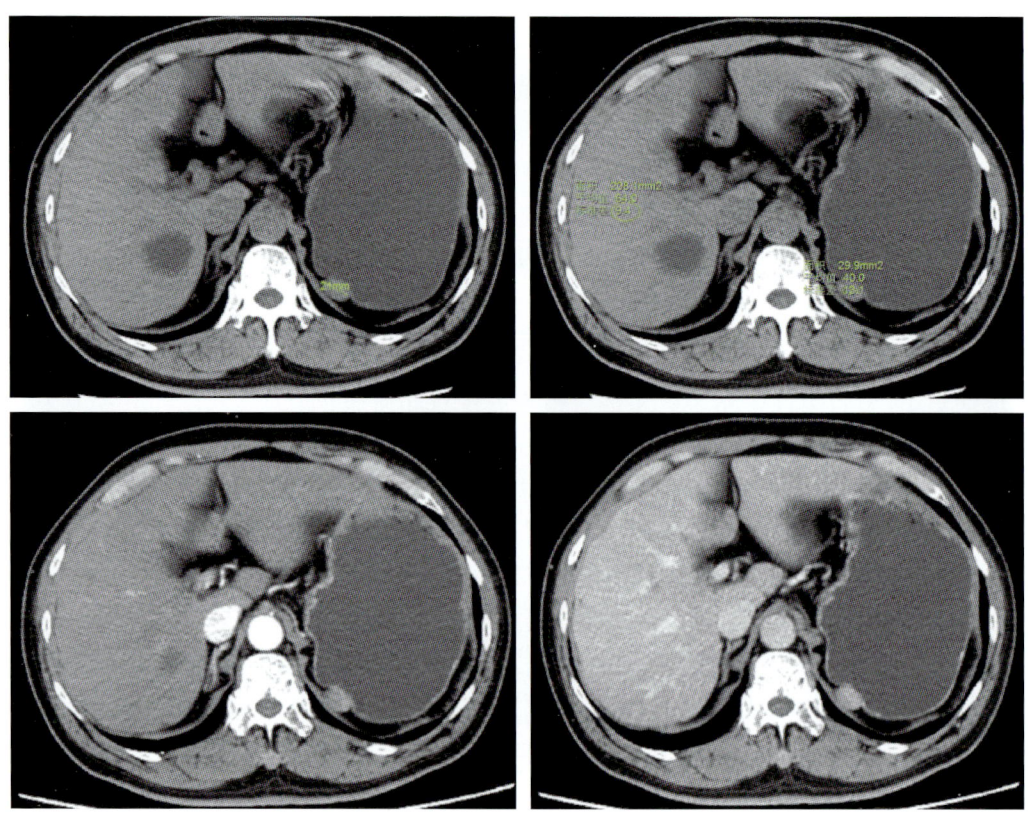

图 29-2　全腹部增强 CT 检查结果

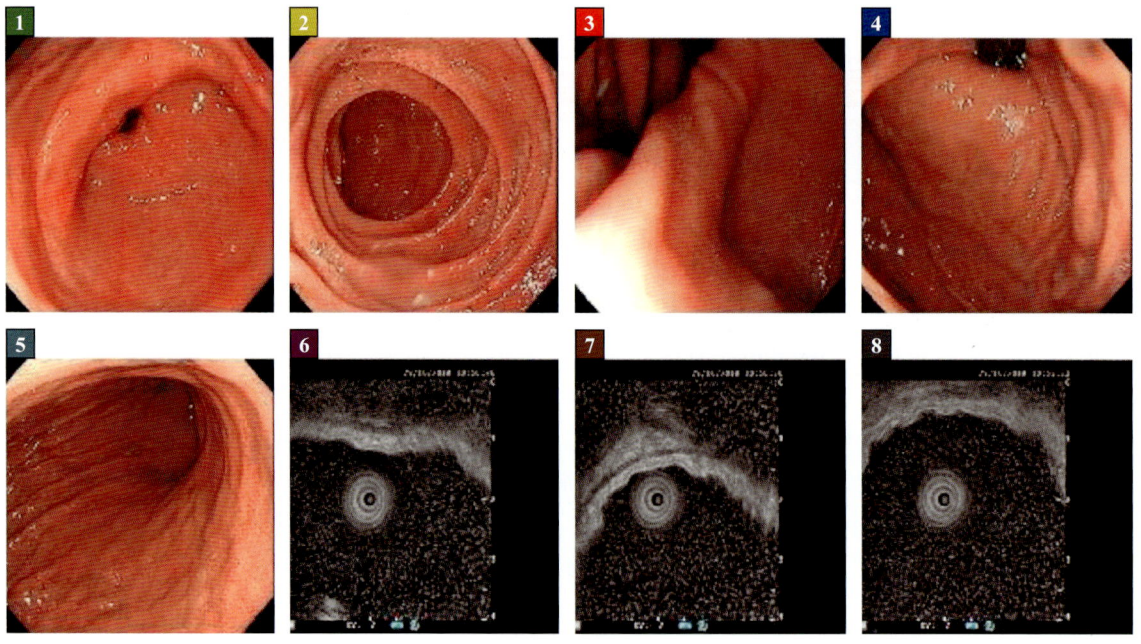

图 29-3　超声胃镜检查结果

【治疗过程】 在全麻下行胆囊切除+腹腔肿物切取活检术，术中所见：盆腔腹腔粘连严重，左侧腹切口下方明显。胆囊大小约7 cm×4 cm×3 cm，胆囊与周围网膜明显粘连。胆囊三角脂肪肥厚，解剖清楚，分清三管关系切断胆囊管。剖开胆囊见胆囊结石数枚，未见胆囊息肉，较大者约1.2 cm×1 cm。胃底外压性肿块约2 cm，外观符合异位脾脏，冰冻病理提示（副脾？）纤维组织内见淋巴细胞浸润。

术后常规病理检查提示：（腹腔肿物）可符合附脾（图29-4）；（胆囊）慢性胆囊炎伴胆石症。

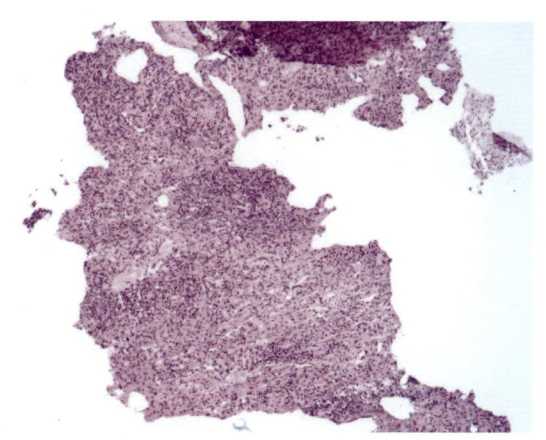

图29-4　病理检查结果

术中保留脾脏，关腹并和家属交代病情。患者顺利恢复出院。

（二）病例二

【现病史】 患者男性，58岁，主因"体检发现胃底肿块10余天"入院，10余天前患者至当地医院体检查腹部CT示胃底肿块，无任何不适主诉，当地医院建议上级医院就诊，拟"胃底肿物"收住入院。查体：腹平软，腹部可及一15 cm的手术瘢痕，余无殊。

【既往史】 20年前曾因"脾破裂"在当地医院接受"手术治疗"（具体不详），否认吸烟史，饮酒30年，偶饮少量白酒。

【辅助检查】 本院全腹部增强CT检查（图29-5）提示：胃底上部后壁见结节状软组织密度影，向腔外生长，大小约15 mm×16.3 mm×20 mm（前后×左右×上下），边界清，考虑偏良性，极低危险度间质瘤可能。

【入院诊断】 ①胃肿物；②脾切除术后。

【治疗过程】 完善术前检查后，在全麻下行腹腔镜探查+腹腔肿物切除术，腹腔镜下探查见：腹腔内少量淡黄色清亮腹水，腹膜、肝脏及盆腔内未见明显转移性病灶；分离胃大弯网膜后探查见肿块位于脾胃韧带，肿物与胃体上部后壁致密粘连，色黑红，直径约2 cm，在腹腔镜下沿肿物边缘逐步游离，完整切除肿物及周围少量胃壁浆膜层；术中考虑肿物靠近胃底，腹腔镜下修补胃壁困难，遂予中转开腹以3-0可吸收线缝合加固胃壁术区。术中冰冻病理示：副脾。手术后患者顺利恢复出院。

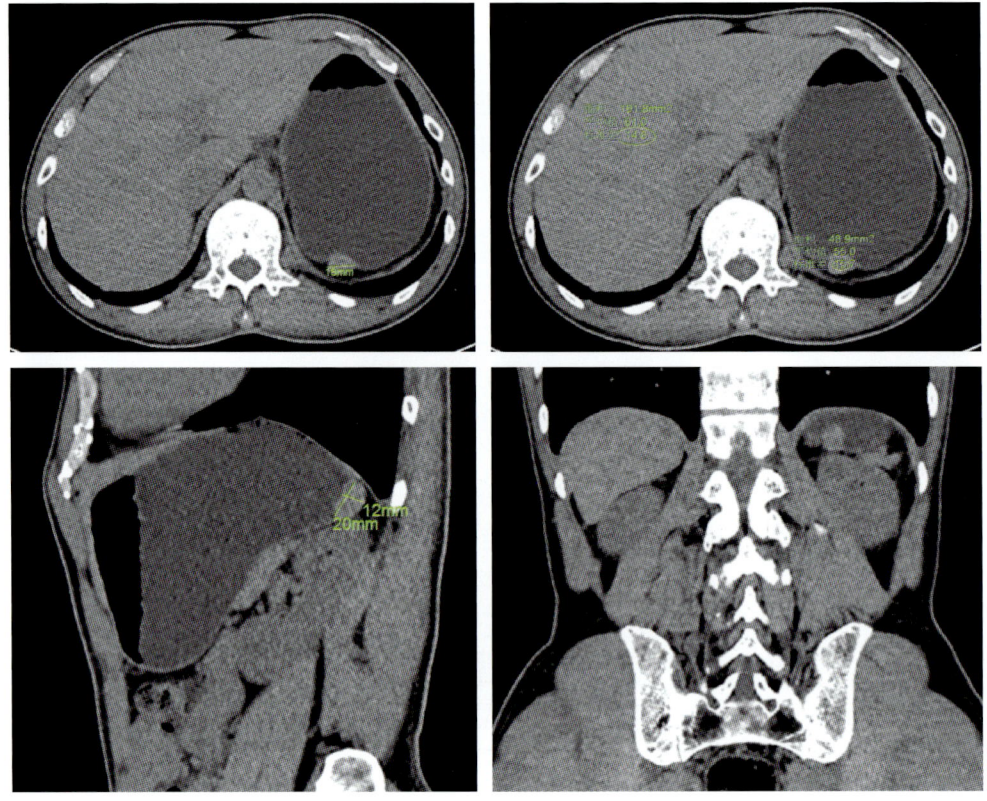

图 29-5　全腹部增强 CT 检查

二、临床经验

（1）如果患者有脾脏切除病史，术后多年疑似出现胃肠道间质瘤时，需要排除副脾或游离脾。

（2）鉴别脾组织和间质瘤，推荐行超声胃镜检查，若是胃间质瘤，超声胃镜下可提示肿块，若是脾组织，超声胃镜检查阴性结果；增强 CT 检查时需要测定肿块 CT 值，并和相应的肝脏组织进行对比参数，与正常肝组织相比较，脾脏组织 CT 值比肝脏组织要低（脂肪肝时，脾脏组织 CT 值较肝组织高，但数值也是小于 60 Hu），而间质瘤 CT 值一般高于 60 Hu，动脉期和静脉期 CT 值在 80～100 Hu（用 CT 数值来进行鉴别诊断有待于进一步更多的临床验证）。

（3）准备"间质瘤"手术时，需要直视下看肿块外观，疑似脾组织时，不要盲目切除脾或胃组织，建议做个组织活检，确定脾脏时，保留脾脏，关腹并和家属交代病情。

三、知识拓展

异位脾种植是指外伤或其他原因下脾脏切除术后脾组织的自体种植或残留。当内镜下穿刺活检困难/难以确诊下，研究发现，^{99m}Tc HDRS 是诊断脾组织的重要方法，脾组织对 ^{99m}Tc 硫胶体有高吸附性[1]。有文献报道提示能谱曲线（CT检查）提示：正常胃壁曲线与肿块曲线相交，说明包块和胃壁不同源可能[2]。当腹部查体或病史提供中有腹部手术瘢痕/病史者，一定要想到脾切除后异位脾种植（残留）可能，这种情况下不要盲目去手术。

参 考 文 献

[1] 官兵，陈惠箴，汪亮.胃底伴血管瘤的脾组织植入误诊为胃肠间质瘤1例[J].临床与实验病理学杂志，2019，35（5）：618-619.
[2] 吉帆，孔巍，征锦.能谱CT误诊胃底异位脾种植为胃间质瘤一例[J].中华医学杂志，2014，94（15）：1200.

病例 30 疑似"弥漫型胃癌"的胃淋巴瘤

龚渭华

--- 一、病例介绍 ---

【现病史】 患者年轻男性，33 岁，主因"上腹隐痛 1 个月，外院发现胃癌 1 周"入院，患者于 1 个月前无明显诱因下出现上腹部隐痛，程度不剧，可忍，无头晕头痛，无胸闷气急等不适，1 周前出现呕吐 2 次，为胃内容物，解黑便 1 次，量不大，无血便，无呕血、咯血等情况，遂至当地人民医院就诊，行胃镜检查提示：胃癌：弥漫浸润型？（请结合病理）全腹部 CT 检查提示：胆囊多发小结石，胃窦癌可能性大，周围多发增大淋巴结。患者为进一步行手术治疗，来我院就诊。

嘱患者家属把外院胃镜活检组织的病理玻片借来，送至我院病理科会诊，双方一致考虑弥漫大 B 细胞淋巴瘤，外院胃镜活检提示：（胃窦）B 细胞性非霍奇金淋巴瘤，倾向弥漫大 B 细胞性 nonGCB 型，外院免疫组化提示：CK（pan）（-），Bcl-2（+80%），Bcl-6（-），CD21（-），CD10（-），CD5（-），CD20（+），cyclinD1（-），Mum-1 部分（+），PAX-5（+），Ki-67 约 55%。我院病理报告提示：（胃窦）弥漫大 B 细胞淋巴瘤，非 GCB 来源。免疫组化见 CD10（-），Bcl-6（-），MUM1 散在（+），PAX5 弥漫（+），Ki-67 约 30%，Bcl-2 弥漫（+），c-MYC 个别（+），CD38 散在（+）。遂转科至血液内科进一步评估及治疗。骨髓活检提示：骨髓内轻度纤维化，骨髓组织较破碎，可见造血细胞，未见明确淋巴瘤累及。免疫组化结果提示：CD20 散在（+），CD79a 个别（+），CD3 散在，CD38 散在（+）。临床诊断"弥漫大 B 细胞淋巴瘤"。

自患病以来，患者精神可，食欲减退，睡眠可，曾解一次黑便，1 个月体重减轻 5 kg，半年体重减轻 10 kg。

【入院诊断】 胃淋巴瘤。

【既往史】 否认其他病史。

【个人史】 患者高中文化程度，个体工商职业。吸烟 15 年，约每日 20 支，酒龄 15 年，每日喝白酒 100 mL，1 个月前戒烟、戒酒。

【辅助检查】 全腹部增强 CT 检查（图 30-1）提示：肝胃间隙可见多发肿大淋巴结，增强后中等程度强化，大小约 15 mm×22 mm；腹膜后看见小淋巴结显示。胃窦部增厚伴肝胃间隙肿大淋巴结，符合淋巴瘤表现；胆囊多发小结石，慢性胆囊炎；前列腺钙化灶。

【治疗过程】 患者接受 2 次 R-CHOP 方案化疗后，复查胃镜检查（图 30-2）提示：胃底正常，胃体部黏膜轻度水肿，胃角、胃窦小弯、胃窦后壁分别见一溃疡灶并相连，以后壁为著，大小约 2.5 cm×2.0 cm，周围黏膜红肿充血隆起明显。诊断考虑：胃多发溃疡，淋巴瘤？

胃镜活检组织病理提示：胃窦后壁，黏膜中度慢性炎，活动性（++），HP（+）。

遂继续 R-CHOP 方案化疗 2 次后，行全腹部增强 CT 检查（图 30-3）提示：胃窦部稍增

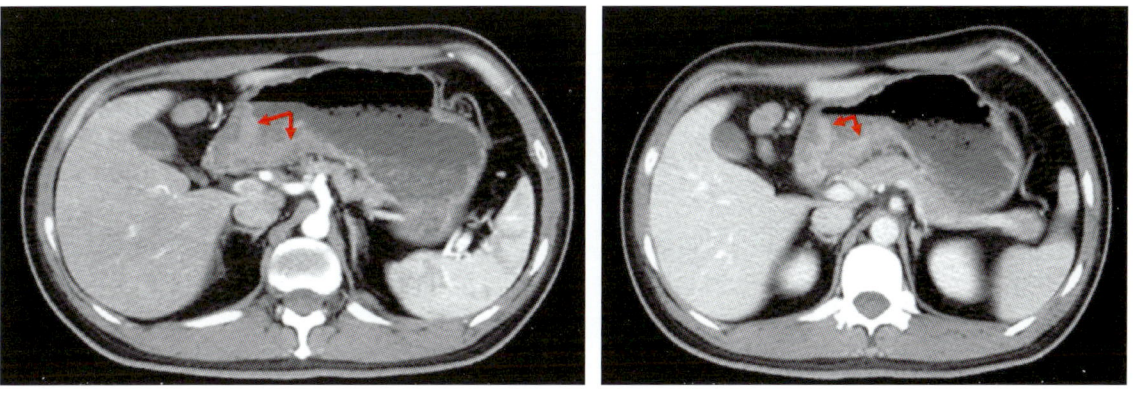

图 30-1　全腹部增强 CT 检查

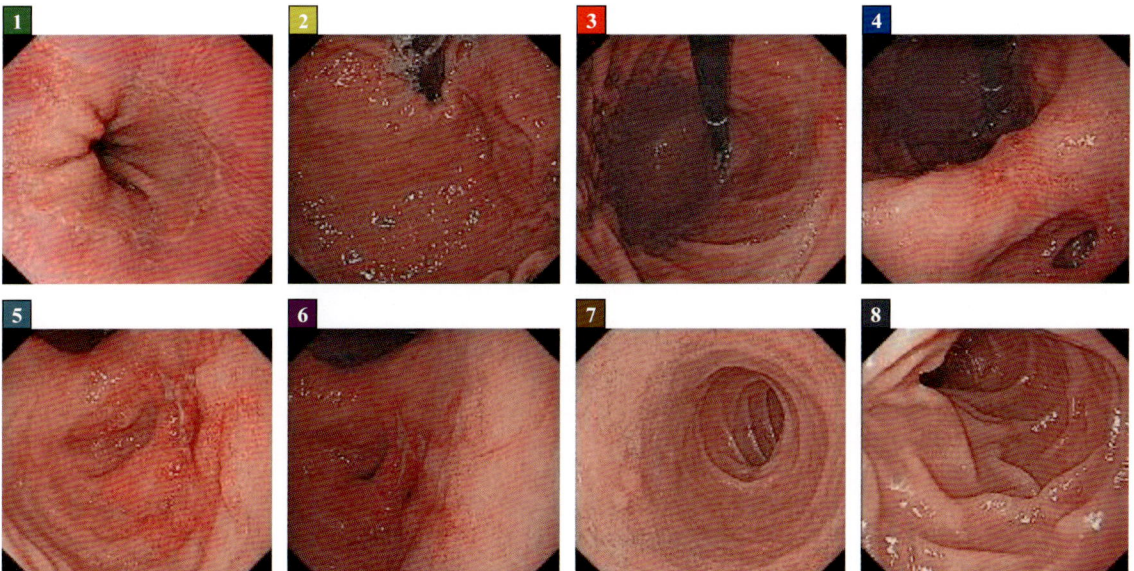

图 30-2　胃镜检查结果

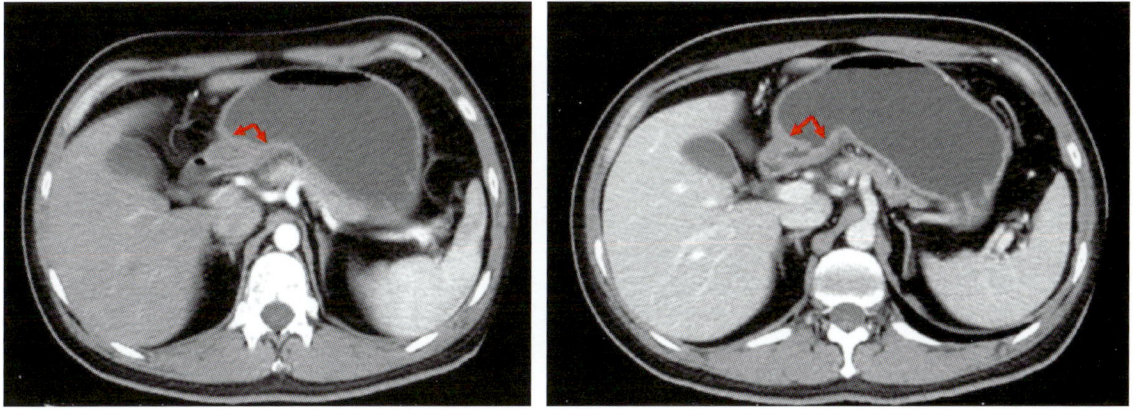

图 30-3　全腹部增强 CT 复查结果

厚，胃小弯侧稍大淋巴结，较四五个月前好转。

发病时全身 PET-CT 扫描显像检查提示：① 胃窦部胃壁增厚糖代谢异常增高，腹膜多发肿大淋巴结糖代谢异常增高，结合临床，以上病灶考虑淋巴瘤累及；② 右肺上叶磨玻璃样结节，两肺少许纤维增殖灶考虑，建议随访。经过 7 个月治疗后再次复查全身 PET-CT 扫描显像检查提示：① 淋巴瘤化疗后复查，原胃部及邻近淋巴结病灶缩小，扫描范围内未见明显糖代谢异常增高肿瘤征象，考虑 CR；全身骨髓弥漫性糖代谢异常增高，考虑治疗后改变可能。② 双肺散在磨玻璃斑片影，糖代谢稍高，考虑炎性病变可能，建议治疗后复查；纵隔淋巴结炎性增生。③ 右侧枕叶钙化灶；右侧 PICC 置管；胆囊结石；前列腺钙化灶。

二、临床经验

（1）疑似"弥漫型胃癌"时，需要和胃淋巴瘤进行鉴别诊断，胃淋巴瘤的胃壁较柔软，黏膜下层密度较低，而胃癌胃壁僵硬，形态固定。

（2）在患者外院病理切片需要借阅会诊，明确胃淋巴瘤，禁忌用手术来治疗，弥漫大 B 细胞性胃淋巴瘤一般用 R-CHOP 方案化疗，若合并 HP 感染，可以同时进行抗 HP 治疗。而惰性且早期的 MALT 淋巴瘤，一般单纯抗 HP 治疗就能取得很好疗效。

三、知识拓展

淋巴瘤可以发生于身体的任何器官，胃淋巴瘤主要包括胃 MALT 淋巴瘤和弥漫性大 B 细胞淋巴瘤，后者约占 70%。部分弥漫性大 B 细胞淋巴瘤是从 MALT 淋巴瘤中转化而成。

胃 MALT 淋巴瘤，全名为"胃黏膜相关淋巴组织（MALT）淋巴瘤"，正常情况下，胃黏膜上并无淋巴细胞。但黏膜一旦感染幽门螺杆菌，即可发生炎症，淋巴细胞可大量聚集，加上其他因素比如基因突变或异位，淋巴细胞可转变成为恶性淋巴瘤细胞，因此，胃淋巴瘤与 HP 感染密切相关，活检病理组织上 88.8% 以上可发现 HP 细菌，在治疗上尽早根除 HP 感染也显得很有必要，根除 HP 细菌后可以让 MALT 淋巴瘤消退[1,2]。

淋巴瘤常侵犯胃黏膜下的淋巴系统（而胃癌是起源于胃黏膜细胞的恶性肿瘤），但也会损伤胃黏膜和胃平滑肌，甚至发生胃溃疡、胃出血，临床表现和胃癌症状较为相似，比如上腹部疼痛不适，好发于幽门前区、胃后壁、胃体小弯侧，胃淋巴瘤大体上可以分为肿块型、浸润型、溃疡型、结节型，病理学上以弥漫性大 B 细胞淋巴瘤多见（非霍奇金淋巴瘤），与胃癌不同的是，胃淋巴瘤多数可以被治愈。需要警惕的是，胃淋巴瘤病变常在黏膜下层，有时胃镜下活检组织病理提示没有肿瘤细胞，有报道活检发现率仅 53.8%，需要重新活检，建议在溃疡边缘、多部位取材，可以 8~10 个取材标本[2]。

在临床治疗方面，若早期胃淋巴瘤（特别是大 B 细胞低度恶性类型）仅限定在黏膜下层且未发现远处转移者，这时根除 HP 治疗结束 30 天后复查胃镜和根除 HP 效果，淋巴瘤即可在 12 个月内完全消退、治愈，组织学上 60%~100% 得到改善，不过有复发可能，所以需要定期随访，每 4~6 个月复查胃镜和 HP 感染情况。研究发现，根除 HP 对淋巴瘤疗效的预测因素是周围淋巴结是否累及，如果没有累及，根除HP后淋巴瘤缩小显著（完全缓解率可达79%），这个时候即使异常B细胞克隆存在也不会影响患者预后。当病理学上提示高度恶性、内镜下隆起型、溃疡型，超声内镜提示浸润到黏膜下层深部，胃周淋巴结肿大，根除HP后复发淋巴瘤者，可以考虑外科手术切除，疗效不错，5年存活率可达90%，有不少学者认为手术切除才是可靠的解决方案。当有淋巴结转移者，需要手术、化疗、放疗相结合的综合治疗[3]。

参 考 文 献

[1] 屈健宁，吴小翎.HP相关性胃MALT淋巴瘤的研究进展[J].胃肠病学和肝病学杂志，2001，10（4）：310-312.

[2] 赵昌杰，陈林.18例胃MALT淋巴瘤的胃镜下表现及分析[J].中国实用医药，2010（04）：189-190.

[3] Ruskone-Fourmestraux A, Lavergne A, Aegerter P H, et al. Predictive factors for regression of gastric MALT lymphoma after anti-Helicobacter pylori treatment[J]. Gut, 2001, 48（3）：297-303.

病例 31 十二指肠间质瘤（一）

龚渭华

一、病例介绍

【现病史】 患者主因"发现十二指肠肿瘤半个月"入院。患者于半个月前因急性胆囊炎来消化内科住院，行腹部CT发现十二指肠间质瘤，当时未行特殊处理，患者目前无明显腹痛腹胀，无恶心、呕吐，无腹泻黑便，无畏寒发热，无胸闷气促。来我科要求手术治疗。患者自发病以来，意识清，精神可，食欲、夜眠可，大小便如常，体力体重无明显变化。

【既往史】 患者于10年前行先天性囊肿手术（具体不详），4年前因右软腭淋巴瘤在外院行手术治疗，术后化疗6次。否认其他病史。

【体格检查】 生命体征稳定，右耳听力减退，余无殊。

【辅助检查】 本院腹部CT检查（图31-1）提示：十二指肠水平部间质瘤首先考虑；肝小囊肿；左肾囊肿；腹主动脉及主要分支未见明显异常。本院纵隔磁共振检查提示：前纵隔内囊性灶考虑。

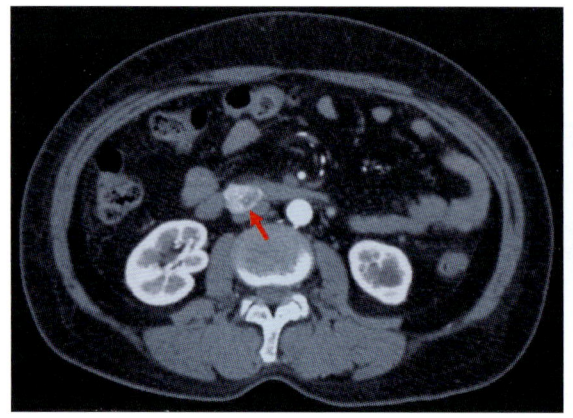 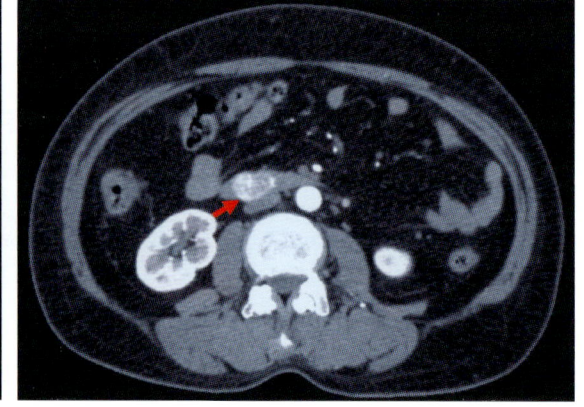

图 31-1 腹部CT检查结果

【入院诊断】 ① 十二指肠肿瘤；② 前纵隔良性肿瘤（囊肿）；③ 非霍奇金淋巴瘤（B细胞型）（术后化疗后）。

【治疗过程】 在全麻下行十二指肠肿瘤切除＋空肠营养管置入术。术中见：无明显腹水，肝脏未见异常，腹膜、盆腔未及明显转移结节，肿瘤位于十二指肠降部靠近水平部，肿瘤大小约2 cm×2 cm，质地中等，未侵犯浆膜外，肠系膜下血管根部未及明显肿大淋巴结。应用超声刀沿肿瘤边缘完整切除肿瘤，术中冰冻病理提示：十二指肠水平部，梭形细胞肿瘤，瘤细胞核轻度异型，大小3 cm×2 cm×1.7 cm，首先考虑胃肠道间质肿瘤。切缘阴性。用prolin及3-0可吸收线缝合十二指肠创面，放置胃管深达十二指肠水平部，过吻合口远端，在离Treitz

韧带远端 10 cm 处放置空肠造瘘管，从腹壁引出，十二指肠吻合口和肝下各置橡胶引流管 1 根。其中胃管在鼻子上缝线固定，防止滑脱或意外拔出（图 31-2）。

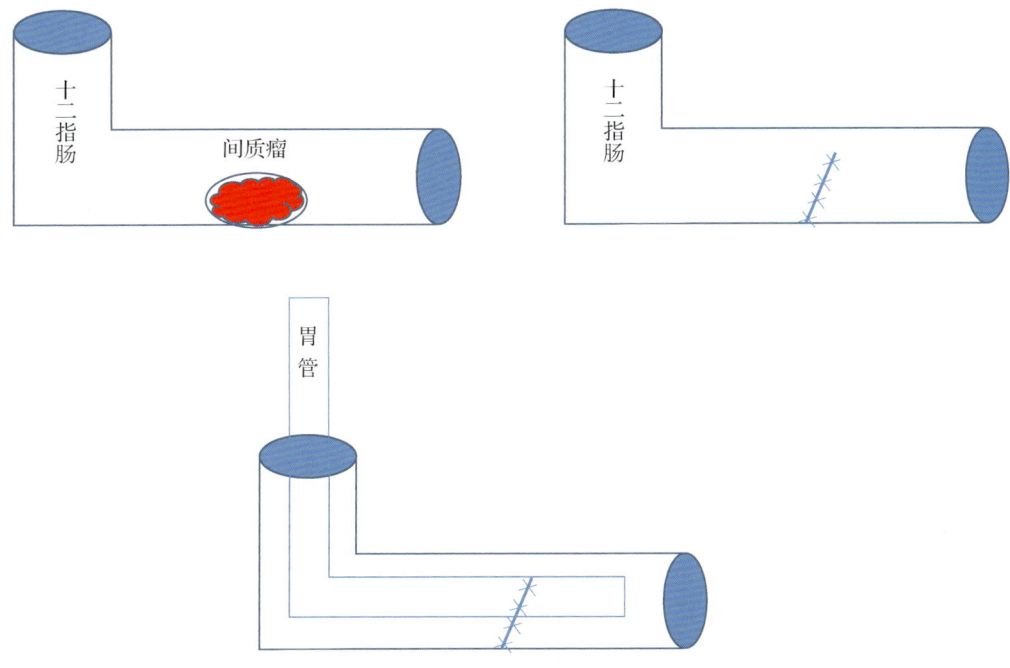

图 31-2　手术操作模式图

病理学检查（图 31-3）提示：（十二指肠水平部）肌壁间梭形细胞软组织肿瘤，边界清、未见明显核分裂象与坏死组织，肿块大小 3 cm×2 cm×1.7 cm。结合免疫组化结果病变符合小肠间质瘤，属于低危型。CD117+ 弥漫（+）、CD34（−）、DOG1 弥漫（+）、S-100（−）、SMA（弱+）、Desmin（−）、beta-catenin（浆+）、Ki-67（+1%）、HMB45（−）、melan-A（−）、p53（+−）。

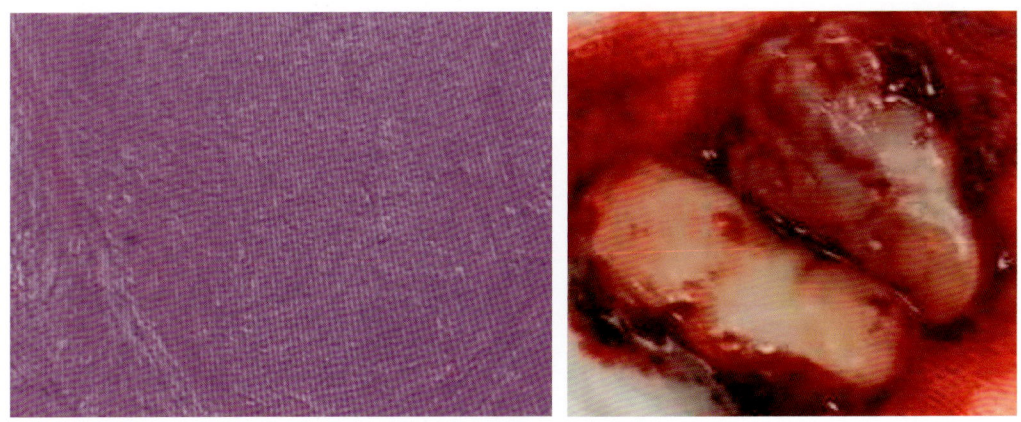

图 31-3　术后病理检查结果

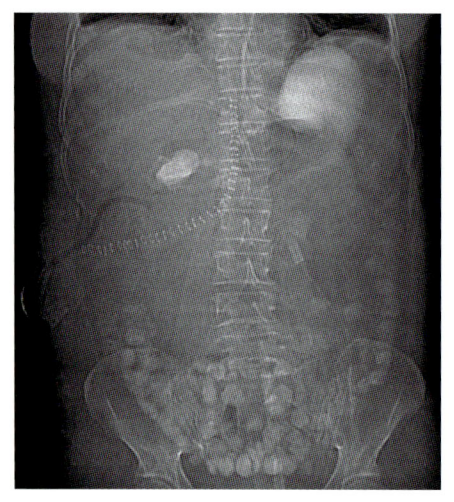

图 31-4　全腹部 CT 平扫复查结果

术后第 2 天，胃管 24 小时引流出墨绿色胃液约 400 mL。

术后第 4 天，胃管 24 小时引流出墨绿色胃液约 300 mL，肛门排气已恢复，拔除尿管，嘱患者下床活动促进胃肠道蠕动。

术后第 9 天，口服造影剂泛影葡胺数小时后，行全腹部 CT 平扫检查（图 31-4）提示：十二指肠水平部肿瘤术后，局部见置管影，胃腔及部分肠管见高密度内容物影，肠管外周少许渗出性改变。腹腔少量积液，肝肾隐窝内置引流管影。

术后第 14 天，胃管 24 小时引流出墨绿色胃液约 200 mL，肛门排气排便存在。夹闭胃管后患者诉有恶心呕吐不适。

术后 5 周，体温 38.1℃，患者仍诉恶心胸闷，胃肠减压置管通畅，引流出 300 mL 墨绿色液体，肛门排气排便正常。继续予以对症支持治疗。

术后 5 周 +2 天，患者口服泛影葡胺后行腹部 CT 平扫检查（图 31-5），报告提示：十二指肠水平部肿瘤术后，局部见置管影，上腹部肠管外周少许渗出性改变。肝脏小囊肿？左肾小囊肿考虑，肠道内可见造影剂充盈，请结合临床治疗史（黄色箭头指示内含泛影葡胺造影剂的肠道，蓝色箭头指示胃肠减压置管，红色箭头指示空肠起始部）。

术后 5 周 +3 天，体温 37.3℃，给患者胃管去负压，并予以少量流质饮食，患者无不适主诉。

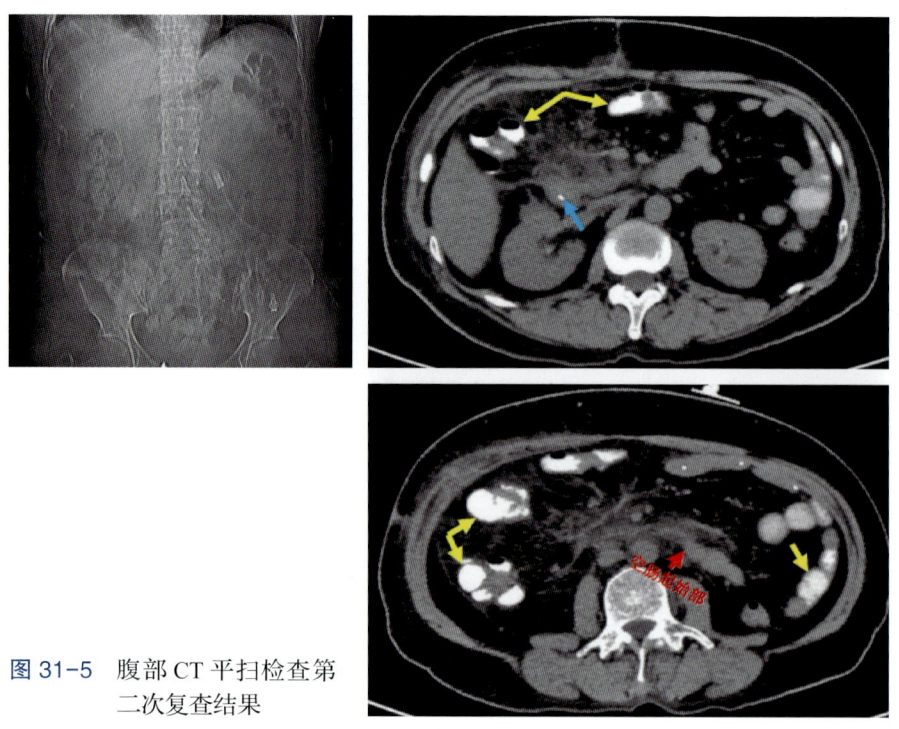

图 31-5　腹部 CT 平扫检查第二次复查结果

二、临床经验

（1）在鼻子上缝针进行胃管固定，患者会因为疼痛不会牵拉胃管。

（2）放置胃管（需要放过吻合口远端）、肝下引流管、十二指肠吻合口周围引流管、空肠造瘘管，共4根。

（3）术后2周，每天胃管引流液在200～300 mL，尽管造影通畅，但十二指肠动力依然没有正常。

（4）十二指肠小间质瘤（3 cm以下）可以考虑直接切除，然后直接纵向缝合。

（5）由于恢复时间较长，术后2周查房告知家属和患者，此疾病术后恢复需要5～6周（此病例恢复时间"5周+3天"），老年患者长期卧床需要注意坠积性肺炎和压疮的发生，患者产生了焦虑情绪，需要进行心理上的支持治疗。

三、知识拓展

十二指肠长度为20～25 cm，呈C字形，十二指肠位置结构和血液供应比较特殊，十二指肠是边缘动脉血供，主要来源：① 胰十二指肠上前、上后动脉，都起自胃十二指肠动脉，沿着胰头前、胰头后靠近十二指肠下行；② 胰十二指肠下动脉前支、前支，起源自肠系膜上动脉，分别与胰十二指肠上前、上后衔接形成血管弓。尽管如此，十二指肠血液循环较差，肠腔内消化液（胃液、胆汁、胰液等）流量较大、腐蚀性强（强酸、强碱），肠腔内压力也高，导致了十二指肠愈合能力很差，缝合口容易形成破裂。特别是十二指肠包绕了胰腺，不能像空肠或回肠一样可以自由蠕动，缺少真正意义上的肠系膜，所以，手术中往往放置肠腔内减压管，不但减少腔内压力，也可以把胰液、胃液、胆汁等酸碱性消化液引流出体外，避免胰酶被激活从而产生腐蚀作用[1]。

参 考 文 献

[1] 杨明镇，利峰，蒋国军，等. X线引导下经鼻置入肠内营养管对医源性十二指肠瘘愈合的影响[J]. 第三军医大学学报，2010，32（22）：2464-2465.

病例 32 十二指肠间质瘤（二）——术后"5~6周"现象 | 龚渭华

一、病例介绍

【现病史】 患者男性，70岁，主因"黑便半月，上腹胀10天"入院，患者于半月前无意发现黑便，至当地人民医院就诊，考虑"消化道出血"，胃镜检查提示"十二指肠降部溃疡（病理：十二指肠黏膜慢性活动期），浅表萎缩性胃炎伴糜烂"，腹部增强CT提示"十二指肠降部肿物，肿瘤待排"，对症治疗后，黑便症状明显好转，10天前开始出现上腹饱胀感，为求明确肿物性质收住入院。20余年有类似黑便病史。高血压5年。半月前发现血糖偏高。

【辅助检查】 本院胃镜检查（图32-1）提示：十二指肠降部乳头对侧可见一2 cm不规则隆起，大部分表面光滑，中央有浅溃疡形成。超声所见：十二指肠隆起病灶处可见不规则低回声团块，横截面大小约17 mm，呈马蹄状，向腔内外突出，边界清楚，内部回声，起源于固有肌层，局部浆膜层显示欠清。诊断：十二指肠降部隆起——间质细胞瘤首先考虑。

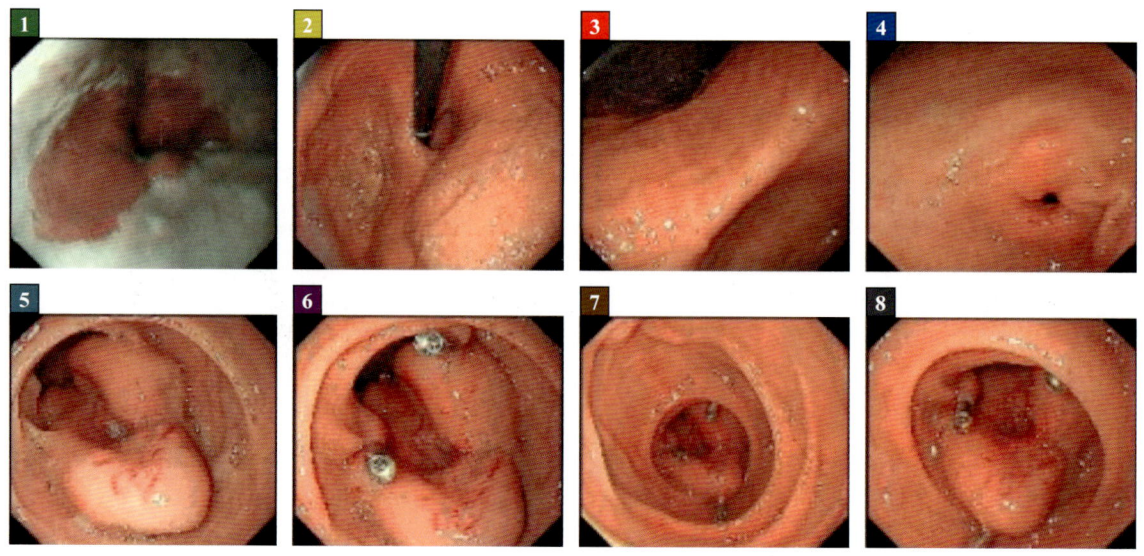

图 32-1 胃镜检查结果

【入院诊断】 ① 十二指肠肿物；② 消化道出血，十二指肠降部溃疡；③ 浅表萎缩性胃炎伴糜烂；④ 贫血（失血性贫血）；⑤ 高血压；⑥ 糖尿病。

【治疗过程】 在完善术前检查后，全麻下行十二指肠肿瘤切除+十二指肠空肠Roux-en-Y侧侧吻合+术中冰冻病理+空肠造瘘+空肠营养管造瘘术，术中见：腹腔内无明显腹水，盆腔未见明显转移病灶，肝脏、胆囊、横结肠、小肠系膜根部、腹壁及盆腔等无转移性结节。肿块位于十二指肠降部和升部交界处，乳头对侧，大小约5 cm，血供丰富。术后剖检标本，自十二指肠黏膜下外生型生长，黏膜面有溃疡。冰冻病理提示：十二指肠肿块：梭形细胞肿瘤，GIST首先考虑，切缘阴性。距肿瘤1 cm处切开正常十二指肠壁，完整切除肿瘤，送冰冻病理。检查乳头无损伤。空肠与十二指肠行侧侧吻合（全层+浆肌层双层间断缝合）。检查吻合口通畅无张力。将胃管经吻合口放入远端肠管。以电刀在距离十二指肠-空肠吻合口约45 cm的远端空肠对系膜缘切开，与近端空肠行端侧吻合，连续全层缝合，间断缝合浆肌层以加固。缝合关闭系膜裂孔。距空肠端侧吻合口远端15 cm处，切开对系膜侧肠壁，置入胃管，向近端送至吻合口上方。荷包+浆肌层包埋，固定妥。空肠造瘘管远端5 cm处肠壁，空肠营养管穿刺置管，送入远端肠管约35 cm。荷包+浆肌层包埋，固定妥。

术后常规病理诊断（图32-2）提示：（十二指肠降部与水平交界处肿物）梭形细胞肿瘤，大小约4.5 cm×4 cm，核分裂象＜5个/50 HPF，结合免疫组化，符合胃肠间质瘤，临床危险度评分，低危。免疫组化结果：CD117（+），CD34（+），Desmin（-），SMA（-），S-100，DOG-1（+），PHH3（-），Ki-67 2%，STAT6（-），NF（-），Bcl-2（+），β-catennin（-），GFAP（-），Vimentin（+），CK（AE1/AE3）（-）。

术后第5天：患者肛门排气。

术后第10天：全腹增强CT检查（图32-3）提示：十二指肠肿瘤术后改变，术区少许渗出，引流管在位；腹盆腔未见明显积液；请随访。附见：两肺下叶炎症。

术后第12天：出现恶心呕吐、寒战高热现象，改美罗培南抗感染治疗，予患者暂停空肠营养，禁食，患者恶心、呕吐、腹胀好转。

术后第13天：胃管24小时引流出墨绿色液体500 mL，腹腔引流管24小时引流出淡血性液体200 mL，空肠造瘘引流管24小时引流出黄色液体50 mL。

术后第19天：出现明显恶心、呕吐。

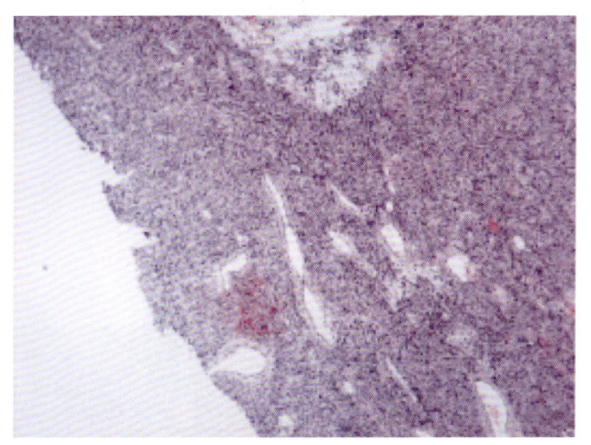

图32-2 术后病理检查结果

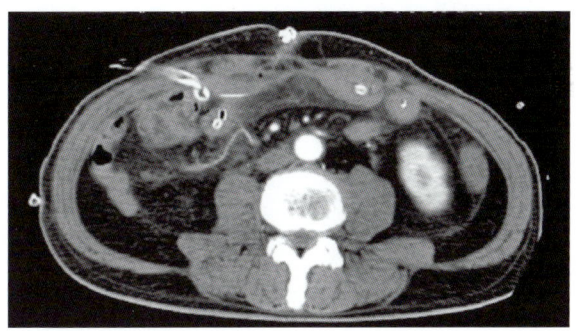

图32-3 全腹增强CT检查结果

术后第21天：泛影葡胺造影剂消化道造影检查（图32-4左）提示：十二指肠肿瘤切除+十二指肠空肠Roux-en-Y吻合术，空肠端侧吻合口稍狭窄，请结合临床。全腹部CT平扫检查（图32-4右）提示：小肠梗阻考虑，请结合临床；十二指肠肿瘤术后改变，术区少许渗出，引流管在位，肝周、盆腔少许积液；胆囊炎。

术后第24天：胃管24小时引流出黄绿色液体250 mL，空肠造瘘引流管24小时引流出黄色液体100 mL，空肠造瘘管夹闭状态，考虑到患者间歇性恶心、呕吐时间较长，现仍予以禁食，继续放置胃管。

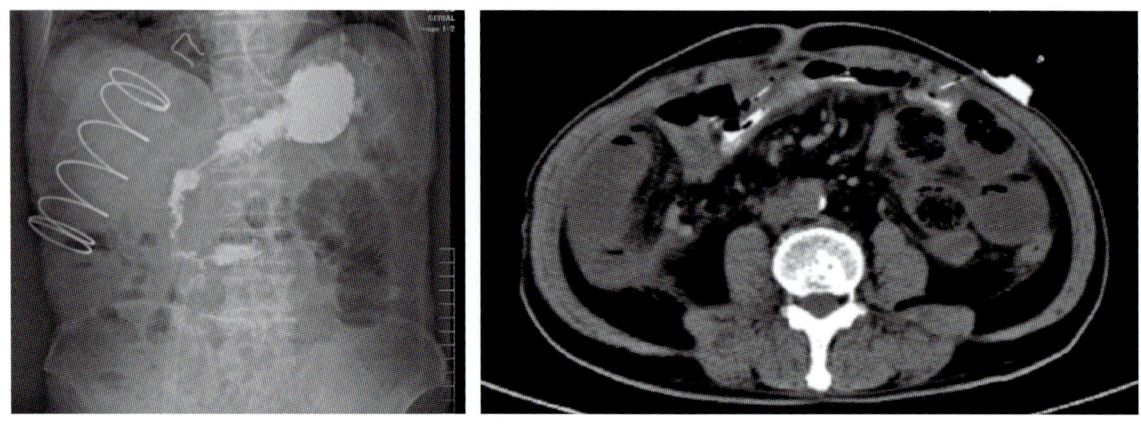

图 32-4　消化道造影检查和全腹部 CT 平扫检查结果

术后第 25 天：由于腹胀明显，联系消化内科，放置肠梗阻导管胃镜下行肠梗阻导管置入术，检查见（图 32-5）一吻合口，其中一端见一引流管留置，予以异物钳钳住肠梗阻导管头端送至吻合口远端，前水囊注水 15 mL。

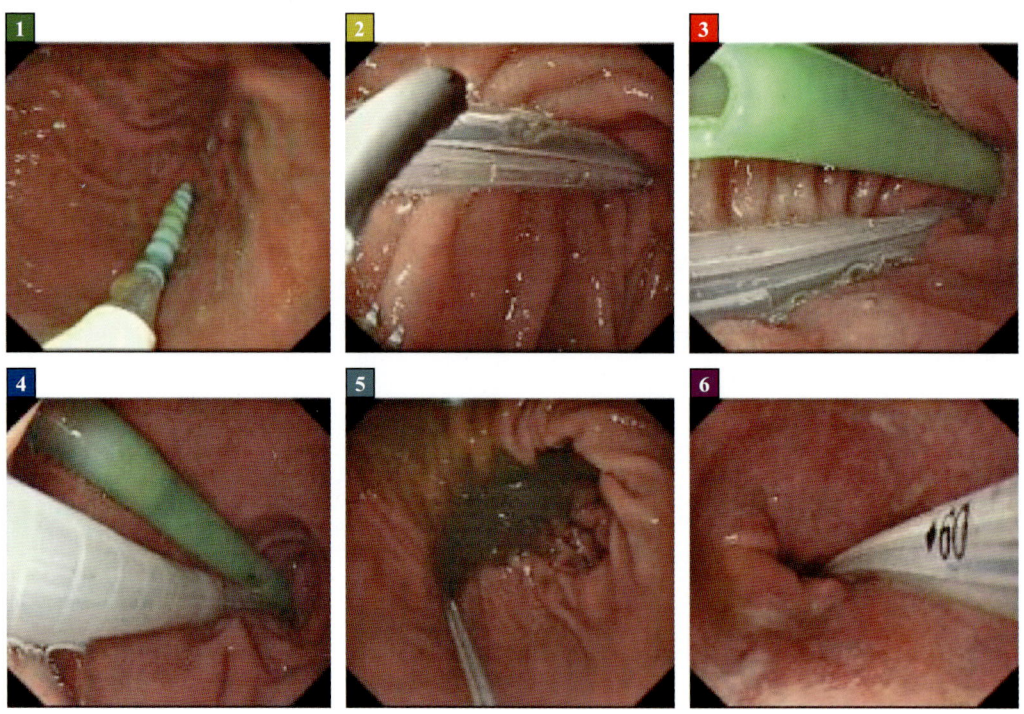

图 32-5　吻合口一端见一引流管留置

术后第 34 天：空肠造瘘引流管 24 小时引流出黄色液体 260 mL，肠梗阻引流管（深度：80 cm）24 小时引流出墨绿色液体 200 mL，患者现一般情况好，禁食。

术后第 35 天：消化道造影检查（图 32-6）提示：十二指肠肿瘤切除＋十二指肠空肠 Roux-en-Y 吻合术，造影剂经导管内注入，通过顺利，经 20 分钟后，远端小肠显影，所示肠段未见龛影及充盈缺损阴影，提示胃肠道通畅。

术后第 36 天：空肠造瘘引流管 24 小时没有任何液体引流出 320 mL，肠梗阻引流管（深度：80 cm）24 小时引流出墨绿色液体 0 mL（夹闭状态），改半流食。

术后第 42 天：空肠造瘘管夹闭中，患者一般情况好，无明显腹胀，排气顺畅，拔除 PICC 管，出院。

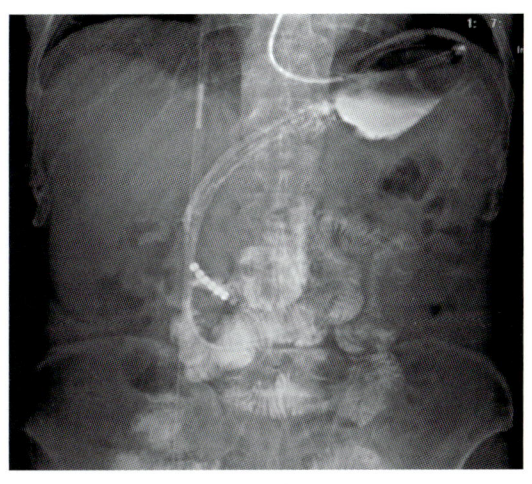

图 32-6　消化道造影复查结果

二、临床经验

（1）笔者感觉食管-空肠吻合口瘘有个"9 天现象"（术后第 9 天最容易发生瘘或漏），而有意思的十二指肠有个"5～6 周现象"[此病例是 36 天（"5 周 +1 天"），外地病例是 41 天]，十二指肠吻合手术后有些患者发生不完全性肠梗阻（即使手工切开端侧吻合口 6 cm 以上也会发生，取决于十二指肠的吻合口位置和角度），5～6 周后会"突然"发生通畅（可能是吻合口、小肠炎症水肿消退引起），这个时候需要耐心等待，做好患者解释工作。

（2）在等待过程中，需要进行造影和空肠造瘘营养管补充足够的营养来恢复。

（3）在等待过程中，如果出现明显腹胀、恶心、呕吐，需要放置肠梗阻导管来缓解症状。

（4）小肠肿瘤一个特点：80% 小肠肿瘤出现在十二指肠和近段空肠，小肠越远端，肿瘤发生率越低。

（5）查阅文献发现，小肠间质瘤好发于近段空肠，特别是屈氏韧带远端 10 cm 范围内，手术会破坏正常的解剖结构和生理活动，比如破坏了正常的肠道起搏节律，导致这个部位间质瘤切除重建术后容易发生肠道排空障碍，甚至胃瘫发生，所以，术中警惕性放置经鼻营养管或空肠造瘘管来解决营养问题，术后视肠道功能恢复情况来逐步开放流质进食。

三、知识拓展

胃肠道间质瘤（GIST）被认为是起源于 Cajal 的间质细胞或其前体，位于整个胃肠道的肌肉壁。它们的发生率为每年（10～20）/100 万，中位年龄为 55～60 岁。它们主要出现在胃中（60%），其次是小肠（35%）和直肠、食管、大网膜和肠系膜（＜5%）。

十二指肠 GIST 仅占 ＜5%，但它占原发性十二指肠肿瘤的 30%[1]。大多数病例为偶发，但 5% 发生会呈现出家族综合征（即 1 型神经纤维瘤病、卡尼三联征）。它们临床表现通常因梗阻、贫血或中枢性溃疡引起的胃肠道出血来就诊。小的十二指肠 GIST 可能是胃镜检查中的偶然发现，研究发现十二指肠降部占 55%，水平部 27.6%[2]。尽管十二指肠间质瘤发病率不高，但是多数呈现出恶性、易复发、手术切除相对困难、可能影响患者生活等特点。

从大体上看，GIST 通常表现为边界清晰的肿块，无淋巴扩散，起源于黏膜下层。在组织学上，可以观察到梭形细胞（70%）、上皮样细胞（20%）或混合型分化，具体取决于肿瘤部位。根据改良的 Miettinen 分类，目前使用肿瘤大小、有丝分裂数和解剖部位来预测肿瘤恶性进程。此外，结果 KIT 和 PDGFRA 基因的突变分析和比较基因组杂交（CGH）被用作影响诊断和治疗的附加预后因素。在过去几年中，酪氨酸激酶抑制剂在高危 GIST、某些中危 GIST 和（或）不完全手术切除患者中的个体化应用中已经被确立。

手术治疗的作用仍然很重要，因为只有完全切除原发性 GIST 才能治愈，它的最佳手术方式仍有待探讨。德国哥廷根大学医学中心报道了 13 例接受手术治疗（节段性十二指肠切除术或保留幽门的十二指肠胰腺切除术）的十二指肠 GIST，对所有病例中都进行了 KIT 和 PDGFRA 受体酪氨酸激酶基因的突变分析和比较基因组杂交（CGH）检测，8 例高危肿瘤病例中有 5 例（62.5%）显示肿瘤进展，所有患者的中位总生存期为 66 个月，中位无病生存期为 41 个月。手术程序和突变类型与长期生存率无关。CGH 分析在 12/13 肿瘤中显示 $-15q$，在 11/13 病例中显示 $-1p$ 作为肠道起源的特征性染色体畸变。值得注意的是，$-22q$ 出现在四个肿瘤进展病例中的三个[3]。

参 考 文 献

[1] 季加孚，李浙民. 十二指肠来源的胃肠道间质瘤的诊断与治疗[J]. 临床外科杂志，2012，20（10）：681-683.

[2] 李桂臣，陈旭春，成东华，等. 十二指肠间质瘤 29 例的诊治分析[J]. 中国普通外科杂志，2014，23（3）：352-356.

[3] Beham A, Schaefer I M, Cameron S, et al. Duodenal GIST: a single center experience[J]. Int J Colorectal Dis, 2013, 28（4）：581-590.

病例 33 小肠间质瘤

龚渭华

一、病例介绍

【现病史】 患者男性，61岁，主因"体检发现空肠肿物3天"入院。

【入院诊断】 小肠间质瘤。

【辅助检查】 入院后增强CTU检查（图33-1）提示：空肠起始部软组织肿块，间质瘤可能；双肾囊肿，左肾结石；肝内钙化灶；前列腺增大，精囊腺饱满，请结合相关检查。腹主动脉及髂动脉散在混合斑块。

【治疗过程】 完善术前检查后在全麻下行空肠肿瘤切除+空肠端端吻合术。术中见：腹腔内无腹水，空肠起始部见一大小约3 cm×4 cm肿瘤，质地中等，腔外生长，位于系膜缘侧，小心分离相应小肠系膜及周围粘连，完整切除肿瘤及部分空肠，3-0可吸收线空肠吻合（间断、全层、端端），吻合口无张力、血供佳，术毕检查吻合口通畅，术中未放置肠梗阻导管及肠内营养管。

术后常规给予禁食，胃肠置管减压，抗感染，肠外营养支持，平衡电解质等对症治疗。术后第3天，肛门恢复排气，遂予以进食流质2天，无腹胀、腹痛，无发热，术后第6天出现呕吐，呕吐物为大量黄色胆汁样液体，呈喷射状，予禁食，胃肠减压，术后第9天腹部造影摄片：十二指肠空肠吻合区域狭窄考虑；提示完全梗阻（图33-2）。血常规无殊。

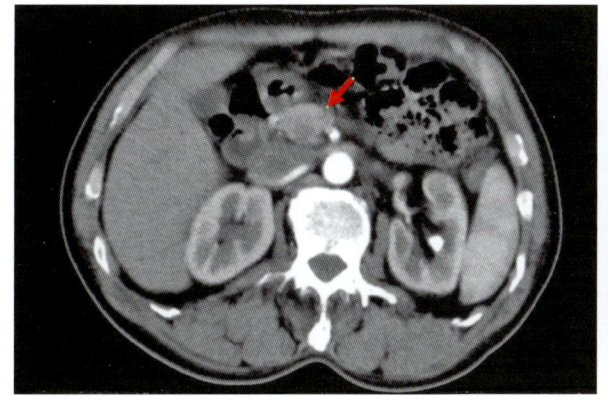

图33-1 增强CTU检查结果示空肠起始部软组织肿块

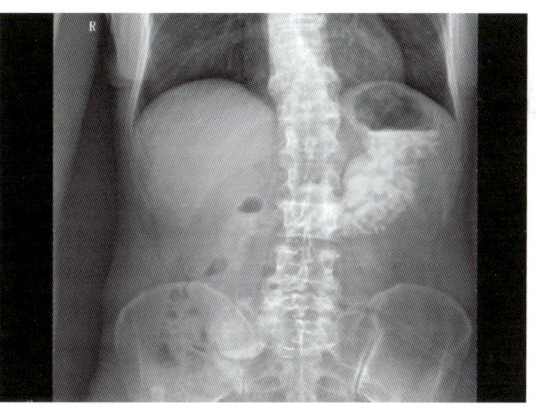

图33-2 腹部造影结果示完全性梗阻

术后第15天患者自觉症状明显好转，遂夹闭胃管，予流质饮食；2天后再次出现剧烈呕吐，再次禁食至术后第24天，并放置空肠营养管（过吻合口），术后第42天复查腹部CT造影摄片提示：左上腹部可见置管影，腹部小肠见造影剂影，提示通畅（图33-3）。其他检查化验结果无特殊。术后第43天夹闭空肠营养管，给予流质、半流质，进食5天后无不适，拔除空肠营养管，无不适，病愈出院。

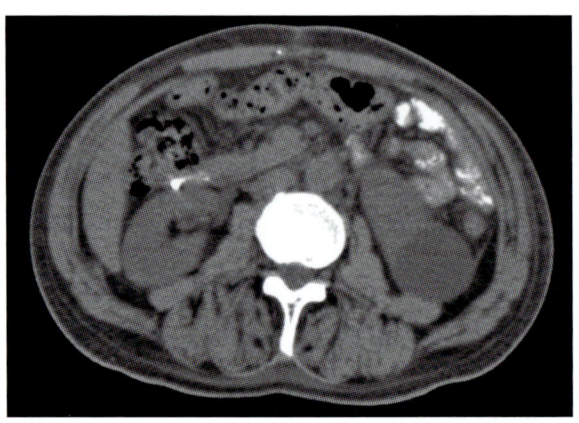

图 33-3　腹部 CT 复查提示空肠营养管置管通畅

二、临床经验

（1）十二指肠和空肠起始部作为特殊的非游离器官，其术后恢复过程有一定的特殊性（具体机制有待深入探讨研究），如果进行十二指肠和（或）空肠起始部端端吻合，术后发生消化道梗阻，可能水肿引起，术后需要 6 周左右时间恢复通畅。

（2）口服碘剂消化道造影，消化道通畅，机械上通畅并不能代表功能上畅通，需要耐心随访观察，积极给予营养支持等治疗。

三、知识拓展

十二指肠间质瘤临床较为少见，具有以下几个特点：① 临床表现缺少特异性，包括上消化道出血、腹部疼痛、体检意外发现等[1]。② 位置不固定，可以出现在十二指肠球部、降部、水平部、升部，以降部为主[2]。③ 以中危、高危为主，术后有复发和转移可能[2]。④ 对伊马替尼耐药的 9 号外显子突变在十二指肠间质瘤中最为常见[3]。⑤ 微小间质瘤难以通过活检取得术前病理。⑥ 手术方式多样且难度较大、吻合风险高，十二指肠间质瘤位置深且固定，一般由边缘动脉供血，血液循环不佳，术中容易发生肿瘤破裂和种植。⑦ 为了减少手术难度、改变手术方式、术前退缩肿瘤，术前可以给予靶向药物治疗，药物反应时间为 6～12 个月，但目前对"新辅助"靶向药物治疗尚无确切定论，若需要术前用伊马替尼药物，可以考虑结合 PET-CT 影像学来评价疗效[1]。

参 考 文 献

[1] 季加孚，李浙民. 十二指肠来源的胃肠道间质瘤的诊断与治疗[J]. 临床外科杂志，2012，20（10）：681-683.
[2] 李桂臣，陈旭春，成东华，等. 十二指肠间质瘤 29 例的诊治分析[J]. 中国普通外科杂志，2014，23（3）：352-356.
[3] Cassier P A, Ducimetiere F, Lurkin A, et al. A prospective epidemiological study of new incident GISTs during two consecutive years in Rhone Alpes region: incidence and molecular distribution of GIST in a European region[J]. Br J Cancer, 2010, 103（2）：165-170.

第 4 章
肝胆疾病

病例 34 原发性肝癌合并皮肌炎

厉学民

一、病例介绍

【现病史】 患者男性，50岁，因"检查发现肝占位3天"入院。颜面稍紫红，眶周稍水肿。入院后，患者眶周水肿加重，面部、双眼睑、胸部及上背部逐渐出现紫红色水肿性红斑（图34-1），双手背可见红斑及Gottron丘疹。

【入院诊断】 肝占位；皮肌炎；高血压。

【既往史】 既往有高血压病史，平时规律服用苯磺酸氨氯地平。乙肝病史20余年，无肿瘤家族史。

【体格检查】 查体：脉搏122次/分，体温37.4℃。

【辅助检查】 实验室检查：ALT 99.2 U/L，AST 207.7 U/L，乳酸脱氢酶551.0 U/L；肌酸激酶1 923.0 U/L，肌酸激酶同工酶95.0 U/L，肌红蛋白376 ng/mL，肌酐60 μmol/L，尿素氮8.52 mmol/L；乙肝三系HBsAg（+），HBsAb（−），HBeAg（−），HBeAb（−），HBcAg（+）；乙肝DNA 7.52×10³ U/mL；AFP 1 975.58 ng/mL，CEA 2.50 ng/mL，CA19-9 66.2 U/mL；肝纤维化指标均增高；免疫球蛋白G 40.74 g/L。

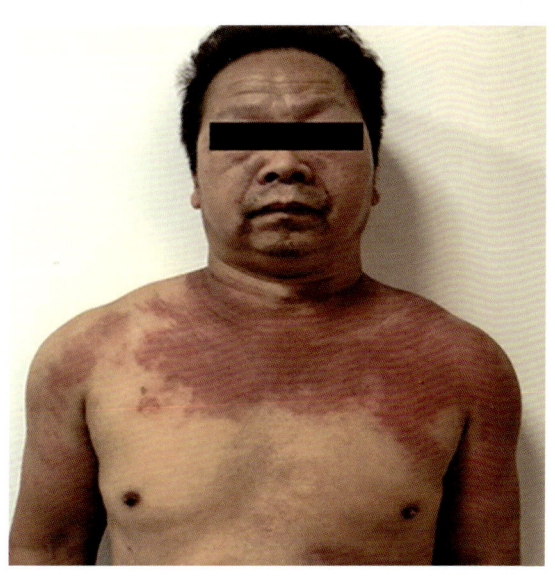

图 34-1 术前皮疹

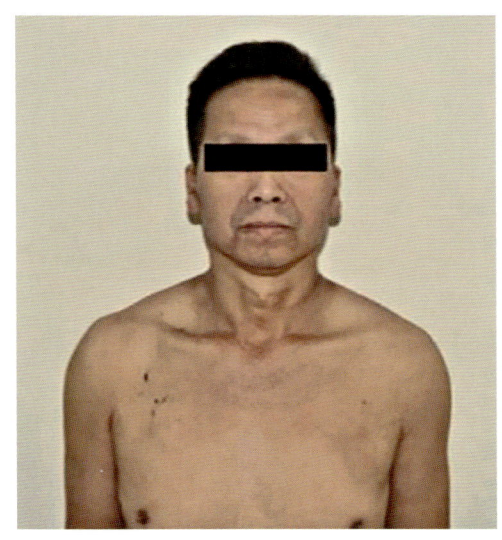

图 34-2　术后第 19 天，皮疹完全消退

特异性抗体检查：抗 Jo-1 抗体（-）；抗 RNP 抗体（-）；抗 Scl 抗体（-）；抗 NXP2 抗体（++）。上腹部增强磁共振 MRI 提示左肝内叶 5.3 cm×6.6 cm 异常信号。

【治疗过程】　术前予护肝降酶治疗，未使用免疫抑制剂及糖皮质激素治疗，风湿免疫科会诊考虑肝癌合并皮肌炎。全麻下行腹腔镜左肝内叶肿瘤切除术，手术顺利，术后第 6 天 AFP 降至 435.78 ng/mL。术后第 12 天，患者皮疹明显消退。术后病理：原发性肝细胞肝癌，切缘阴性。术后予抗炎、补液、护肝及恩替卡韦抗病毒治疗，未使用激素及免疫抑制剂，患者恢复良好，腰腿痛症状缓解，肌酶指标正常，术后第 12 天出院，术后第 19 天，患者皮疹完全消退（图 34-2）。术后予肝动脉介入化疗栓塞治疗 2 次，随访 1 年肿瘤无复发，复查 AFP 及肌酶正常。

二、临床经验

（1）确定诊断：首先需要对患者进行全面的身体检查和实验室检查，以确定患者是否存在原发性肿瘤和皮肌炎。对于皮肌炎的诊断，可以通过肌电图、肌肉活检和血清肌酸激酶等检查手段进行确认。

（2）治疗原发性肿瘤：治疗原发性肿瘤是治疗合并皮肌炎的关键。根据不同的肿瘤类型和分期，可以采用手术、化疗、放疗等综合治疗措施。

（3）控制皮肌炎症状：皮肌炎合并原发性肿瘤的患者常常会出现肌无力、皮疹、关节疼痛等症状，需要及时控制。可以采用皮质类固醇、免疫抑制剂等药物治疗，但需要注意剂量和不良反应。

（4）康复治疗：治疗结束后，患者需要进行康复治疗，包括肌肉锻炼、物理治疗、营养调理等，以帮助患者恢复肌力和身体功能。

（5）需要注意的是，原发性肿瘤合并皮肌炎是一种复杂的疾病，治疗过程中需要综合考虑患者的身体状况、病情严重程度和治疗反应等因素，制订个性化的治疗方案。同时，患者需要定期进行复查和随访，以及注意饮食、生活方式等方面的调整，以维持健康状态。本例患者术前与术后均未使用免疫抑制剂及糖皮质激素治疗，在肿瘤根治性切除之后，皮肌炎的皮疹症状完全消失，肌酶降至正常。

三、知识拓展

皮肌炎属于自身免疫性肌炎，以不同程度的皮疹和肌病为特征。皮肌炎有两个发病高峰：一个发生在 5～15 岁，另一个发生在 40～60 岁，女性居多。其发病机制尚不清楚，但一系列因素如遗传易感性、环境触发因素，以及免疫和非免疫介导的机制，在这种疾病的发展中发挥重要作用。有些观点支持皮肌炎的自身免疫起源，皮肌炎与一些特定自身免疫抗体介导的自身免疫紊乱有关。此外，皮肌炎的特征是存在 T 细胞介导的肌细胞毒性或补体介导的微血管病变。皮肌炎的主要靶点是肌内膜毛细血管内皮细胞，它受到由 C3b、C3bNEO 和 C4b 片段和 C5b-9 形成的膜解攻击复合体的攻击[1]。

研究发现皮肌炎（DM）会伴发于各种不同类型的恶性肿瘤，占皮肌炎患者 20%～30%，且受地区因素的影响，肿瘤的类型与发病率也不一样。对于不明原因且顽固的皮炎，需要考虑到皮肌炎，应及时行肌酶、肌电图及免疫抗体等相关检查。皮肌炎临床症状中皮肤损害以面部红斑合并颈部、四肢、前胸、背部弥漫性红斑和丘疹最常见，肌肉损害主要为四肢近端肌群受累且多表现为肌无力。消化道恶性肿瘤合并皮肌炎病例并不多见，而原发性肝癌合并皮肌炎更少见。

皮肌炎与恶性肿瘤共同发生的机制尚不明，有部分患者在肿瘤得到控制之后，皮肌炎也有所缓解。文献报道，发病年龄＞40 岁的男性，且有恶性红斑、皮肤异色症等症状的皮肌炎患者极易伴发恶性肿瘤，故提高对该疾病的认识，可早期发现、有效控制肿瘤。

参 考 文 献

[1] Didona D, Fania L, Didona B, et al. Paraneoplastic dermatoses: a brief general review and an extensive analysis of paraneoplastic pemphigus and paraneoplastic dermatomyositis [J]. International Journal of Molecular Sciences, 2020, 21（6）: 2178.

病例 35　原发性肝肉瘤误诊为肝囊肿行开窗引流术

厉学民

一、病例介绍

【现病史】　患者男性，53岁，因"右上腹部胀痛1个月"于2016年4月6日入院，查体：意识清，精神可，巩膜不黄，腹软，无压痛及反跳痛，肝肋下未触及，未触及明显包块，双下肢无水肿。

【入院诊断】　肝囊肿。

【辅助检查】　查血白细胞 $4.7 \times 10^9/L$，红细胞 $4.78 \times 10^{12}/L$，HB 145 g/L，PLT $210 \times 10^9/L$，乙肝表面抗原阴性，肿瘤标志物（AFP、CEA、CA19-9）、血生化、凝血功能、尿粪常规均未见明显异常，增强CT提示：右肝巨大囊实性占位，肿瘤首先考虑（图35-1 ①、②、③）。

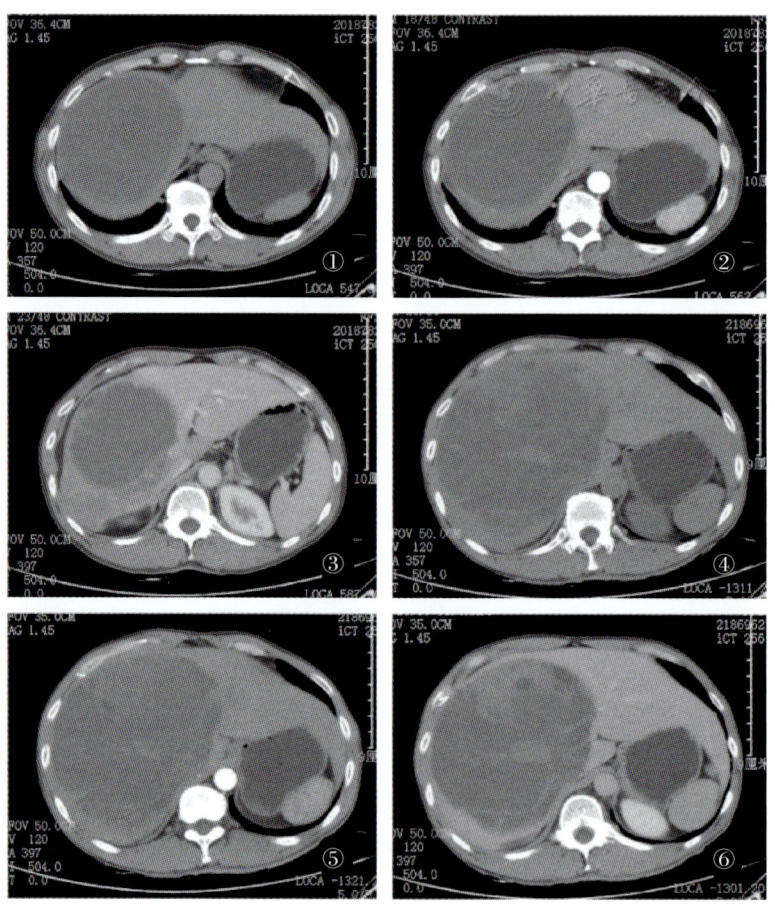

图 35-1　① 第一次术前 CT 平扫；② 第一次术前 CT 增强（动脉期）；③ 第一次术前 CT 增强（门脉期）；
④ 第二次术前 CT 平扫；⑤ 第二次术前 CT 增强（动脉期）；⑥ 第二次术前 CT 增强（门脉期）

【治疗过程】 2016年4月11日在全麻下行腹腔镜检查，术中见肿瘤巨大呈囊性，位于肝Ⅶ、Ⅷ段，穿刺吸尽囊液后切除部分囊壁送快速冰冻病理提示纤维囊壁组织，未见明显恶性肿瘤细胞，术中诊断肝囊肿，行腹腔镜肝囊肿去顶开窗引流术，术后第5天顺利出院，病理提示肝脏纤维囊壁组织。患者因"肝囊肿开窗引流术后4个月余，右上腹胀痛近1个月"于2016年8月23日再次入院，查B超提示右肝混合性占位（肿瘤？），进一步查增强CT提示：右肝混合性囊实性占位，肿瘤首先考虑，肿瘤较前增大，囊性液体较前明显增多（图35-1④、⑤、⑥）。遂于2016年8月26日行肝肿瘤切除+胆囊切除术，术中见右肝及左肝内叶有一大小约20 cm×20 cm肿瘤突出肝脏表面，肿瘤包膜完整，与周围肝组织间隙清楚。术后解剖标本见肝脏囊实性肿瘤，实性成分呈鱼肉状，内有咖啡色液体约1 500 mL。术后病理提示：肝脏梭形细胞区向平滑肌肉瘤分化，考虑梭形细胞恶性肿瘤，免疫组织化学：AFP（−），CD117（−），CD34（−），Ki-67（+），EMA（−），CK-Pan（+），S-100（−），SMA（+），Caldesmon-H（+），Vim（+），CD68（−），Desmin（+），术后病理诊断右肝原发性平滑肌肉瘤。二次手术后6个月门诊复查CT提示肿瘤又复发，患者因经济困难，未再进一步治疗，二次手术1年后死亡。

二、临床经验

（1）分析本例误诊原因：① 临床医师对本病缺乏足够的认识，尽管影像学已提示右肝巨大囊实性占位肿瘤首先考虑，但临床医师仍重视不够；② 影像学检查缺乏特异性，和其他肝脏常见占位性病变类似；③ 术前未行细针穿刺细胞学检查；④ 术中仅取囊壁的外侧壁做快速冰冻病理，未能取内侧壁实性成分做快速冰冻病理，导致术中进一步误诊，以及采取错误的手术方式——开窗引流术。

（2）本例患者因误诊为肝囊肿而行开窗引流术，导致患者术后4个月肿瘤就复发，又再次手术行肝肿瘤切除，术后病理提示原发性肝平滑肌肉瘤而明确了诊断，但第二次手术后6个月肿瘤又复发。本例肝肉瘤因误诊误治，导致肿瘤很快复发，给患者带来不良的预后及结果，教训极其深刻，应引以为戒。由于肝肉瘤进展快、预后差，一般不主张姑息性切除。对不能手术切除的肝肉瘤可做射频或冷冻治疗，也可做肝动脉插管栓塞化疗（TACE），但疗效不是很确切。

（3）总之，我们认为肝脏肿物，无肝炎、肝硬化背景，且AFP不高，应考虑到肝肉瘤的可能；尤其当影像学表现肿物为囊性或囊实混合性，且囊壁较厚，厚薄不均或呈多个分隔时，更不能排除肝肉瘤的诊断。提高对该疾病的认识，可减少误诊误治，积极外科手术治疗可改善患者的预后。

三、知识拓展

原发性肝肉瘤在所有肝脏恶性肿瘤中极为罕见，其组织学类型复杂、临床表现隐匿、影像学缺乏特征性表现，所以术前诊断比较困难，容易误诊。本病可发生于任何年龄，但以小儿及 50～60 岁多见，具体病因及发病机制尚不明确。患者多无肝病背景，早期亦无特异性表现，上腹部疼痛、肝大、肝脏肿块是本病的主要临床表现，一旦出现这些症状往往已是疾病晚期，加之实验室检查多为阴性，因此难以引起临床重视。再者，肝肉瘤组织来源广泛，分类繁杂，包括淋巴肉瘤、纤维肉瘤、平滑肌肉瘤、血管肉瘤等。本病的术前诊断更多依赖于影像学检查，往往因影像学表现和其他肝脏常见占位性病变类似而引起误诊[1]。

根据国内外文献报道，肝肉瘤的影像学检查具有以下特点。① 超声检查：可发现肝内病灶呈境界清楚的异常回声区，其内可有液性区。② CT 表现：平扫表现为肝脏实质内巨大囊性或囊实性肿块，密度不均，多以囊性成分为主，边界清晰。增强扫描动脉期肿块实性部分轻、中度强化，门脉期强化更加明显。③ 血管造影：多表现为少血管或无血管。临床症状、肿瘤标志物、影像学检查，虽然可提示诊断，但本病的确诊需依靠组织病理学检查尤其是免疫组织化学染色检查。

手术切除是原发性肝肉瘤首选的治疗方法，根治切除范围应至少包括周围 1 cm 的正常肝组织[2]。原发性肝肉瘤患者预后很差，国内报道 1 年、3 年、5 年生存率分别为 58.8%、29.4% 及 11.7%，患者中能够手术切除肿瘤患者的生存期均长于无法手术切除肿瘤患者。因此，对能够切除肿瘤的患者应积极外科手术治疗。临床研究认为，是否完整切除肿瘤是患者预后的重要因素。

参 考 文 献

[1] Abdo A A, Karim H A A, Fuhaid T A, et al. Saudi gastroenterology association guidelines for the diagnosis and management of hepatocellular carcinoma: summary of recommendations [J]. Saudi Journal of Gastroenterology, 2007, 13（1）：45-48.

[2] Waghray A, Murali A R, Menon K V N, et al. Hepatocellular carcinoma: From diagnosis to treatment [J]. World J Hepatol, 2015, 7（8）：1020-1029.

病例 36 肝嗜酸性肉芽肿误诊为转移性肝癌

厉学民

一、病例介绍

【现病史】 患者男性，70岁。因体格检查发现右肝占位性病变1周，于2012年9月12日入院。患者于3年前因胃窦癌在我院行胃癌根治术，术后切除标本行病理检查示胃中分化腺癌侵犯黏膜肌层，淋巴结无转移，术后予以FOLFOX化疗方案治疗3个疗程。

【入院诊断】 肝占位：转移性肝癌？

【个人史】 患者既往无药物过敏史，无明确结核病及寄生虫病史，也无食生鱼史。

【体格检查】 体温35.4℃，脉搏78次/分，呼吸20次/分，血压116/65 mmHg（1 mmHg=0.133 kPa）。患者消瘦，体重为45 kg；全身皮肤、巩膜无黄染，浅表淋巴结未触及肿大。心肺无明显异常。腹部平坦，腹上区有一纵形手术瘢痕，未见胃肠型及蠕动波，无腹壁静脉曲张。肝、脾肋下未触及，腹部未触及包块，无压痛。腹部叩诊呈鼓音，肝区无叩击痛。腹部移动性浊音阴性，肠鸣音4~5次/分。

【辅助检查】 实验室检查：血常规白细胞$5.7×10^9$/L，中性粒细胞占0.57，淋巴细胞占0.20，单核细胞占0.05，嗜酸性粒细胞计数$0.9×10^9$/L，嗜酸性粒细胞占0.16，Hb 122 g/L，PLT $257×10^9$/L。肝功能检查：TP 67.3 g/L，Alb 39.1 g/L，TBi 16.7 μmol/L，ALT 24 U/L，AST 39 U/L；抗HBs、抗HBe、抗HBc阳性，HBV DNA定量检测$<5×10^2$ kU/L；肝脏储备功能检查ICGR15为8%，血清肿瘤标志物检测：AFP 3.9 μg/L，CEA 4.0 μg/L，CA19-9 9.0 kU/L，凝血功能检查PT 12.4秒，肝功能Child A级。外院腹部B超检查：肝Ⅵ段大小为2.5 cm×1.8 cm低回声团，呈"牛眼征"，考虑转移性肝癌。腹部CT检查：胃癌术后，见吻合口影，残胃未见明显软组织增厚影。肝Ⅱ段见圆形低密度影，直径约为4 mm，增强扫描未见明显异常强化。肝Ⅵ段可见一圆形低密度影，大小约为1.8 cm×1.8 cm，增强扫描可见轻度强化（图36-1①、②）。MRI检查：肝Ⅱ段见类圆形长T_1和长T_2异常信号，动态增强扫描后未见明显异常强化。肝Ⅵ段见类圆形长T_1和长T_2异常信号，T_2WI示肝Ⅵ段稍高信号影，大小约2.4 cm×1.7 cm，中间较高信号影；动态增强扫描示肝Ⅵ段类圆形环形强化异常信号（图36-1③、④）。PET-CT检查：胃大部缺如，残胃与十二指肠吻合口部未见放射性物质分布异常浓聚灶；肝Ⅵ段见一类圆形低密度影，界限不清楚，大小约为2.4 cm×2.5 cm，放射性物质分布略浓聚，最大SUV值为2.9；肝左外叶见一更低密度影，大小约为0.5 cm×0.5 cm，放射性物质分布稀疏（图36-1⑤）。根据CT、MRI及PET-CT检查结果，术前诊断为胃癌术后转移性肝癌。

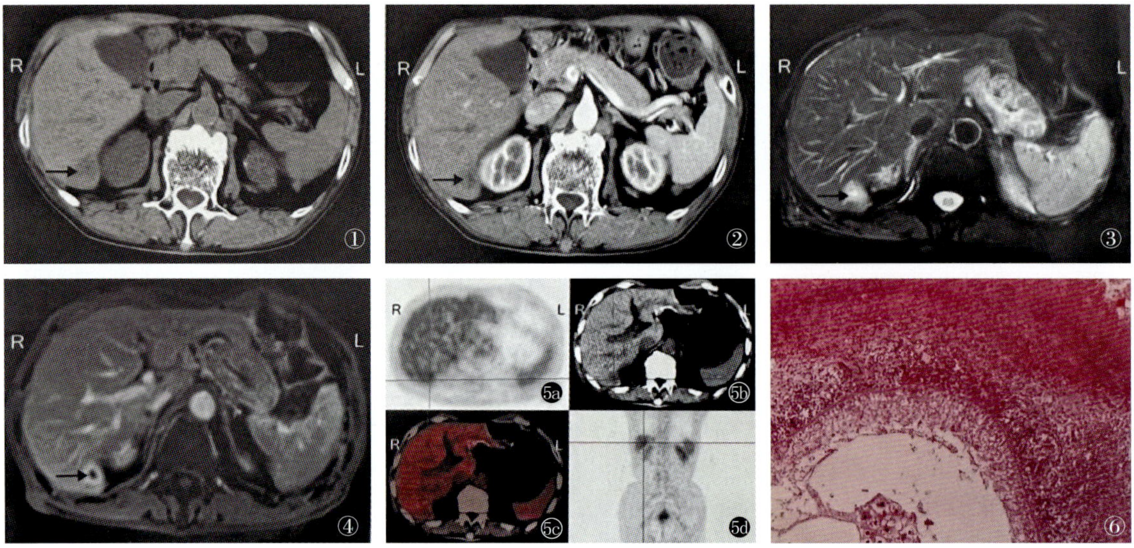

图 36-1 ① CT 平扫检查示肝Ⅵ段一圆形低密度影（→），大小约为 1.8 cm×1.8 cm。② 增强 CT 扫描检查示肝Ⅵ段一轻度强化的圆形低密度影（→）。③ MRI 检查 T_2WI 示肝Ⅵ段稍高信号影，中间较高信号影（→）。④ MRI 动态增强扫描检查示肝Ⅵ段类圆形环形强化（→）异常信号。⑤ PET-CT 检查结果 5a：PET 检查示肝Ⅵ段病灶放射性分布略高于正常肝脏组织；5b：CT 检查示肝Ⅵ段病灶密度略低，界限欠清晰；5c：PET-CT 融合图像，显示病灶解剖定位及脱氧葡萄糖代谢状况；5d：PET 容积图像，病灶在 PET 图像上立体定位。⑥ 病理检查示肝组织内见寄生虫体，囊肿旁为大量嗜酸性粒细胞浸润及多核巨细胞 HE×200

二、临床经验

（1）本例患者术前误诊为胃癌术后转移性肝癌，从而误导临床医师选择了外科治疗，对患者造成了不必要的手术创伤。对诊断明确的寄生虫性 HEG，可服用吡喹酮等治疗。Jin 等的研究结果表明：HEG 患者口服吡喹酮治疗 12 周后，CT 检查示肝脏病灶几乎完全消失，嗜酸性粒细胞计数恢复正常[1]。本例患者术前嗜酸性粒细胞计数明显增高，经手术切除肿瘤后降至正常，证明外科手术治疗效果明确。笔者认为：对于病灶较小、无症状、诊断明确的 HEG 患者，可予以随访观察，明确由寄生虫病感染所致者，可服用药物治疗；而对于病灶较大、临床症状明显或病灶虽小，但不能排除恶变者，应予以外科手术治疗。总之，HEG 术前诊断困难，极易误诊。

（2）本例手术治疗虽解除了患者肿瘤复发转移的心理负担，同时避免了不必要的术后化疗，但在诊断该病中，临床医师应综合分析患者病情，拓宽诊断思维，以免误诊给患者造成不必要的手术创伤。

三、知识拓展

肝嗜酸性肉芽肿是一种肝脏良性疾病，具有肉芽肿的形态学特征，是肝脏对相关致病因素产生的一种局部慢性炎性反应。该病的病理表现为网状细胞增生以及嗜酸性粒细胞浸润，常伴有内脏浸润，内脏浸润以胃肠道、肺、心内膜为主，而 HEG 极为少见[2]。

　　HEG 多见于寄生虫病、药物引起的过敏反应等变态反应性疾病，但也有部分原因不明者。HEG 临床表现无特异性，术前诊断困难。B 超、CT 及 MRI 等影像学检查均无特异性。CT 检查 HEG 病灶区可有低密度影呈网状，增强扫描后呈轻度强化，其内可见分隔状强化影。临床上仅凭影像学检查诊断 HEG 极为困难，常需与下列疾病相鉴别：① 原发性肝癌：多有乙型肝炎病毒肝炎病史，血 AFP 常升高，CT 增强扫描检查表现为"快进快出"的强化方式。② 肝脓肿：发病急且病程短，一般多伴发热、白细胞增高，但外周血嗜酸粒细胞计数未升高。③ 肝局灶结节性增生：患者 MRI 增强扫描检查病灶动脉期强化，大多可见典型的中央星状瘢痕。④ 转移性肝癌：患者常表现为多发病灶，有原发癌症病史，B 超和 MRI 检查病灶表现为"牛眼征"，但 CT 检查无 HEG 病灶特征性的网格状改变。外周血嗜酸性粒细胞计数升高，以及生鱼或者其他动物接触史是临床诊断 HEG 的重要依据，当临床上遇到外周血嗜酸性粒细胞计数升高（$> 0.45 \times 10^9$/L），同时伴有肝脏占位性病变时，应考虑 HEG 可能。术前 B 超定位下细针穿刺，有助于明确病变性质，可避免不必要的手术探查，术后肝组织病理检查可确诊该病[3]。

参 考 文 献

[1] Jin S A, Jo D Y, Lee H J. An eosinophilic pseudotumour in the liver [J]. Br J Haematol, 2009, 146（3）: 232.
[2] Kim H M, Kim G H, Jeon T Y, et al. Eosinophilic granulomatous reactions in the liver: imaging findings and clinical significance [J]. AJR Am J Roentgenol, 2007, 189（3）: W126-W133.
[3] Lee J H, Lee W J, Lee S J, et al. Eosinophilic abscess and granuloma of the liver: imaging findings [J]. American Journal of Roentgenology, 2006, 187（3）: W318-W325.

病例 37 晚期胆囊癌经综合治疗后实现肿瘤完全缓解

刘 晨

一、病例介绍

【现病史】 患者女性，63岁，主因"上腹部隐痛伴食欲减退半年"就诊。患者于入院半年前出现上腹部隐痛伴食欲减退，后腹痛症状逐渐加重，遂于当地医院体检行上腹部彩超提示胆囊癌伴周围肝脏侵犯，肝门部及腹膜后多发淋巴结肿大，考虑为癌转移，遂就诊我院门诊。

【入院诊断】 胆囊恶性肿瘤（Nevin分期，Ⅴ期），肝部继发恶性肿瘤，腹腔淋巴结继发恶性肿瘤。

【既往史】 既往无其他病史。

【体格检查】 生命体征平稳，腹平软，全腹无压痛，无反跳痛及肌紧张，未触及明显肿块，肠鸣音3次/分，移动性浊音阴性。

【辅助检查】 上腹部MRI检查示：胆囊形态消失伴异常信号肿物，考虑胆囊癌，累及邻近肝实质；腹腔及腹膜后多发淋巴结肿大，考虑为癌转移。

肝穿刺活检：低分化腺癌，免疫组化结果不支持肝细胞源性，结合影像学检查，考虑胆囊来源可能。

肿瘤标志物：CA19-9：1536 U/mL；CEA：179 μg/mL；CA242：293 U/mL。

基因检测结果显示：*STK11 R104Sfs*25*，*TP53 H193R*，*KRAS G12R*，肿瘤突变负荷（TMB）为每兆碱基6.3个突变（mut/Mb）。根据测序数据，肿瘤病变为MSI低，PD-L1表达的综合阳性评分（CPS）为20分（表37-1）。

表37-1 基因检测结果

基　　因	活检组织
STK11	*R104Sfs*25*
TP53	*H193R*
KRAS	*G12R*
BRD4	基因扩增
CCNE1	基因扩增
NOTCH3	基因扩增
PKN1	基因扩增
PRKACA	基因扩增

【治疗过程】 患者于门诊行 4 个周期的 Gemox 方案化疗联合特瑞普利单抗免疫治疗，复查发现肝内肿瘤病灶及腹腔肿大的淋巴结明显缩小，如图 37-1 所示。CA19-9 和 CEA 水平明显下降，如图 37-2 和图 37-3 所示。

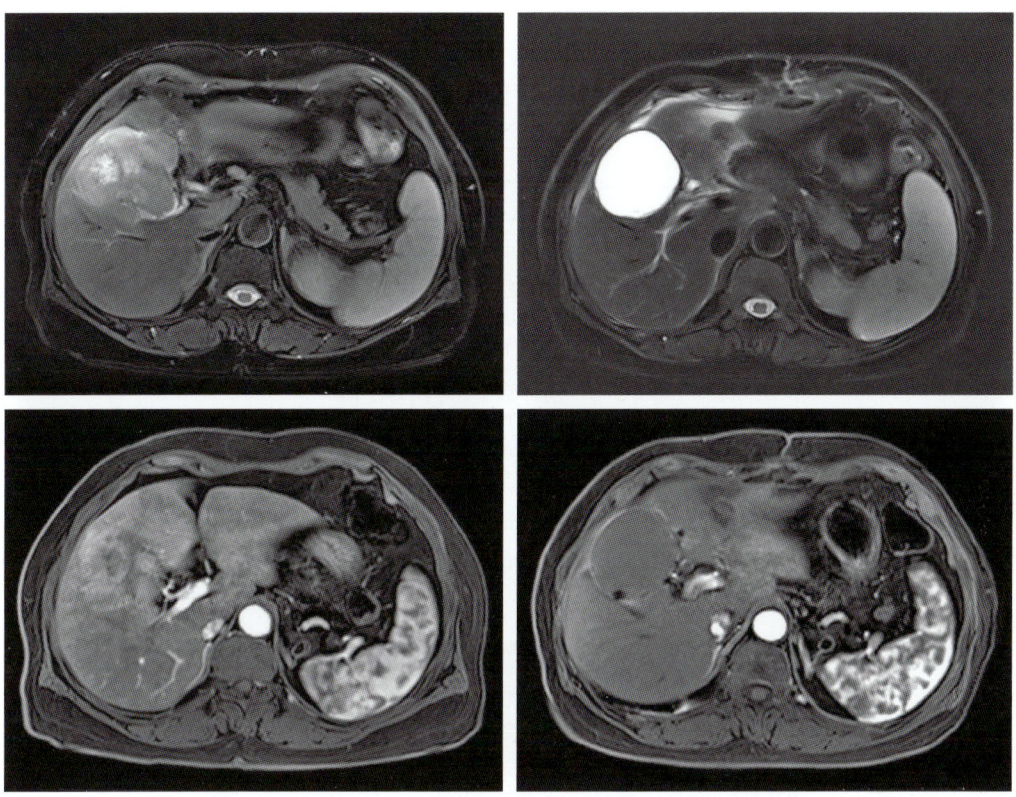

图 37-1 治疗后 MRI 检查示肝内肿瘤病灶及腹腔肿大的淋巴结明显缩小（左侧为治疗前 MRI 的表现，右侧为 4 个周期治疗后的表现）

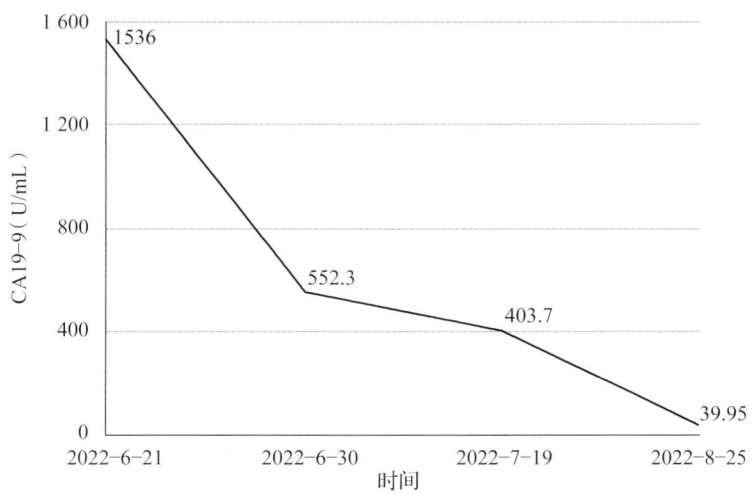

图 37-2 治疗后 CA19-9 明显下降

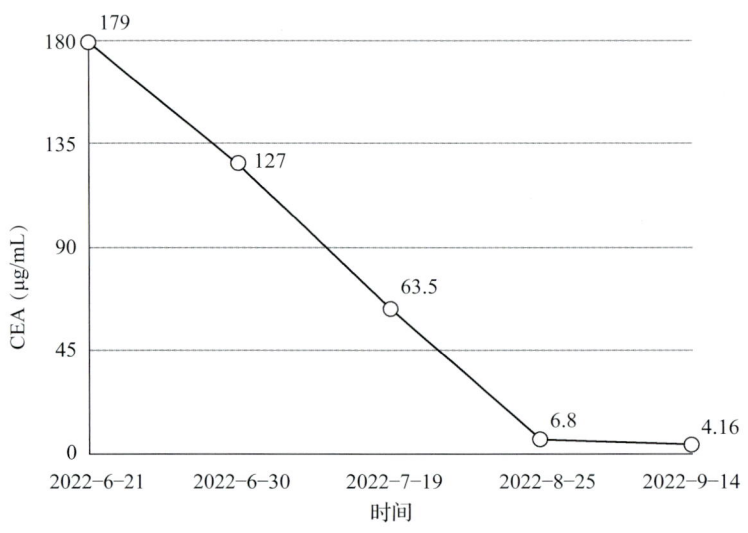

图 37-3　治疗后 CEA 明显下降

患者完善相关检查，排除手术禁忌后在全麻下行胆囊癌根治术（肝Ⅳb＋Ⅴ段切除＋胆囊切除＋肝门部淋巴结清扫术）。术中见：肝脏周围呈现明显炎症反应，肝门部肿大淋巴结呈现明显纤维化，切除肝脏标本剖开呈现坏死样表现（图 37-4）。

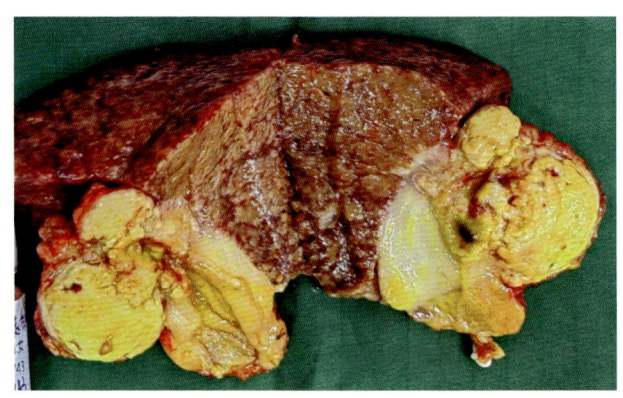

图 37-4　肝脏标本剖开呈现坏死样表现

术后病理检查提示：（胆囊恶性肿瘤化疗联合免疫治疗后）呈现大片坏死伴大量淋巴细胞、浆细胞浸润，可见组织细胞反应、多核巨细胞聚集，局部梭形细胞增生，区域淋巴结呈现反应性增生。

患者术后 2 年定期复查，随访配合，无复发迹象。

二、知识拓展

胆囊癌症（gallbladder carcinoma，GBC）是一种侵袭性胆道癌，预后差，病死率高。由于无症状特征的特点，早期诊断仍然很困难。根治性手术仍然是 GBC 的最佳治疗选择。然而，它仅占初始诊断时患者的 10%[1]。对于晚期 GBC 患者，标准的一线全身治疗仍然是吉西他滨或 5-氟尿嘧啶为基础的化疗[2]。随着免疫治疗药物如免疫检查点抑制剂（immune checkpoint inhibitor，ICI）在恶性肿瘤中的深入应用，它已经引起了胆道恶性肿瘤（biliary tract carcinoma，BTC）领域治疗的范式转变。免疫治疗可能对特定生物标志物产生有效反应，如 PD-L1 表达、微卫星不稳定性（microsatellite instability，MSI）、肿瘤突变负荷（tumor mutation burden，TMB）、DNA 损伤修复。最近，临床试验，如 KEYNOTE-158 和 KEYNOTE-028 研究，显示了帕博利珠单抗对晚期 BTC 患者治疗的有利效果和安全性[3]。

目前的研究表明，*STK11* 突变可能会诱导 T 细胞耗竭和免疫抑制细胞因子的分泌，导致 PD-L1 表达较弱的未感染肿瘤微环境（tumor microewironment，TME）[4]。*STK11/TP53/KRAS* 三重突变在胆囊癌中相对罕见，因此，这些复合突变在免疫治疗中的效果尚未被讨论过。该病例显示了对化疗联合免疫治疗策略的良好反应。据我们所知，这是第一例描述携带 *KRAS/STK11/TP53* 共突变的 pCR 临床结果 GBC 患者的病例。最近的一份报告显示，一线化疗后，晚期非小细胞肺癌的 *STK11/TP53/KRAS* 三重突变比 *STK11/KRAS* 联合突变或单独 *SKT11* 突变预后更好[5]。也有报道称，尽管 PD-L1 表达很强，但帕博利珠单抗单药治疗携带 *KRAS/STK11/TP53* 共突变的 NSCLC 后的不良临床结果[6]。其中相关的作用机制仍有待继续研究。

参 考 文 献

[1] Goetze T O. Gallbladder carcinoma: Prognostic factors and therapeutic options [J]. World J Gastroenterol, 2015, 21（43）：12211-12217.

[2] Valle J W, Lamarca A, Goyal L, et al. New horizons for precision medicine in biliary tract cancers [J]. Cancer Discov, 2017, 7（9）：943-962.

[3] Piha-Paul S A, Oh D Y, Ueno M, et al. Efficacy and safety of pembrolizumab for the treatment of advanced biliary cancer: Results from the KEYNOTE-158 and KEYNOTE-028 studies [J]. Int J Cancer, 2020, 147（8）：2190-2198.

[4] Koyama S, Akbay E A, Li Y Y, et al. STK11/LKB1 deficiency promotes neutrophil recruitment and proinflammatory cytokine production to suppress T-cell activity in the lung tumor microenvironment [J]. Cancer Res, 2016, 76（5）：999-1008.

[5] Bange E, Marmarelis M E, Hwang W T, et al. Impact of KRAS and TP53 Co-mutations on outcomes after first-line systemic therapy among patients with STK11-mutated advanced non-small-cell lung cancer [J]. JCO Precis Oncol, 2019, 3（3）：1-11.

[6] Kwack W G, Shin S Y, Lee S H. Primary resistance to immune checkpoint blockade in an STK11/TP53/KRAS-mutant lung adenocarcinoma with high PD-L1 expression [J]. Onco Targets Ther, 2020, 13: 8901-8905.

第 5 章
胰腺疾病

病例 38　根治性胰十二指肠切除术中门静脉系统切除重建（一）

梁雨荣

一、病例介绍

【现病史】 患者男性，69 岁，因"阵发上腹部胀痛不适 3 月余"入院，患者于 3 月余前无明显诱因出现阵发性上腹部胀痛，夜间加重，伴恶心，食欲减退，皮肤巩膜出现黄染，皮肤瘙痒，小便浓茶色，大便灰色。未诉反酸、呕吐、呕血、黑便等异常。2021 年 1 月 15 日于当地医院行腹部增强 CT 检查提示：① 胰头增大伴钙化，胰管扩张伴壁结节，考虑胰腺导管内乳头状黏液瘤（IPMN）或胰腺癌；② 低位胆道梗阻征象，考虑胆总管受压或肿瘤侵犯可能性大。2021 年 1 月 24 日进一步行腹部增强 MRI 提示：① 胰头区不均匀弱强化影，伴胰管明显扩张，胰管内多发结节，考虑胰腺导管内乳头状黏液癌可能。② 低位胆道梗阻征象，胆总管下段未见显影，局部见明显强化影，胆总管恶性肿瘤？胰头压迫所致？请结合临床。③ 胆汁淤积征象。20 余日前行 PTBD 减黄，为行进一步治疗于 2021 年 2 月 19 日由门诊以"胰头肿瘤：IPMN？PTBD 引流术后"收治入院。目前精神状态良好，体力可，食欲下降，体重下降约 7 kg，大小便颜色、性质等未见异常。专科查体未见皮肤巩膜黄染，PTBD 引流管在位通畅，腹平软，无压痛、反跳痛、肌紧张，未及腹部包块，肝脾肋下未触及，墨菲征阴性，无移动性浊音，肠鸣音正常。

【既往史及家族史】 患者既往 2 型糖尿病病史 7 年，规律予以胰岛素及药物治疗，血糖控制可。

【个人史】 无吸烟、饮酒史。

【家族史】 家族中无遗传性、传染性及肿瘤性疾病病史。

【辅助检查】 入院后行腹部增强 MRI 检查提示：胰头颈部少血供实性肿物，直径约 41 mm，远端胰管显著扩张并多发附壁结节，考虑恶性，IPMN 伴癌变可能性大。门静脉、腹腔干及肠系膜血管未见明显受累，腹膜后未见异常肿大淋巴结；胆总管胰腺段管腔狭窄，其上水平轻度扩张。血常规及生化检查提示：血红蛋白：104 g/L；直接胆红素：11.7 μmol/L；γ-谷氨酰基转移酶：171.6 U/L；肿瘤标志物：CA19-9：314.1 U/mL；CEA：11.71 μg/L。

【入院诊断】 ① 胰头肿瘤：主胰管型 IPMN 伴浸润性癌；② 胆道梗阻：PTBD 术后；③ 轻度贫血。

【治疗过程】 由于病变累及主胰管全程，拟行全胰十二指肠切除术。取右上腹反"L"形切口，逐层切开腹壁入腹腔。探查见腹腔内无腹水，肝脏无淤胆表现，肝表面光滑未触及结节，腹壁及盆腔未见转移结节，肠系膜根部未见明确肿大淋巴结。胆囊大小正常，胆总管稍扩张，直径约 1.0 cm，胆总管内可扪及支架。肝十二指肠韧带内可触及肿大质韧淋巴结。胰头部可扪及直径约 3 cm×3 cm 的质硬肿物，胰腺质地硬，全程胰管扩张，胰体尾可触及质硬结节。

游离、结扎和切断胆囊动脉，分离并结扎胆囊管，于底部切开胆囊浆膜逆行剥离胆囊至胆囊颈部，确认胆囊管无误。解剖并骨骼化肝十二指肠韧带，见肝左右动脉分支位置较低，肝右动脉走行于胆总管后方，肝总动脉旁淋巴结肿大，予以清扫。注意保护肝左右动脉，于左右肝管汇合部下方离断胆总管，向下游离胆总管，至胰腺上缘。分离出肝总动脉及胃十二指肠动脉（直径约 4 mm），双重结扎胃十二指肠动脉，并切断。向左侧游离肝总动脉，清扫其周围的淋巴脂肪组织。向上方牵引肝总动脉，清扫门静脉前方的淋巴脂肪组织。于胃的中部切断胃结肠韧带，结扎切断肝胃韧带，分别游离结扎大、小弯侧血管弓，用直线切割闭合器离断远端胃窦部，断面电刀止血后备用。切开 Treitz 韧带，松解十二指肠空肠曲，将上段空肠自 Treitz 韧带切开处拉至横结肠上区。沿胰腺上下缘分离，紧贴脾动静脉前方游离胰腺，所遇细小血管予以结扎切断，胰尾处应用直线切割闭合器离断。将胰腺、远端胃、十二指肠、上段空肠、肝外胆管均拉至右侧，显露门静脉及肠系膜上静脉与胰腺钩突部，胰头部肿瘤侵及肠系膜上静脉右侧壁，将门静脉及肠系膜上静脉用门静脉拉钩拉向左侧，逐个结扎汇入门静脉及肠系膜上静脉的细小属枝，分段结扎切除胰头后方的淋巴、神经及脂肪组织，沿肠系膜上动脉右侧，结扎切断结缔组织，近端 4-0 带针线 8 字缝扎止血，完整切除钩突。处理上段空肠系膜血管，直线切割闭合器横断上段空肠，整块移去切除的肿瘤所在胰腺、胃窦部、十二指肠及部分空肠。游离肠系膜上静脉，将肿瘤侵及血管切除约 3 cm，应用 5-0 prolene 线连续缝合，重建肠系膜上静脉（图 38-1），温水冲洗术野，严格止血。

于原 Treitz 韧带处提取近端空肠，用 4-0 可吸收线行连续法单层胆管-空肠端侧吻合。距胆肠吻合口 55 cm 以远处用直线切割闭合器行空肠与残胃端大弯后壁侧侧吻合，（输入对小弯）吻合口直径约 4 cm，胃管不过吻合口；4-0 可吸收线连续缝合关闭胃前壁缺口。距胃肠吻合口 15 cm，以直线切割闭合

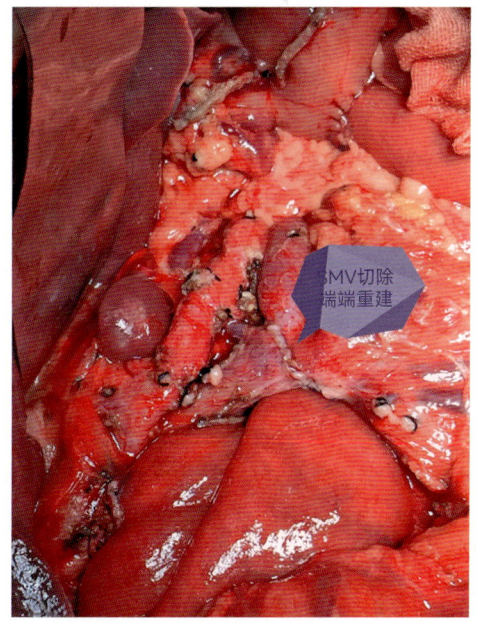

图 38-1 SMV 切除端端重建

器行空肠输入-输出袢侧壁侧侧吻合（Brown 吻合），吻合口直径 5 cm，4-0 可吸收线连续缝合关闭肠壁缺损。

严格止血，冲洗腹腔，明确无活动性出血、胰漏和胆漏，局部压塞可吸收止血材料。于文氏孔、胰肠吻合口前方、胰肠吻合口后方各放置引流管一根，均由切口下方另戳洞引出。清点纱布器械无误，腹腔留置缓释氟尿嘧啶，双肌肉线逐层关腹。

术中麻醉平稳，手术时长 410 分钟，出血约 50 mL，未输血，手术后患者安返肝胆监护病房。切除标本送常规病理。

术后常规给予抗感染、抑酸、保肝、静脉营养、抗凝治疗，常规病理检查回报：胰头低分化导管腺癌伴鳞化，肿瘤大小 5 cm×2.5 cm×1.6 cm，癌组织侵及胰腺被膜，可见神经侵犯。送检（肝十二指肠韧带、胃小弯）淋巴结及自取胰周、胆囊周及胃小弯淋巴结均未见癌转移。送检部分肠系膜上静脉血管可见癌组织累及血管壁。胃吻合钉切缘及十二指肠吻合钉切缘未见癌。十二指肠、胆囊、肝外胆管及远端胃未见癌。免疫组化结果：PD-L1（22C3）（CPS=25）。术后患者恢复良好，于 2021 年 3 月 16 日拔除腹腔引流管后出院。

二、临床经验

本病例中患者出现肿瘤相关性黄疸，影像学检查提示出现多项恶变高危征象（胰头乏血供肿块、主胰管显著扩张、多发增强壁结节），且 CA19-9 显著升高，故 IPMN 合并浸润性癌诊断基本明确。由于病变累及胰管全程，根治性全胰十二指肠切除是根除病灶的最佳术式选择，但考虑到患者高龄及全胰切除的高风险性及其导致的胰腺内外分泌功能丧失对生活质量的显著影响，本诊疗组对患者的心肺功能、营养状态等手术适应性指标进行了全面评估，进一步就手术潜在获益、风险及远期影响等方面对患者家属进行充分告知，结合患者意愿最终做出手术决定。

合并门静脉系统侵犯的胰腺恶性肿瘤的外科切除重建对患者预后的改善已获得广泛共识，本诊疗组对相关技术及应用指征亦已积累丰富经验。本病例中患者胰头部肿瘤侵及肠系膜上静脉右侧壁，对受侵部分予以切除，连续缝合缺损血管壁，实现肠系膜上静脉原位重建，血管管腔无明显缩窄，术后超声提示血流通畅，无血栓形成，且术后肝功能恢复良好，血管切缘未见肿瘤侵犯，证明了该术式的安全性与有效性。

三、知识拓展

胰腺导管内乳头状黏液瘤（intraductal papillary mucinous neoplasm, IPMN）是主要的胰腺癌前病变之一，其进展贯穿了从良性到恶性的整个过程，恶变进展形式及途径多样，目前被认为是一种高度异质的可诱导整个胰腺出现癌变的复杂病变[1]。IPMN 的恶变潜能决定了其基本治疗原则为对早期浸润性癌，以及具有高度恶变风险的含高度不典型增生成分的病灶进行切除，并对所有患者进行密切监控随访。目前对于可疑恶变病灶的手术治疗多推荐采用包括胰十二指肠、胰体尾、胰腺中段乃至全胰在内的胰腺解剖性切除联合区域淋巴结清扫，此类根治性术式总体风险较大，并发症发生率高，即便对于少数采用胰腺实质保留术式的病例，手术风险亦不容小觑，且IPMN总体发病年龄较高，部分高龄患者可能合并严重基础疾病，增加手术风险，而相对较短的预期寿命同样制约手术带来的生存获益，因此目前关于IPMN治疗决策达成的基本共识是应综合考虑病变性质与患者状况及手术意愿，以实现患者临床获益最大化为根本目标，制订个体化治疗、随访方案，而这一个体化评估决策过程中的核心问题及当前面临的最大难点是对肿瘤生物学行为，即病变性质及进展趋势的准确评估。

近年随着影像学技术的进步，国际胰腺病学会（2017）、欧洲胃肠病学会（2018）、美国胃肠病学院（2018）等多个胰腺病中心根据最新循证医学证据对既往指南进行了更新，提出了IPMN恶变进展的高危特征，并以此作为病灶性质评估、手术决策及监控随访模式选择的主要依据[2-4]。目前各指南对合并主胰管病变的IPMN予以积极手术治疗的观点得到广泛共识，主胰管直径≥10 mm被认为是直接手术指征，而直径5~9.9 mm被视作担忧因素，需结合其他因素考虑是否手术[5]。而分支胰管型病变恶变概率相对低，需结合囊灶大小及生长速率评估其恶变倾向，各指南均根据不同的循证医学证据提出自己的标准，但普遍证据级别不高，关于截断值亦并未达成共识[2]。超声内镜及相关衍生技术的发展在IPMN诊断、评估中扮演日益关键的角色，在恶变特征评估方面相对CT/MRI有显著优势，另外，囊液细胞学和基因突变分析也是IPMN病变性质评估的热点方向[6, 7]。

总体而言，IPMN病变性质及进展趋势的评估是其治疗决策的核心问题，一方面，要继续开发新型更为高效的诊断鉴别手段，积累高质量循证医学证据，对当前指南进行完善，以大样本、高质量数据为基础，对包含影像特征、血清标志物等在内的多维预测指标进行整合的组学方法是提升预测效能的重要方向。另一方面，更要从根本上对IPMN起病、演化等生物学行为有更深刻的认识。临床实践、技术/理念革新和证据积累三位一体发展是实现精准化、个体化评估决策，不断提升患者临床获益的必由之路。

参 考 文 献

[1] Li J, Wei T, Zhang J, et al. Intraductal papillary mucinous neoplasms of the pancreas: a review of their genetic characteristics and mouse models [J]. Cancers (Basel), 2021, 13 (21): 5296.

[2] Tanaka M, Fernández-del Castillo C, et al. Revisions of international consensus Fukuoka guidelines for the management of IPMN of the pancreas [J]. Pancreatology, 2017, 17 (5): 738-753.

[3] European Study Group on Cystic Tumours of the Pancreas. European evidence-based guidelines on pancreatic cystic neoplasms [J]. Gut, 2018, 67 (5): 789-804.

[4] Lta G H, Enestvedt B K, Sauer B G, et al. ACG clinical guideline: diagnosis and management of pancreatic cysts [J]. Am J Gastroenterol, 2018, 113 (4): 464-479.

[5] Del Chiaro M, Beckman R, Ateeb Z, et al. Main duct dilatation is the best predictor of high-grade dysplasia or invasion in intraductal papillary mucinous neoplasms of the pancreas [J]. Ann Surg, 2020, 272 (6): 1118-1124.

[6] Machicado J D, Chao W L, Carlyn D E, et al. High performance in risk stratification of intraductal papillary mucinous neoplasms by confocal laser endomicroscopy image analysis with convolutional neural networks (with video) [J]. Gastrointest Endosc, 2021, 94 (1): 78-87.e2.

[7] Suenaga M, Yu J, Shindo K, et al. Pancreatic juice mutation concentrations can help predict the grade of dysplasia in patients undergoing pancreatic surveillance [J]. Clin Cancer Res, 2018, 24 (12): 2963-2974.

病例 39　根治性胰十二指肠切除术中门静脉系统切除重建（二）

梁雨荣

一、病例介绍

【现病史】　患者女性，66 岁，约 1 个月前无明显诱因间断出现餐后腹痛、背痛，伴腹泻、寒战、高热，全身皮肤未见黄染，无恶心、呕吐、呕血、黑便、胸闷、胸痛等异常。就诊于当地医院行补液、抗感染等对症治疗，症状未见明显好转。2023 年 1 月 13 日行腹部增强 CT 检查提示：胰头肿瘤，考虑 Ca；进一步我院门诊行 PET-CT 检查提示：胰腺头颈部高代谢病变，胰管扩张，门腔间隙高代谢淋巴结，考虑胰腺癌伴淋巴结转移可能性大。遂于 2023 年 1 月 25 日以"胰头肿瘤"收入我科。患者目前精神状态欠佳，体力正常，食欲欠佳，睡眠较差，体重下降约 10 kg，大便糊状，颜色可，小便正常。

【既往史】　既往乙肝病史 40 余年，口服恩替卡韦 1 次 / 日，规律复查未见复发。2022 年 9 月因胆囊炎行"腹腔镜下胆囊切除术"。无吸烟、饮酒史。

【家族史】　家族中无遗传性、传染性及肿瘤性疾病病史。

【体格检查】　专科查体未见皮肤巩膜黄染，腹平软，无压痛、反跳痛、肌紧张，未及腹部包块，肝脾肋下未触及，墨菲征阴性，无移动性浊音，肠鸣音正常。

【辅助检查】　入院后行腹部增强 MRI 检查提示：胰头少血供结节，20 mm×27 mm，远端胰管中度扩张，考虑胰腺癌可能性大。血常规及生化检查提示：血红蛋白：100 g/L；WBC：$2.8×10^9$/L；肿瘤标志物：CEA：20.3 μg/L。血清术前八项：乙肝小三阳，DNA 定量分析：<100 U/mL。

【入院诊断】　① 胰头癌（IIB：T2N1？）；② 乙肝；③ 轻度贫血；④ 胆囊切除术后。根据上述诊断拟行根治性胰十二指肠切除术备血管重建。

【治疗过程】　取上腹正中切口右侧绕脐，逐层切开腹壁入腹腔。探查见腹腔内无腹水，肝脏无明显淤胆表现，肝表面光滑未及结节，胆囊已切除，胆总管稍扩张，直径约 1.5 cm，胰头可触及质硬肿物，大小约 3 cm×3 cm，肝十二指肠韧带内可触及多发肿大质韧淋巴结。腹壁及盆腔未见明确转移结节，肠系膜根部未见明确肿大淋巴结。

解剖并骨骼化肝十二指肠韧带，注意保护肝固有动脉、肝右动脉肝总动脉不受损伤，于胆囊管汇合下方离断胆总管，探查肝内胆管通畅，向下游离胆总管至胰腺上缘。分离出肝总动脉及胃十二指肠动脉（直径约 3 mm），双重结扎胃十二指肠动脉，并切断后。向左侧游离肝总动脉，清扫其周围的淋巴脂肪组织。向上方牵引肝总动脉，清扫门静脉前方的淋巴脂肪组织。于胃的中部切断胃结肠韧带，结扎切断肝胃韧带，分别游离结扎大、小弯侧血管弓，用直线切割闭合器（EGIAUSTND，EGIA60AMT×2）离断远端胃窦部，断面电刀止血后备用。切开 Treitz 韧带，松解十二指肠空肠曲，将上段空肠自 Treitz 韧带切开处拉至横结肠上区。游离胰腺上下缘，见胰头部肿瘤与门静脉肠系膜上静脉右后侧壁关系紧密，考虑肿瘤侵及门静脉，分离困难，在胰颈的上下缘各缝一4-0薇乔线作为止血并牵引，用电刀在胰颈、肠系膜上静脉左侧切断胰腺，切至胰管时，以小刀切开，有透明的胰液涌出，胰管粗约4 mm，胰腺断端电灼止血，胰管内插入胰管支撑管，深度约3 cm。将胰头、远端胃、十二指肠、上段空肠、肝外胆管均拉至右侧，显露门静脉及肠系膜上静脉与胰腺钩突部，将门静脉及肠系膜上静脉用门静脉拉钩拉向左侧，逐个结扎汇入门静脉及肠系膜上静脉的细小属枝，分段结扎切除胰头后方的淋巴、神经及脂肪组织，沿肠系膜上动脉右侧，结扎切断结缔组织，近端4-0带针线8字缝扎止血，肿瘤侵犯肠系膜上静脉处用扁钳夹闭部分肠系膜上静脉侧壁，予以切除，完整切除钩突。离断切取3 cm长肝圆韧带，予以整形后作为补片，修补门静脉及肠系膜上静脉右侧壁（图39-1）。重建门静脉，开放后血流通畅。门静脉

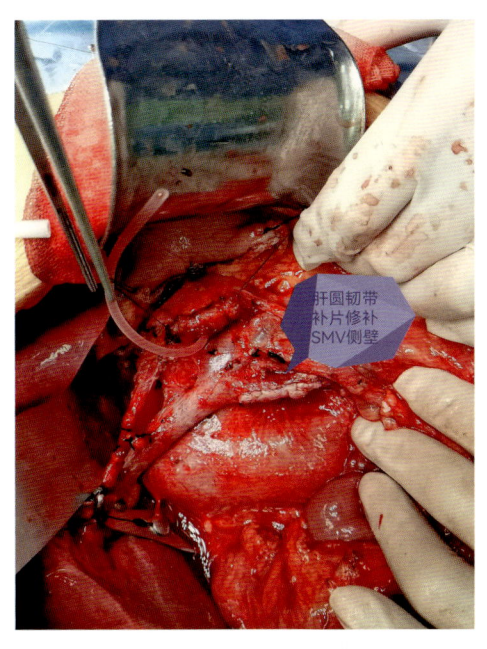

图 39-1　肝圆韧带补片

阻断时间共25分钟。处理上段空肠系膜血管，直线切割闭合器（EGIA60AMT）横断上段空肠，整块移去切除的肿瘤所在胰头部、胃窦部、十二指肠及部分空肠。温水冲洗术野，严格止血。

重建手术：胰管-空肠吻合：于原Treitz韧带处提取近端空肠与胰腺断端行胰管空肠改良端侧吻合：可吸收线将胰腺全层与空肠全层垂直褥式间断缝合后拉近缝线备用。空肠侧切开约0.5 cm切口，6-0 PDS-Ⅱ将胰管支撑管与主胰管固定后支撑管远端置入空肠远端（超过胆肠吻合口）。胰管与空肠全层6-0 prolene间断缝合（后壁2针，前壁2针），使胰管与空肠黏膜对黏膜对合，胰腺断面与空肠浆膜对合，再将备用的胰腺全层与空肠全层垂直褥式间断缝合可吸收线拉紧并打结。胰肠吻合口上下缘分别间断加强1针。胆管-空肠吻合：距胰肠吻合口8 cm用4-0可吸收线行连续法单层胆管-空肠端侧吻合；胃肠吻合：距胆肠吻合口55 cm以远处用直线切割闭合器（EGIA60AMT）行空肠与残胃端大弯后壁侧侧吻合，（输入对小弯）吻合口直径约4 cm，胃管不过吻合口；4-0可吸收线连续缝合关闭吻前壁缺口。距胃肠吻合口15 cm，以直线切割闭合器（EGIA60AMT）行空肠输入-输出袢侧壁侧侧吻合（Brawn吻合），吻合口直径4 cm，4-0可吸收线连续缝合关闭肠壁缺损。

严格止血，冲洗腹腔，明确无活动性出血、胰漏和胆漏，局部压塞可吸收止血材料（纤丝速即纱×2）。于文氏孔、胰肠吻合口前方各放置引流管一根，均由切口下方另戳洞引出。清点纱布器械无误，腹腔留置缓释氟尿嘧啶，切口下方置防粘连材料（术尔泰×2）后，双肌肉线逐层关腹。

术中麻醉平稳，手术时长约300分钟，出血约50 mL，未输血。手术顺利，手术后患者安返常规病房。切除标本送常规病理。

二、临床经验

根据既往文献报道，17%~32% 的胰腺癌患者确诊时已发生门静脉系统（门静脉、肠系膜上静脉、脾静脉）侵犯。血管侵犯被认为是胰腺癌患者远期预后不良的重要原因之一，而外科手术对于改善合并门静脉侵犯的胰腺癌患者预后具有重要意义[1, 2]。

本病例中患者门静脉系统受侵长度、周径较大，局部切除＋原位重建易导致管腔狭窄，而由于肿瘤累及部分横跨脾静脉与门静脉交汇处，亦不适合采用整段切除＋对端吻合的重建方式，此种条件下首选采用外源或自体生物材料进行置换性修补，人工血管存在组织相容性等问题，易形成血栓，术后患者抗凝药物服用时间较长，且价格相对较高。而肝圆韧带结构与正常静脉相似，作为自体血管移植材料具有价格低廉、取材方便、生物兼容性好的优点，既往多有肝圆韧带用于腹部血管修补的成功案例，具有良好的应用前景[3-5]。因此，本病例中术者对受肿瘤侵犯的肠系膜上静脉侧壁予以切除后，将经整形的长度约 3 cm 肝圆韧带应用于缺损门静脉的修复。重建过程中门脉阻断时间共 25 分钟，开放后血流通畅，术后超声检查未见血栓，表明修复成功。

三、知识拓展

胰腺导管腺癌高度恶性，是世界范围内第四大癌症相关死亡原因，由于起病隐匿，易早期转移，患者预后极差，总体 5 年生存率仅约 10%[6]，即便对于 20%~25% 有机会接受根治性手术治疗的 PDAC 患者，术后仍可早期出现复发、转移，5 年生存率仅约 20%[7]。随着对胰腺癌生物学行为认识的深入及循证医学证据的积累，将其作为系统性疾病的多学科综合治疗理念获得广泛共识。近年来，FOLFIRINOX 等强效化疗方案的应用使围绕根治性外科手术开展的辅助/新辅助治疗总体为 PDAC 患者带来了可观的生存获益[8]，而系统治疗的发展及外科技术和围手术期管理的进步也促进了对传统切除标准的重新审视。

既往对胰腺癌可切除性判断主要依据 CT、MRI 等影像学检查所见有无主要血管受累及远处转移，包括美国国家综合癌症网络（NCCN）在内的多部指南均对可切除、边界可切除、局部进展期肿瘤的血管侵犯状态进行了直观、量化表述，具有较强的执行力，在较长一段时间内仍将被作为指导临床实践主要标准[9]。然而单纯从局部解剖学角度或技术层面进行可切除性判定存在较大局限性，因为形态学标准无法充分、准确地体现肿瘤的实际进展程度，部分局部进展期肿瘤累及周围大血管并非由于生物学行为恶劣，而更多与肿瘤解剖位置有关，对于此部分患者行联合血管切除乃至动脉鞘剥除仍可实现生存获益，而另有部分技术可切除肿瘤由于隐匿性微转移灶的存在，术后早期即可出现局部复发或转移，预后极差。因此，以患者预后改善为导向，结合血清肿瘤标志物等生物学指标，综合评估肿瘤进展程度与患者手术适应性，筛选根治性手术潜在获益人群是当前胰腺癌外科治疗研究的热点。此外，在目前综合治疗的大背景下，新辅助治疗有助于通过肿瘤降期、清除潜在微转移灶协助 R0 切除的实现与预后的改善，也可间接辅助肿瘤生物学行为的评估。

总之，在胰腺癌多学科综合治疗模式的背景下，不单应从术者技术及经验性因素出发考虑"能不能做"，更应该以对肿瘤生物学行为的充分认识为基础，以患者临床获益为导向，全面评估"应不应做"，同时，结合系统性治疗手段与外科技术的进步，积极扩展包括联合血管切除重建在内的根治性手术适用范围也是合理的。以疾病为中心，促进理念与技术的同步发展有助于更为理想的胰腺癌临床干预结局的实现。

参 考 文 献

[1] Wang J, Estrella J S, Peng L, et al. Histologic tumor involvement of superior mesenteric vein/portal vein predicts poor prognosis in patients with stage Ⅱ pancreatic adenocarcinoma treated with neoadjuvant chemoradiation [J]. Cancer, 2012, 118（15）: 3801-3811.

[2] Egawa S, Toma H, Ohigashi H, et al. Japan pancreatic cancer registry; 30th year anniversary: Japan pancreas society [J]. Pancreas, 2012, 41（7）: 985-992.

[3] Stüben B O, Heumann A, Stürznickel J, et al. Successful use of the recanalized remnant umbilical vein as a patch graft for venous reconstruction in abdominal surgery [J]. J Gastrointest Surg, 2019, 23（6）: 1227-1231.

[4] Takahashi M, Saiura A, Takahashi Y. The usefulness of patch repair using the repermeabilized umbilical vein of the round ligament for hepatobiliary malignancies [J]. World J Surg, 2017, 41（11）: 2813-2816.

[5] Wei Q, Chen Q P, Guan Q H, et al. Repair of the portal vein using a hepatic ligamentum teres patch for laparoscopic pancreatoduodenectomy: A case report [J]. World J Clin Cases, 2019, 7（18）: 2879-2887.

[6] Siegel R L, Miller K D, Wagle N S, et al. Cancer statistics, 2023 [J]. CA Cancer J Clin, 2023, 73（1）: 17-48.

[7] Mizrahi J D, Surana R, Valle J W, et al. Pancreatic cancer [J]. Lancet, 2020, 395（10242）: 2008-2020.

[8] Janssen Q P, Buettner S, Suker M, et al. Neoadjuvant FOLFIRINOX in patients with borderline resectable pancreatic cancer: a systematic review and patient-level meta-analysis [J]. J Natl Cancer Inst, 2019, 111（8）: 782-794.

[9] Tempero M A, Malafa M P, Al-hawary M, et al. Pancreatic adenocarcinoma, version 2.2017, NCCN Clinical Practice Guidelines in Oncology [J]. J Natl Compr Canc Netw, 2017, 15（8）: 1028-1061.

第6章 脾疾病

病例 40 以脾破裂为首发表现的慢性髓系白血病

胡 建

一、病例介绍

【现病史】 患者男性，29岁，主因"腹痛16小时"急诊入院。患者于16小时前晚饭后无明显诱因突发腹痛，呈持续性疼痛，以左上腹为主，否认外伤、剧烈运动，无发热、咽痛、无头晕、头痛、无胸闷、气促，无恶心、呕吐，无腹泻、黑便等不适，来院急诊诊间就诊，后转入抢救室进一步诊治。

【体格检查】 T 36.7℃，脉搏81次/分，血压143/73 mmHg。急性面容，意识清，精神软，双侧瞳孔等大等圆，直径3.0/3.0 mm，对光反射灵敏，巩膜无黄染，双肺呼吸音对称，未及干、湿啰音，腹平坦，腹肌稍韧，中下腹压痛，反跳痛可疑，脾脏增大，约脐水平线，四肢活动良好。疼痛评分2分。

【辅助检查】 血常规检查提示：白细胞 $242.2×10^9/L$，中性粒细胞绝对值 $142.9×10^9/L$，淋巴细胞 $29.1×10^9/L$，单核细胞 $7.3×10^9/L$，嗜酸粒细胞 $2.42×10^9/L$，红细胞计数 $3.1×10^{12}/L$，血红蛋白97 g/L，血小板 $262×10^9/L$。腹部超声检查提示：脾厚约5.49 cm，腹腔可见片状液性暗区，测得肝周深约0.8 cm，脾周深约3.6 cm，盆腔深约7.5 cm。

【入院诊断】 ①脾肿大（脾破裂？）；②腹腔积液；③白细胞增多症（原因待查）。

【治疗过程】 患者入抢救室后急诊完善腹部CT提示：脾脏明显增大伴下方混杂密度团块影，脾脏破裂出血待排，腹盆腔积液积血考虑（图40-1）。

腹腔穿刺出不凝血液。经普外科、介入科及血液内科多学科讨论，考虑患者心率、血压尚平稳，给予介入科经导管脾动脉栓塞术止血治疗（图40-2）。

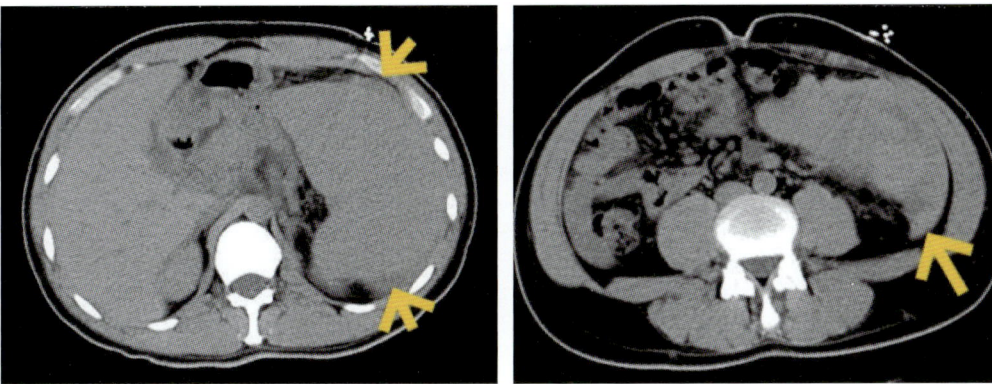

图 40-1　术前腹部 CT 检查结果（箭头所指为积液、出血）

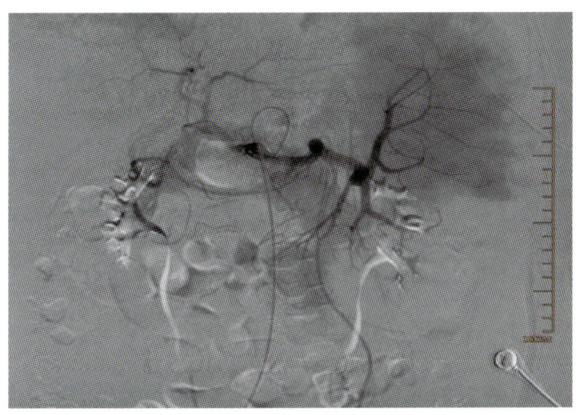

图 40-2　经导管脾下极动脉栓塞结果

术后生命体征：体温 37.0℃，脉搏 78 次 / 分，血压 112/68 mmHg，腹部 CT 检查结果见图 40-3。

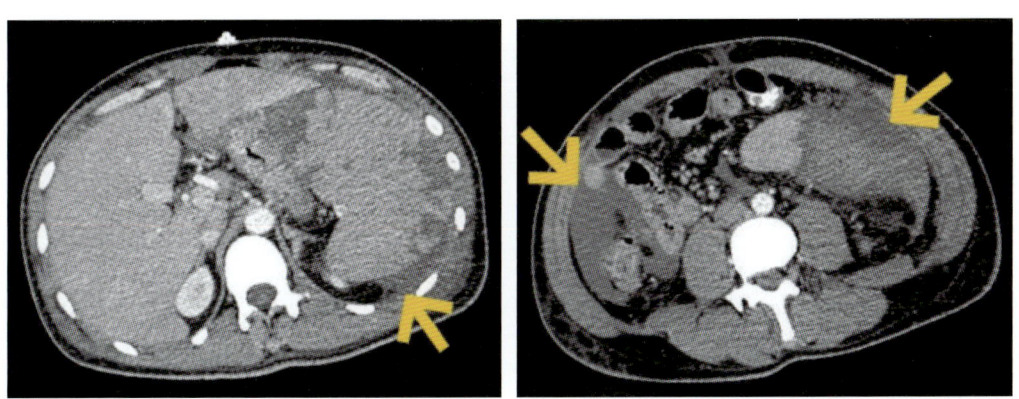

图 40-3　术后腹部 CT 检查结果（箭头所指为积液、出血）

术后骨髓穿刺检查提示：骨髓象粒系增生细胞明显活跃，嗜酸粒细胞、嗜碱粒细胞易见，NAP 积分减低，形态学考虑慢性髓系白血病（CML）；免疫分型：检测到表型异常髓系原始细胞占有核细胞计数的 0.9%，粒细胞（94.4%）比例明显增高伴抗原表达模式异常，表型疑似嗜酸粒细胞和嗜碱粒细胞分别占 9.3% 和 3.1%，提示髓系肿瘤（CML 可能）；BCR-ABL-p210/ABL 69.9544%；染色体：46，XY，t（9；22）(q34；q11.2)（图 40-4～图 40-6）。

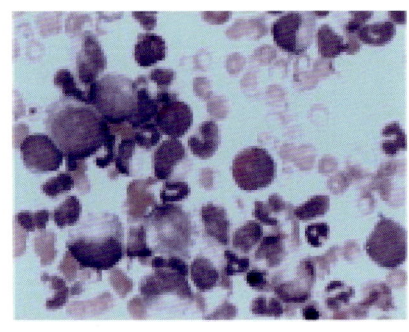

细胞名称		血片（%）	髓片		（%）
			平均值	标准差	
原始血细胞			0.08	± 0.01	
粒细胞系统	原始粒细胞		0.64	± 0.33	3.5
	早幼粒细胞		1.57	± 0.60	2.0
	中性	中幼	6.49	± 2.04	16.0
		晚幼	7.90	± 1.97	17.0
		杆状核	23.72	± 3.50	24.5
		分叶核	9.44	± 2.92	6.0
	嗜酸	中幼	0.38	± 0.23	3.0
		晚幼	0.49	± 0.32	3.0
		杆状核	1.25	± 0.61	4.0
		分叶核	0.86	± 0.61	2.0
	嗜碱	中幼	0.02	± 0.05	
		晚幼	0.06	± 0.07	
		杆状核	0.06	± 0.09	
		分叶核	0.03	± 0.05	6.0
红细胞系统	原始红细胞		0.57	± 0.30	
	早幼红细胞		0.92	± 0.41	1.0
	中幼红细胞		7.41	± 1.91	2.0
	晚幼红细胞		10.75	± 2.36	6.0
	早巨幼红细胞				
	中巨幼红细胞				
	晚巨幼红细胞				
粒系：红系			3.00	± 1.00	9.67∶1
淋巴细胞	原始淋巴细胞		0.05	± 0.09	
	幼稚淋巴细胞		0.47	± 0.84	
	成熟淋巴细胞		22.78	± 7.04	3.0
	异型淋巴细胞				
单核	原始单核细胞		0.01	± 0.04	
	幼稚单核细胞		0.14	± 0.19	
	成熟单核细胞		3.00	± 0.88	1.0
浆细胞	原始浆细胞		0.004	± 0.02	
	幼稚浆细胞		0.104	± 0.16	
	成熟浆细胞		0.71	± 0.42	
其他细胞	组织细胞		0.16	± 0.21	
	组织嗜碱细胞		0.03	± 0.09	
	分类不明细胞		0.05	± 0.09	
巨核细胞	原始巨核细胞		0～3		
	幼稚巨核细胞		0～10		
	颗粒巨核细胞		10～30		
	产板巨核细胞		40～70		
	裸核巨核细胞		0～30		
	异常细胞				
计数（个）					200

分析：

有核细胞数量明显增高，骨髓小粒丰富。

粒系增生明显活跃，以中幼粒细胞以下阶段增生为主，嗜酸、嗜碱粒细胞增多。

红系增生受抑制，以中晚幼红细胞增生为主，幼红细胞形态无殊，成熟红细胞大小不等。

成熟淋巴细胞比例减低

巨核细胞数量中等，全片共见 37 只，其中颗巨 29 只，产巨 8 只，产血小板功能佳。

铁染色：外铁：（＋） 内铁：I 26%

NAP 阳性率：0 积分：0 分

参考范围：30%～50% 积分：50～80 分

对照阳性率：92% 积分：295 分

结论：

骨髓象粒系增生明显活跃，嗜酸、嗜碱性粒细胞易见，NAP 积分减低，形态学考虑 CML，请结合临床，建议做免疫分型、基因、染色体等检查。

图 40-4 骨髓穿刺检查报告

诊断：慢性髓系白血病（CML），脾肿大，骨髓纤维化，转血液内科进一步予以羟基脲降白细胞、水化碱化及 TKI 抗肿瘤等治疗。

检测结果：

检 测 位 点	检测结果	单 位	参考范围
BCR-ABL 定性结果	阳性	—	阴性
BCR-ABL-p190 拷贝数	低于检出限	Copies	低于检出限
BCR-ABL-p210 拷贝数	8.34×10^4	Copies	低于检出限
BCR-ABL-p230 拷贝数	低于检出限	Copies	低于检出限
ABL 内参基因拷贝数	1.19×10^5	Copies	—
BCR-ABL-p190/ABL	0.000	%	—
BCR-ABL-p210/ABL	69.954 4	%	—
BCR-ABL-p210/ABL（IS）	53.165 3	%	—
BCR-ABL-p230/ABL	0.000	%	—

备注：ABL 内参基因用于评估标本的白细胞数量是否达到检测要求，$\geq 10^4$ 时，阴性结果方可报告。

图 40-5　BCR-ABL 分型 + 定量检测结果

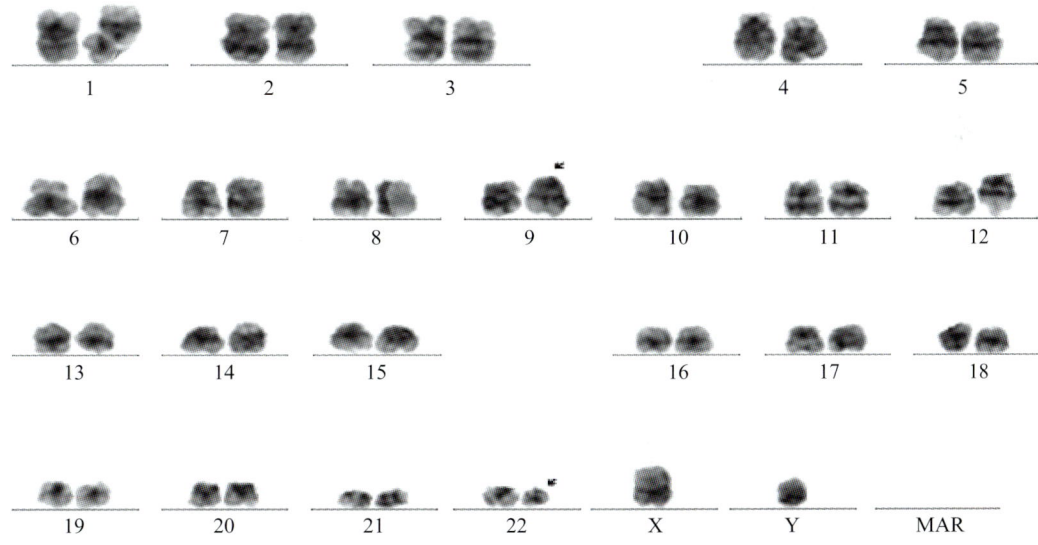

核型：46，XY，t（9；22）(q34；q11.2)［20］

解释和建议：所有分析的细胞中均存在与 BCR/ABL 基因重排有关的 9 号和 22 号染色体易位，未发现细胞呈正常核型。t（9；22）可见于 CML、AML 和 ALL 等血液疾病，是 CML 的特征性染色体异常，建议结合其他检测结果综合分析判断。

图 40-6　染色体分析报告

二、临床经验

（1）在鉴别诊断不明原因的急性左上腹部疼痛时，应考虑自发性脾破裂，尤其是在有潜在血液恶性肿瘤的患者中。

（2）对于生命体征不稳的自发性脾破裂患者，床旁B超检查既能减少患者搬动，又可动态评估出血部位及出血量，对临床治疗具有指导意义，是自发性脾破裂的首选检查方法。

（3）血流动力学稳定的自发性脾破裂，我们在选择保守治疗时，应动态监测患者的生命体征、Hb及HCT，必要时可选择脾动脉栓塞治疗。对于血流动力学不稳定且无法控制破裂或复发性脾出血的患者，脾切除仍是首选治疗方法。

三、知识拓展

自发性脾破裂（spontaneous spleen rupture，SSR）也称为无创性脾破裂（atraumatic splenic rupture，ASR），是一种罕见的严重腹部急症。如果不及时识别和治疗，可能导致死亡。SSR病因按发生频率依次为肿瘤性（30.3%）、感染性（27.3%）、非感染性（20%）、与药物和治疗相关（9.2%）、机械障碍（6.8%）疾病，以及正常脾脏（6.4%）[1]。自发性破裂通常发生在患病的脾脏中，称为"病理性自发性破裂"[2]。Giagounidis等[3]报道：继发于血液肿瘤的136例SSR病例中，慢性髓性白血病似乎是主要原因之一（18%），其他34%发生在急性白血病，34%发生在非霍奇金淋巴瘤。恶性血液病发生脾破裂的确切病因仍有待确定。迄今为止提出的可能机制[3]包括脾实质被原始细胞堵塞，凝血功能障碍导致脾内和包膜下出血，以及脾脏梗死。男性、成年、严重脾大和化疗可能会增加病理性脾破裂的风险。

ASR的症状表现有差异，但经常有腹痛的报道[4]。急性腹痛常见于消化性溃疡穿孔、胆道疾病、急性胰腺炎、主动脉瘤破裂、左侧肺炎和急性心肌梗死。此病例中如果急诊接诊医师没有关注患者腹腔出血情况，而患者又无明显外伤史可能会延误脾破裂的诊断和治疗，从而导致持续失血和整体状况恶化。部分SSR患者可有左肩剧烈放射疼痛（Kehr征）[5]。67%的病例有出血性休克，33%的病例血流动力学不稳定[6]。8%的病例在手术前死亡，只有在尸检时才能做出诊断[7]。实验室和影像学检查在SSR的早期临床诊断中起着关键作用。Hb及HCT降低的患者在排除消化道出血后应考虑腹腔出血可能性。应动态监测Hb和HCT，如呈持续性下降趋势则提示活动性出血，需进一步检查以明确出血部位。WBC及PLT的显著异常对于病理因素导致的SSR具有一定的提示作用，临床需警惕血液系统疾病及感染性疾病的可能。B超具有方便、快捷、可重复性强等优点。对于生命体征不稳的脾破裂患者，床旁B超更具优势，既能减少患者搬动，又可动态评估出血部位及出血量，对临床治疗具有指导意义，是SSR的首选检查方法。生命体征尚平稳，B超无法完全明确及需排除腹腔其他脏器病变的患者可选择腹部CT检查以避免漏诊或误诊。增强CT可以评估脾脏出血的程度及其他并发症，如积液或血管受累[8,9]。

SSR的治疗通常分为手术（脾切除）和保守（临床监测）。脾切除术和保守治疗之间的选择取决于：SSR 的病因、血流动力学稳定性、输注的红细胞数量、腹腔积血量，以及根据世界外科急诊学会（WSES）的病变分级等[10]。对于血流动力学不稳定且无法控制破裂或复发性脾出血的患者，脾切除是最有效的救命手段[11]。尽管脾切除术可以挽救患者生命，但脾切除术后感染对接受化疗、中性粒细胞减少症和无脾症治疗的患者的生存构成了额外的威胁，可能会增加患严重败血症的风险[12]。血流动力学稳定，输血少于 2 个单位红细胞悬液患者，可选择密切临床监测[11]。脾动脉栓塞可作为脾损伤非手术治疗的辅助手段，能将非手术抢救成功率提高到 92%[13]。脾动脉栓塞减少血流量，降低延迟性脾破裂的风险，并保存功能性脾组织，从而将脾切除后感染的风险降至最低[14]。在脾切除高危的非手术患者中（大量腹腔积血伴有严重的 3 级脾损伤、多发性创伤），预防性脾动脉栓塞的血管造影术似乎可以提高脾脏挽救率，应进一步评估[15]。

参 考 文 献

[1] Renzulli P, Hostettler A, Schoepfer A M, et al. Systematic review of atraumatic splenic rupture [J]. Br J Surg, 2009, 96（10）: 1114-1121.

[2] Kaniappan K, Lim C T S, Chin P W. Non-traumatic splenic rupture — a rare first presentation of diffuse large B-cell lymphoma and a review of the literature [J]. BMC Cancer, 2018, 18（1）: 779.

[3] Giagounidis A A, Burk M, Meckenstock G, et al. Pathologic rupture of the spleen in hematologic malignancies: two additional cases [J]. Ann Hematol, 1996, 73（6）: 297-302.

[4] Biswas S, Keddington J, McClanathan J. Large B-cell lymphoma presenting as an acute abdominal pain and spontaneous splenic rupture; a case report and review of relevant literature [J]. World J Emerg Surg, 2006, 1: 35.

[5] Söyüncü S, Bektaş F, Cete Y. Traditional Kehr's sign: left shoulder pain related to splenic abscess [J]. Ulus Travma Acil Cerrahi Derg, 2012, 18（1）: 87-88.

[6] Colak E, Ciftci A B. Characteristics and surgical outcomes of patients with atraumatic splenic rupture [J]. J Int Med Res, 2022, 50（2）: 3000605221080875.

[7] Kianmanesh R, Aguirre H I, Enjaume F, et al. Spontaneous splenic rupture: report of three new cases and review of the literature [J]. Ann Chir, 2003, 128（5）: 303-309.

[8] Mortelé K J, Mergo P J, Taylor H M, et al. Splenic and perisplenic involvement in acute pancreatitis: determination of prevalence and morphologic helical CT features [J]. J Comput Assist Tomogr, 2001, 25（1）: 50-54.

[9] Habib E, Elhadad A, Slama J L. Diagnosis and treatment of spleen rupture during pancreatitis [J]. Gastroenterol Clin Biol, 2000, 24（12）: 1229-1232.

[10] Coccolini F, Montori G, Catena F, et al. Splenic trauma: WSES classification and guidelines for adult and pediatric patients [J]. World J Emerg Surg, 2017, 12: 40.

[11] Rapp C, Debord T, Imbert P, et al. Splenic rupture in infectious disease: splenectomy or conservative treatment? Report of three cases [J]. Rev Med Interne, 2002, 23（1）: 85-91.

[12] Leone G, Pizzigallo E. Bacterial infections following splenectomy for malignant and nonmalignant hematologic diseases [J]. Mediterr J Hematol Infect Dis, 2015, 7（1）: e2015057.

[13] Haan J, Scott J, Boyd-Kranis R L, et al. Admission angiography for blunt splenic injury: advantages and pitfalls [J]. J Trauma, 2001, 51（6）: 1161-1165.

[14] Jain D, Lee B, Rajala M. Atraumatic splenic hemorrhage as a rare complication of pancreatitis: case report and literature review [J]. Clin Endosc, 2020, 53（3）: 311-320.

[15] Girard E, Abba J, Cristiano N, et al. Management of splenic and pancreatic trauma [J]. J Visc Surg, 2016, 153（4）: 45-60.

第7章 小肠疾病

病例 41 急诊回肠出血

龚渭华

一、病例介绍

【现病史】 患者女性，72岁，主因"便血5小时"急诊入院。患者于5小时前无明显诱因出现便血，呈鲜红色血便，量较多，伴恶心呕吐，呕吐物为胃内容物，无明显血液及咖啡色样液体，无腹痛腹胀，无胸闷气促，无寒战发热，遂被家属送至当地医院就诊，予以补液、去甲肾上腺素微泵维持升压等对症治疗后未见缓解，建议上级医院救治，遂转至我院急诊，急查全腹部增强CT提示：回肠远端血管畸形伴活动性出血可能大，结肠及部分小肠肠壁增厚伴扩张积液、积血，建议DSA进一步检查。胆囊壁增厚水肿。门脉及脾静脉稍增粗，脾大伴部分梗死。腹部腹盆腔少许积液，系膜区多发肿大淋巴结。建议手术治疗，拟"消化道出血"收住入院。患者自患病以来，意识清，精神软，食欲欠佳，睡眠欠佳，二便无殊。

【既往史】 高血压病史数年，服用氯沙坦氢氯噻嗪片治疗（用法：1次/日，口服，用量：1片）；慢性骨髓增生疾病数年，服用羟基脲片治疗。

【家族史】 父母已故，1兄1弟1姐1妹均健在，均体健，否认类似疾病史，否认家族中Ⅱ系Ⅲ代传染病、遗传病、精神病、家族性疾病及肿瘤性疾病史。

【辅助检查】 全腹部增强CT检查（图41-1）提示：回肠远端血管畸形伴活动性出血可能性大，结肠及部分小肠肠壁增厚伴扩张积液、积血，建议DSA进一步检查。胆囊壁增厚水肿。门脉及脾静脉稍增粗，脾肿大伴部分梗死。腹部腹盆腔少许积液，系膜区多发肿大淋巴结。胸部高分辨CT平扫示：两肺背侧少许渗出，两侧微量胸腔积液。心包少量积液。

【入院诊断】 ① 消化道出血；② 失血性休克；③ 脾梗死；④ 高血压；⑤ 慢性骨髓增生异常综合征。

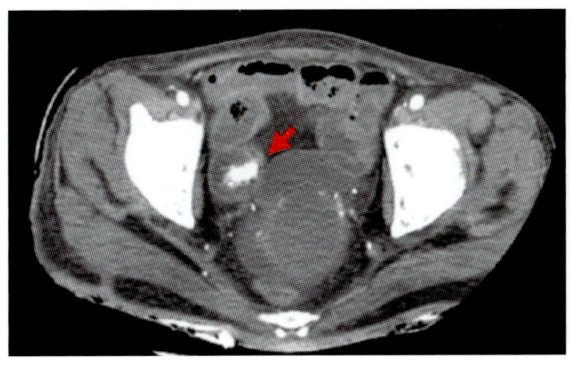
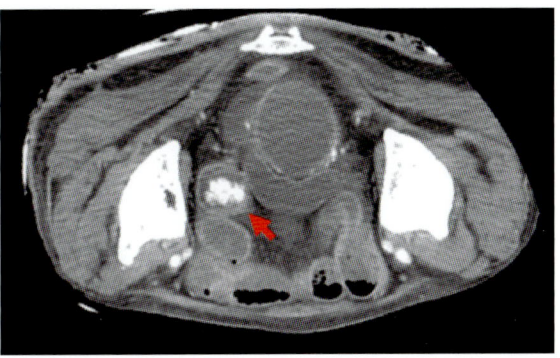

图 41-1　全腹部增强 CT 检查报告

【治疗过程】　为了进一步明确出血点位置，经股动脉穿刺插管进行选择性肠系膜上动脉 DSA（数字减影血管造影检查）检查，造影可见明显造影剂外溢征象（图 41-2）。

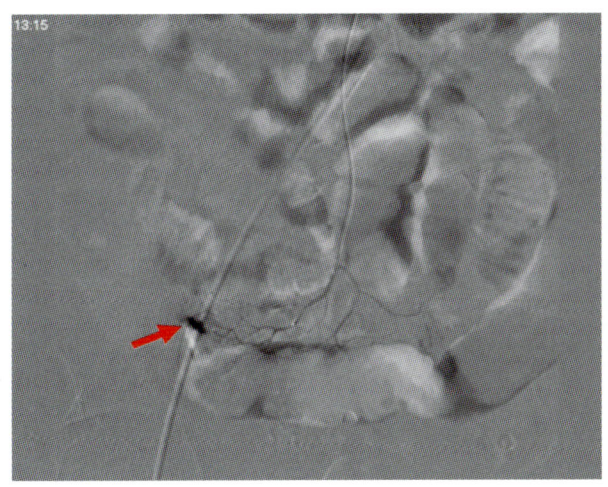
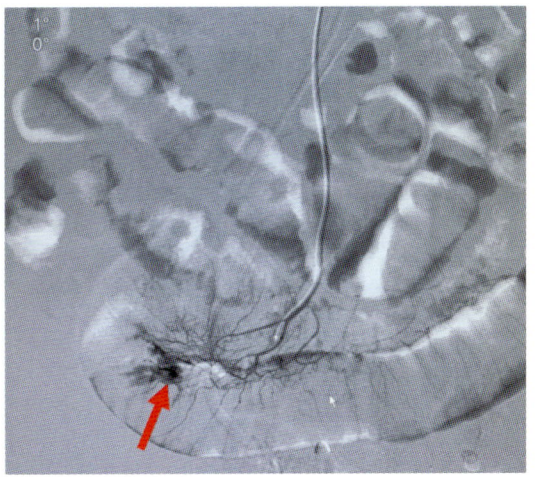

图 41-2　肠系膜上动脉 DSA 检查报告

发现出血位点后，保留造影介入导管同时把患者送入手术室手术，行"剖腹探查＋回肠部分切除术"，术中见少量清亮腹水，腹腔肝、脾、胃、十二指肠、结肠未见明显出血，肠系膜多发肿大淋巴结。自介入导管注射亚甲蓝，见距回盲部 50～80 cm 回肠及系膜扇形亚甲蓝显影。根据显影指示情况，拟定切除肠段范围，切除肠段约 30 cm（图 41-3）。

术后诊断：回肠出血、失血性休克、脾梗死、高血压、慢性骨髓增生异常综合征。

术后剖开出血的回肠段，如图 41-4。

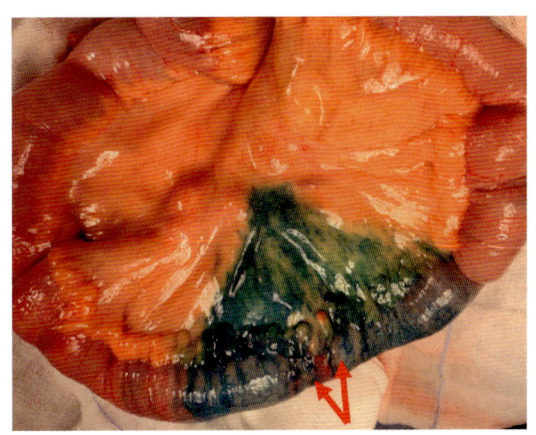

图 41-3　术中病变部位大体观

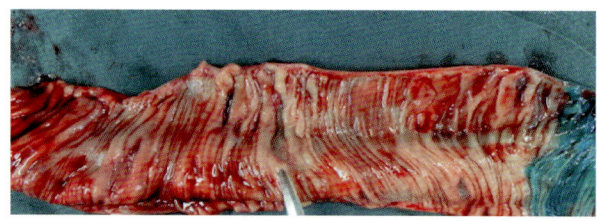
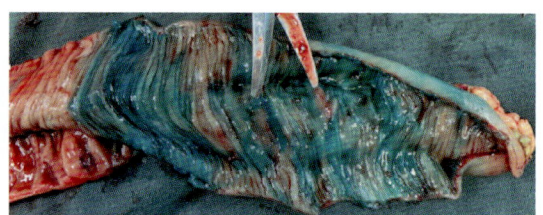

图 41-4　术后病变部位大体观

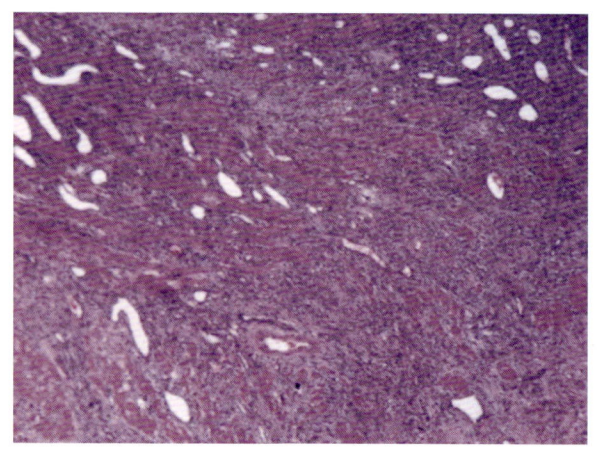

图 41-5　术后病理检查结果

术后常规病理检查（图 41-5）提示：（回肠）肠管一段，长 30 cm，周径 5 cm，黏膜表面散在多发溃疡，最大者 2.5 cm × 1 cm，黏膜下脓肿形成，大量炎性肉芽组织增生，累及肠壁全层，请结合临床。

术后第 1 天，发现右侧胸壁上有逐渐增大的血肿，血红蛋白水平从 1∶44 am 的 83 g/L 到 5∶00 am 的 67 g/L，持续下降。白蛋白水平仅为 18.4 g/L，并予以去甲肾上腺素微泵维持血压（5 支，12 mL/h），考虑是 CVC 穿刺时不慎损伤所致。遂血管介入科急诊行右锁骨下动脉造影＋出血动脉栓塞术，术中经过：经左侧股动脉穿刺插管成功后使用 5F 多功能导管选择右锁骨下动脉造影，造影未见明显造影剂外溢征象，加用 2.4F 微导管超选择至右锁骨下动脉近端分支进一步造影，造影示右锁骨下动脉近端一分支造影剂外溢，结合术前胸部增强 CT 及术中 Xper-CT 考虑活动性出血。遂予少量 700～900 μm PVA 微球及弹簧圈两枚栓塞该出血责任血管，术后造影示造影剂外溢征象消失，栓塞成功。术后予以沙袋压迫止血。

二、临床经验

（1）监测消化道出血情况：常用外周血中血红蛋白量降低、血尿素氮/血肌酐比值＞25 来判断消化道出血，由于出血后常规输液，还会进一步稀释血红蛋白水平。

（2）腹部增强 CT 检查：对于活动性出血、大出血患者来说，此检查准确性较高，并且无创伤、检查时间短、费用低、普及性广，也是消化道出血的必要检查之一，本病例中增强 CT 判断出血点位置比较准确，缺点是不一定能明确出血的具体小动脉，也不能开展栓塞治疗。

（3）选择性 DSA 检查（数字减影血管造影检查）：对于不明原因的活动性出血比较有效，特别是大出血、血流动力学不稳定、不能通过内镜检查来明确的患者，可为首选检查，并且检查同时可以实现选择性动脉栓塞治疗。

（4）红细胞放射性核素标记：通过放射性核素 ^{99m}Tc 标记的红细胞输注入患者体内，可以观察发现出血点处放射性核素浓聚，此检查可以用于内镜下无法判断出血部位的活动性出血，缺点是出血静止期无法开展。

（5）术中胃镜、肠镜检查出血点：这是诊断上消化道和结直肠出血比较有效且常用的手段，但对于小肠内出血点判断较为困难，有时对于静止期出血点寻找也存在难度。

（6）胶囊内镜：急诊应用场景较少，特别是对于大出血可操作性并不强，对于量不算大的出血有一定的临床应用价值。

（7）剖腹探查+术中肠内内镜检查出血点：当出现寻找出血点困难时，可以进行剖腹探查，在小肠内游离缘侧切开，利用胃镜或肠镜探查寻找出血点，术中可能因为全麻和出血静止期找不到出血点，可以尝试给予升压药物"诱发"出血来探查。

三、知识拓展

上消化道出血是指 Treitz 韧带以上的部位出血，是急诊外科较为常见的疾病，约有10%死亡率。下消化道出血（Treitz 韧带以下）占全部消化道出血20%～30%，主要是肿瘤引起（约占一半），其中，90%是结直肠出血引起，10%小肠出血[1]，多数不像上消化道出血那么凶险，原因包括息肉、憩室、血管畸形等。血管畸形引起的消化道出血特点是反复间歇性无痛血便，需要在急性出血下肠镜才易检查发现。消化道出血处理上有一些注意点：① 红细胞只是提高一时的血红蛋白水平和携氧能力，但不具备止血效能；② 除了红细胞，及时给予必要的凝血物质，比如凝血酶原复合物、纤维蛋白原、新鲜血浆、白蛋白等；③ 为了减少出血发生，可以给予降压药物，过高血压会造成出血风险；④ 消化道空间和容量较大，需要利用外周血红蛋白水平来监测、判断出血情况，上消化道出血特别是胃出血的话，可以利用插胃管来监测出血情况；⑤ 少量出血时，可以采用内镜和胶囊内镜来检查明确，大量出血时，可以内镜、血管造影和核素扫描显像（^{99m}Tc 标记的红细胞）；⑥ 动脉数字减影血管造影（DSA）对出血速度有要求，当出血低于 0.5 mL/min（=30 mL/h）时，出血检出率仅25%～50%，当出血速度超过 0.5 mL/min，出血检出率可达 50%～72%；⑦ 约15%可疑的下消化道出血是来源于上消化道[1]；⑧ 要注意的是，急诊情况下会出现一些应激性溃疡，比如中重度烧伤后溃疡（Curling 溃疡）、颅脑损伤或病变后胃肠道溃疡（Cushing 溃疡），内镜下不一定能发现出血点，不能盲目外科手术。

参 考 文 献

[1] 中华医学会消化内镜学分会结直肠学组，中国医师协会消化医师分会结直肠学组，国家消化系统疾病临床医学研究中心.下消化道出血诊治指南（2020）[J].中国医刊，2020，55（10）：1068-1076.

病例 42 急性肠系膜上动脉栓塞

龚渭华

一、病例介绍

【现病史】 患者女性，77 岁，主因"口角歪斜左侧肢体麻木无力 2 天"急诊入院，患者于 2 天前晚饭时无明显诱因突发左侧肢体无力，伴口角歪斜，家属送至我院急诊，予头颅 CT 检查提示：两侧脑室旁、基底节区、半卵圆区、脑干多发斑片低密度影，考虑缺血灶，建议 MRI+DWI 进一步检查。予阿司匹林、阿托伐他汀及补液护胃等对症治疗，患者情况有所好转，为进一步治疗左侧肢体无力伴口角歪斜，收住入院。

【入院诊断】 ① 脑梗死（右侧分水岭梗死，大动脉粥样硬化性，低灌注+栓子清除率下降首先考虑）；② 高血压。

【体格检查】 意识清，精神可，双侧瞳孔等大等圆，对光反射灵敏，双眼球活动自如，轻微构音障碍，轻度左侧中枢性面舌瘫，右侧肢体肌力 5 级，左侧肢体肌力 4 级，轻瘫试验阳性，左侧肢体深浅感觉无异常，可独立行走，双侧指鼻试验阴性，双侧巴氏征阴性，腹软，无肌紧张、压痛、反跳痛。发病前改良 Rankin 量表 2 分。入院时洼田饮水试验 1 级，美国国立卫生研究院卒中量表 4 分。

【辅助检查】 头部 MRI 检查提示：右侧额颞叶及基底节区急性分水岭区梗死。右侧小脑半球腔隙软化灶。两侧额叶皮质下、侧脑室旁、半卵圆区多发腔隙灶。老年性脑改变。

【治疗过程】 患者入院后第 2 天突然出现腹痛腹胀，肛门停止排便排气，急查腹部 CT 提示：小肠梗阻（联系放射科诊断组医师，要求进行腹部血管三维成像排除血管栓塞可能，血管成像未发现血管栓塞情况）（图 42-1、图 42-2）。

意识尚清，精神软，心率 110～140 次/分，心律齐，血氧饱和度 92%，血钾出现危机值 2.63 mmol/L（↓），腹部明显膨隆，全腹疼痛拒按。予氯化钾注射液 15 mL 静滴，3 小时后复

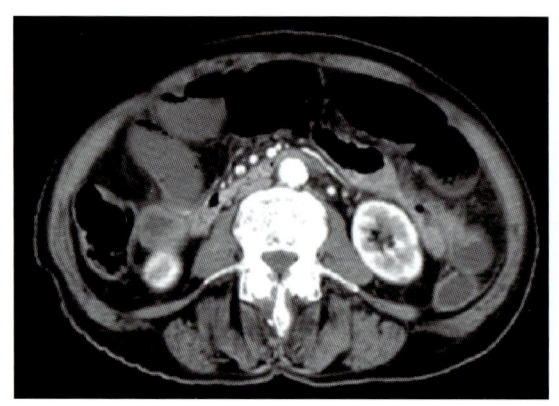 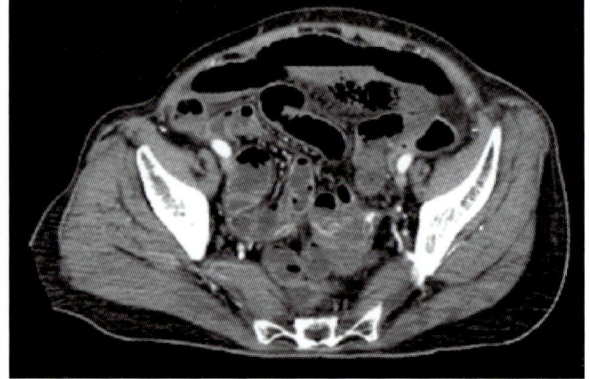

图 42-1 腹部 CT 检查示小肠梗阻

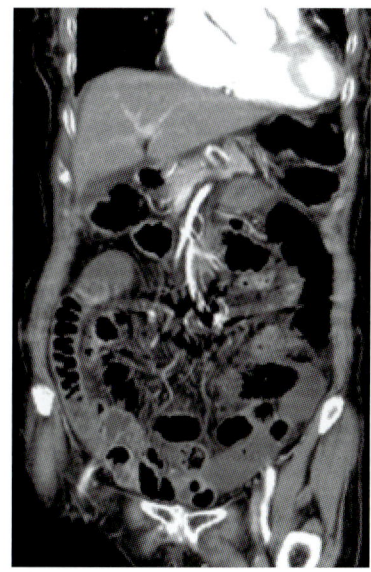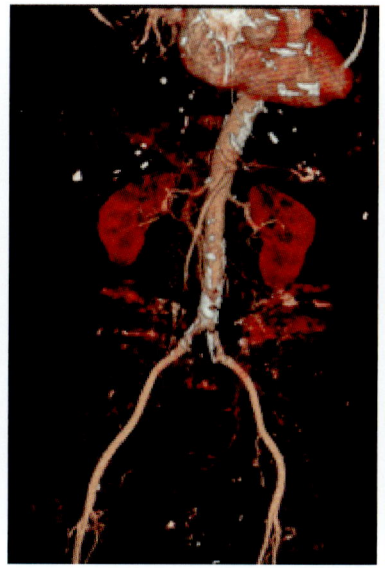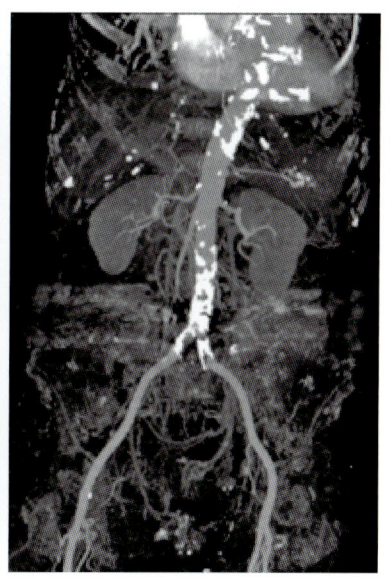

图 42-2　腹部血管三维成像未发现血管栓塞

查血钾 3.21 mmol/L。外科和消化内科会诊，认为患者存在腹膜炎，开腹手术探查指征明确，但患者高龄且处于脑梗死急性期，麻醉风险大，患者家属要求暂不手术，告知保守治疗的相关风险，家属商量决定要求先行肠梗阻导管置入，继续加强抗感染、生长抑素、解痉、纠正体液失衡等处理。遂联系消化内科床旁顺利放置肠梗阻导管，1 小时后病情未见明显缓解，急诊下行剖腹探查 + 小肠部分切除 + 肠减压术，术中探查见：腹腔内可见约 100 mL 褐色混浊腹水，伴有臭味。自屈氏韧带远端 150 cm 至回盲部近端约 6 cm 处小肠发黑坏死，肠管略扩张，肠壁无明显水肿，相应系膜动脉内可见血栓形成。余肠管血供正常，蠕动可。术后生命体征：体温 37.8℃，脉搏 96 次 / 分，血压 98/56 mmHg（图 42-3）。

术后 12 小时给予低分子肝素及时抗凝一次，第 2 天给予低分子肝素 bid，患者恢复顺利，可进食后出院进一步康复治疗。

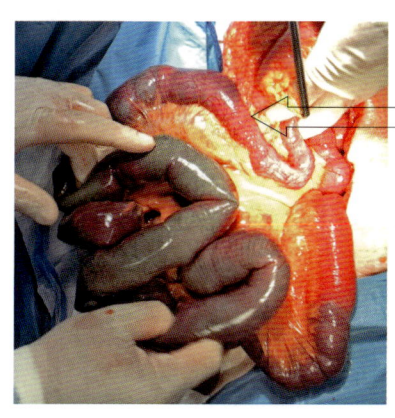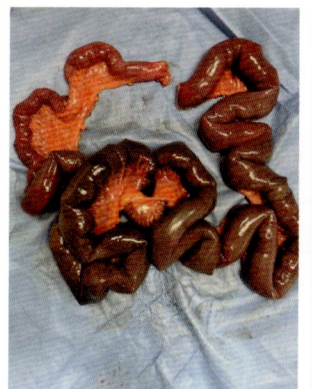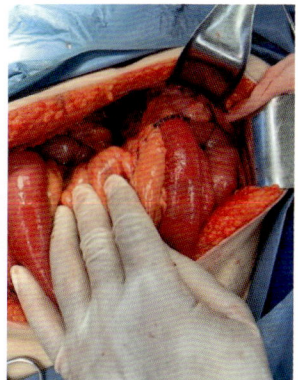

图 42-3　小肠发黑坏死，肠管略扩张，肠壁无明显水肿，相应系膜动脉内可见血栓形成

二、临床经验

（1）小肠坏死的判断，肠系膜血管动脉性栓塞往往小肠颜色呈现红暗界限清楚（静脉性栓塞界限不清，小肠充血水肿），此病例中远端 10 cm 以上的回肠颜色虽然较红，但肠管管腔较细，蠕动较差，仍需要切除，切除后此部分回肠颜色并未因离体后颜色发生缺血性改变，说明切除是正确决定。

（2）空肠造口问题，由于需要切除近全回肠，残留空肠，尽管患者术中有感染性休克表现，乳酸 5.3 mmol/L，去甲肾上腺素维持血压，但是不能把回肠拖出造瘘，因为胃液、胆汁、胰液、空肠分泌液体量非常大（数千毫升以上），所以，需要对空肠和仅有的 6 cm 回肠吻合（如果回盲部血供不佳，也要把回盲部切除），术中发现结肠血供不错，所以，回结肠动脉血供的回肠末端条件估计尚可用于吻合。

（3）皮肤切口持续负压封闭引流术（vacuum sealing drainage，VSD）：我们腹部手术皮下脂肪层从来不进行缝合，但考虑到急诊肠坏死、感染性休克情况，存在术后伤口感染的风险，所以，在关腹时皮下预置负压引流管（600 mL 瓶）或者应用皮肤切口持续负压吸引，来预防术后切口感染发生。VSD 的优点包括：减少切口张力，消除软组织间隙，降低伤口脂肪液化，促进新生肉芽组织。如果现实条件下没有负压引流瓶的话，可以在皮下放置多条皮片进行引流。

（4）血栓发生病因分析：术前患者心肌酶谱无明显异常，也未发现心房颤动。但是，有脑梗死病史的患者依然要注意发生其他脏器梗死潜在风险，尽管患者诉既往无心房颤动病史，很可能是平时心房颤动没有被及时发现（比如此病例患者于手术后第 2 天在 ICU 才被观察发现有心房颤动，给予胺碘酮治疗）。泻药是不是发生血栓的风险因素？聚乙二醇是渗透性轻泻药，根据药物说明书，服用后约 1 小时，肠道运动加快，患者可能会感到腹胀和不适，此时应该暂时停止服用或加大时间间隔，直到症状消失后再恢复用药，直到水样清便。值得注意的是，由于聚乙二醇药物口服后肠道内会形成高渗状态，增加了肠道水分，加速机体脱水，相应肠系膜血管中血液不排除浓缩可能，从而促进加速血栓形成（值得商榷和研究）？事实上，患者的 D-二聚体水平一直不高，从入院时 2 200 μg/L 到腹痛最明显的第 3 天，也只有 3 300 μg/L。

（5）从患者病史看，其入院诊断为脑梗死，入院后和术前都没有发现血栓形成病因，但不能排除腹部血管血栓形成可能，患者出现腹痛后急诊行全腹部增强 CT 检查，并联系放射科仔细阅读 CT 片，都没有发现腹部血管栓塞，进一步让放射科同事行腹部血管三维重建，仍未提示血管充盈缺损和血栓征象，但临床依然不能放松警惕，更不能排除血栓。

（6）虽然患者血常规提示中性粒细胞总数下降至正常范围，但中性粒细胞百分比出现异常的下降，但体温从 38.2℃升高到 39.3℃，"血象和体温分离现象"说明机体反应出现了异常，感染在加重中，进一步发展很可能将出现感染性休克（事实证明 1 个小时后进入手术室，需要用血管活性药物去甲肾上腺素来维持血压），并且，血常规和降钙素原、C 反应蛋白水平也出现分离现象（前者降低，后两者持续升高），动脉血气分析提示乳酸水平升高（乳酸水平术前 5.3 mmol/L，手术后第 2 天降到 2.1 mmol/L），心率加快，腹部体征（压痛、反跳痛、肌紧张）并没有明显缓解迹象，这些都一致提示病情加重。

（7）术后及时抗凝治疗：尽管把明显血管栓塞的小肠肠段切除，但不能保证残留的小肠血流完全正常，术后需要尽早、及时使用分子肝素治疗，那么术后多久开始用低分子肝素治疗？术后6~12小时开始给予低分子肝素1支，皮下注射，qd（预防），第二天改成q12h（治疗），同时给予前列地尔改善末梢微循环。

（8）小肠端端吻合术：笔者比较偏1号不可吸收丝线全层间断缝合＋浆肌层间断缝合，也有外科医生习惯用3-0可吸收线全层连续缝合一圈再浆肌层间断缝合加固，前者好处是不容易狭窄和瘘的发生，特别是梗阻情况下，两个断端周径明显不等，更适合采用间断缝合（比如本病例），缺点是耗时长、不可吸收丝线内寄居细菌；后者好处是缝合快、可吸收线6个月左右会被吸收，缺点是缝合拉紧后可能发生吻合口狭窄。两种方法关键是避免黏膜外翻、保证血运、小肠端端对齐且整圈无张力（张力一致）；缝合完成后一定用手闭合吻合口远近两端，挤压小肠测试高压力下吻合口是否有瘘发生；如果急诊手术，小肠壁明显水肿，不建议浆肌层再缝，容易发生撕裂。

（9）肠系膜血管栓塞后，有时被迫需要切除较多的小肠，主刀医师要尽量保留小肠，一般至少需要保留原来70%长度或者120 cm以上，否则容易发生短肠综合征。据外科前辈临床经验上估算（不一定准确），多保留1 cm小肠，患者术后可以多增加1 kg体重。

三、知识拓展

急性肠系膜上动脉栓塞三联征（Bergan三联征）：剧烈腹痛而无相应体征、患者器质性或并发心房颤动的心血管疾病、强烈的胃肠道排空症状（恶心、呕吐、腹泻）。急性肠系膜上动脉栓塞的栓子绝大多数来源于心脏疾病，特别是心房颤动（左心房）、动脉硬化患者[1]。栓塞部位多数出现在距离主动脉开口3 cm以远3~8 cm，也是结肠中动脉开口处。小肠对缺血比较敏感，缺血程度（栓塞程度）会影响小肠的活力，缺血时间也很重要，缺血1个小时后小肠黏膜出现坏死脱落，黏膜下水肿出现，缺血2~3小时后肠坏死开始出现，肠壁水肿、发绀，大量富含蛋白质液体渗入肠腔内。所以，早期肠缺血时可能只是积气，后期出现肠坏死时会呈现小肠内大量积液，死亡率高达50%以上。相比之下，静脉栓塞后，小肠坏死发生时间会更晚，死亡率也低很多。值得注意的是，小肠经过轻度缺血过程后，可能会出现吸收不良，部分小肠组织经过瘢痕愈合后出现节段性狭窄。因此，早期诊断肠系膜上动脉栓塞具有重要临床价值，可介入下尿激酶溶栓、取栓，可显著降低死亡率。介入造影还能评估血管通畅情况。剖腹探查手术切除坏死肠管后一般端端吻合，必须保证切缘血运良好，才能避免术后发生吻合口瘘。手术治疗后仍需积极治疗原发病。

另外，作为人体吸收重要器官的小肠"在影像学上"被分成了6组：第1组为十二指肠，第2组为近段空肠（左上腹）、第3组为远段空肠（左下腹）、第4组为近段回肠（中腹部），第5组为中段回肠（中腹部、右下腹）、第6组为远段回肠（下腹部盆腔内）。第1组小肠黏膜呈现羽毛状黏膜皱襞，第2组黏膜也呈现出羽毛状或雪花状黏膜，第6组黏膜是无黏膜皱襞。

参 考 文 献

[1] 周继明，方学奇，王连友，等．急性肠系膜上动脉栓塞的研究进展[J]．临床内科杂志，2020，37（11）：815-817．

病例 43 绞窄性肠梗阻探查手术中保留肠段

龚渭华

一、病例介绍

【现病史】 长兴分院会诊一例患者，绞窄性肠梗阻 6 小时入院急诊手术。

【入院诊断】 绞窄性肠梗阻。

【既往史】 患者于 11 年前接受过胃癌根治手术。

【治疗过程】 术中发现小肠 720° 旋转，3.5 m 小肠缺血，色暗黑（图 43-1），经过小肠系膜普鲁卡因注射、温盐水巾敷全小肠 70 分钟以上，部分小肠颜色开始好转，但仍有一半小肠颜色较暗（如果医院有条件的话，可以使用核素标记的红细胞来显影可疑坏死小肠的黏膜活力）。术中与家属交代病情数次，术后发生坏死再次手术可能，家属表示理解，为避免短肠综合征发生同意暂时关腹，患者送 ICU 观察病情和腹部情况，术后出现腹泻、黑便，但无黏液便或水样便，血红蛋白稳定，考虑闭袢性肠梗阻引起的淤滞肠袢综合征。术前 D-二聚体明显升高（近 10 倍），术后逐步降低。术后 7 天患者恢复顺利，未出现腹痛或反跳痛，排气正常，排便稍有腹泻，持续低热（36.9～37.3℃），建议予以前列地尔、低分子肝素、整肠生、抗生素继续治疗，术后注意血栓发生可能。患者顺利出院后又再次发生过肠梗阻，后去上海的医院保守治疗（具体不详）（图 43-1）。

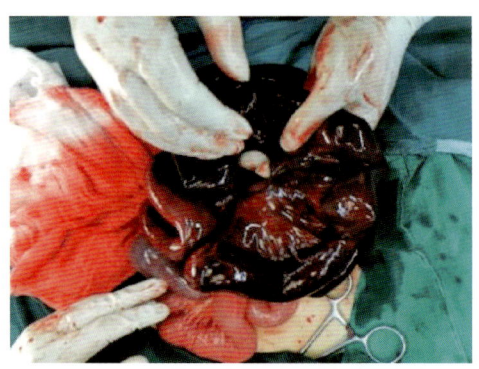
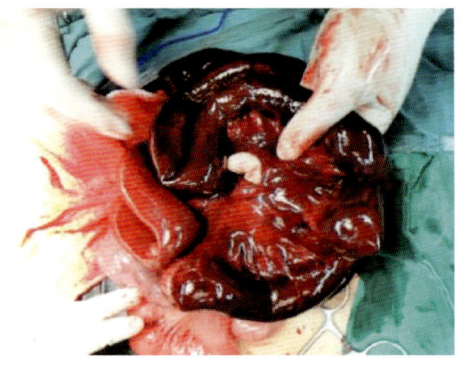
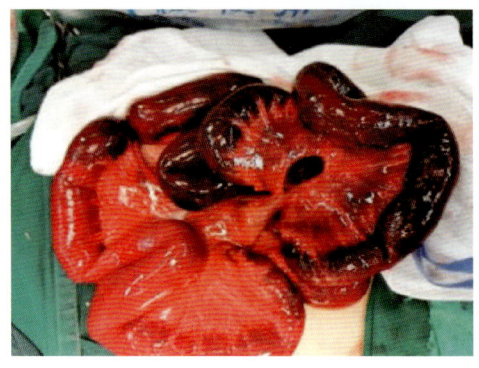

图 43-1　剖腹探查后发现小肠绞窄性肠梗阻

二、临床经验

如果术中切除 3.5 m 小肠，术后很可能会发生短肠综合征，笔者所在病区见过 2 例短肠综合征，每天从造瘘口排出液体超过 4 000 mL，患者生活质量非常差，持续住院治疗，营养欠佳，体重持续下降，老一辈医师经验告诉我们，术中应尽量保留每厘米的小肠，因为多保留 1 cm 小肠的话，术后患者体重可以多增加 1 kg。手术医师尽管在半夜中静静又无奈地等待着小肠的复活，但医师的等待付出对患者来说都是非常值得的。另外，有肠粘连病史的患者更容易发生再次肠梗阻。小肠管径超过 3 cm 即可认为肠扩张，近端结肠（比如升结肠）管径大于 7 cm、乙状结肠管径大于 5 cm 即可认为扩张[1]。

参 考 文 献

[1] 汤森 C M，比彻姆 R D，埃弗斯 M，等.克氏外科学[M].19 版.彭吉润，王杉，译.北京：北京大学医学出版社，2015.

病例 44 小肠间质瘤肝转移双转化治疗

高 强

一、病例介绍

【现病史】 患者男性，71岁，主因"发现肝脏多发占位2周"入院。患者于2周前因体重下降、食欲不佳自行前往医院检查，B超提示肝脏多发占位，性质待定。病程中，患者否认发热、胸闷、腹痛、腹胀、恶心、呕吐等症状。后患者就诊于我院门诊，上腹部增强MRI（2020-11-17）提示：肝脏多发MT（转移性不除外），门脉右支受侵，右侧肝内胆管受压，左下腹小肠走行区占位性病变（图44-1）。PET-CT（2020-11-19）提示：① 结合本院PET/MR图像，考虑为肝脏多发MT、侵犯门脉右支，左侧腹腔肠系膜转移结节可能，请结合临床；② 2020-11-17本院MRI所示左下腹小肠走行区强化灶处未见明显糖代谢异常增高。现为进一步明确诊断收入病房。病程中，患者精神可，食欲不佳，二便无殊，体重2个月内下降6~7 kg。

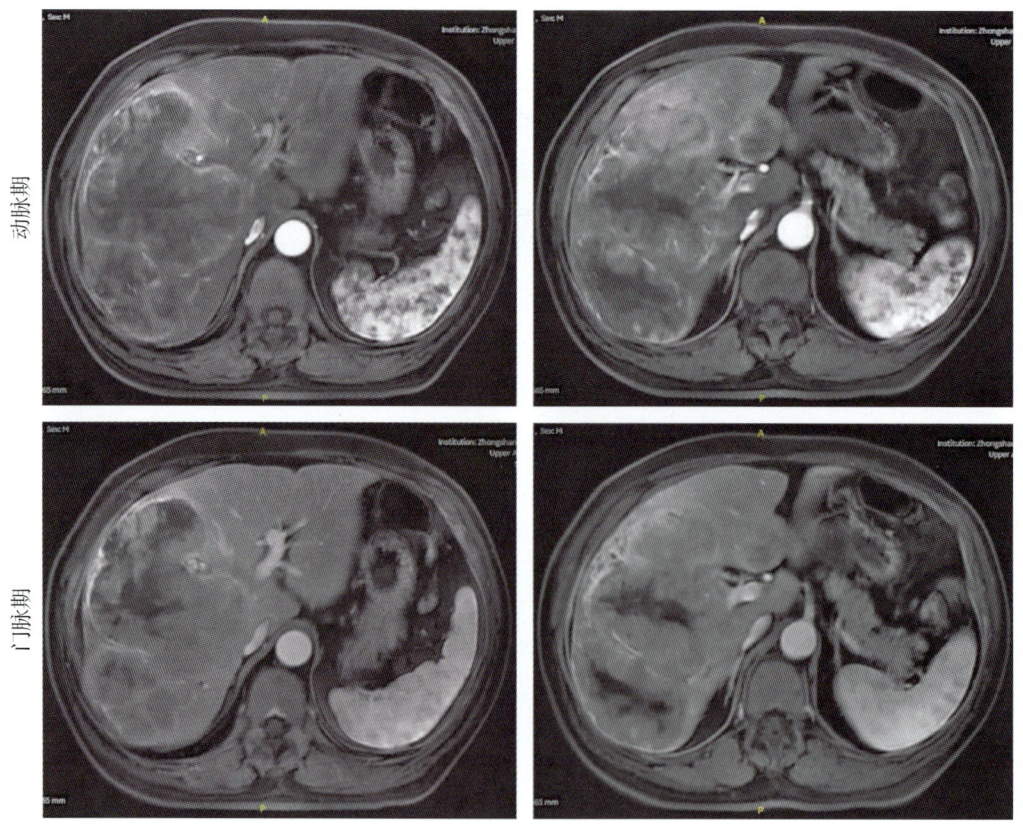

图 44-1 患者基线MRI检查结果（2020-11-17）

【入院诊断】 ①肝脏多发占位，性质待定；②左下腹小肠走行区可疑占位性病变。

【既往史】 否认高血压、糖尿病病史，否认肝炎史；有饮酒史，否认吸烟史。

【第一次入院治疗过程】 患者入院后于2020-11-26行肝占位穿刺活检，病理提示：梭形细胞恶性肿瘤，结合免疫组化结果，符合转移性胃肠间质瘤。免疫组化结果：SDHA（+），SDHB（+），DOG-1（弥漫+），CD117（弥漫+），Ki-67（30%阳性），CD34（+），*C-kit*基因第11外显子第565～569位密码子杂合性缺失。结合病理结果，修改诊断为：①小肠间质瘤；②肝转移瘤。考虑患者目前无梗阻、出血症状，肝脏多发转移且侵犯右侧肝门，无手术条件，先行伊马替尼400 mg qd转化治疗。

患者于2020-12-07开始伊马替尼治疗，2020-12-22出现黑便、头晕症状，就诊于我院急诊。黑便量大，约400 mL，无呕血，入急诊时血压117/71 mmHg，心率126次/分。体检腹软，未及包块，全腹无压痛、反跳痛。直肠指检未及包块，指套血染。予以停用伊马替尼、禁食、止血、对症治疗，建议患者及家属急诊手术，先行处理小肠原发灶，家属要求观察、保守治疗。积极止血对症治疗后，患者出血渐止，血红蛋白稳定在80 g/L左右，血压、心率恢复平稳，无黑便、血便等，2020-12-25予以回家休养。

【第一次入院治疗后随访】 患者于2021-01-04就诊于肿瘤内科门诊，恢复使用伊马替尼。治疗过程中患者于2021-01-08、2021-04-12、2021-07-15、2021-10-21分别行上腹部增强MRI复查，均提示肝脏转移瘤较前次明显缩小，病情持续部分缓解（PR）（图44-2）。

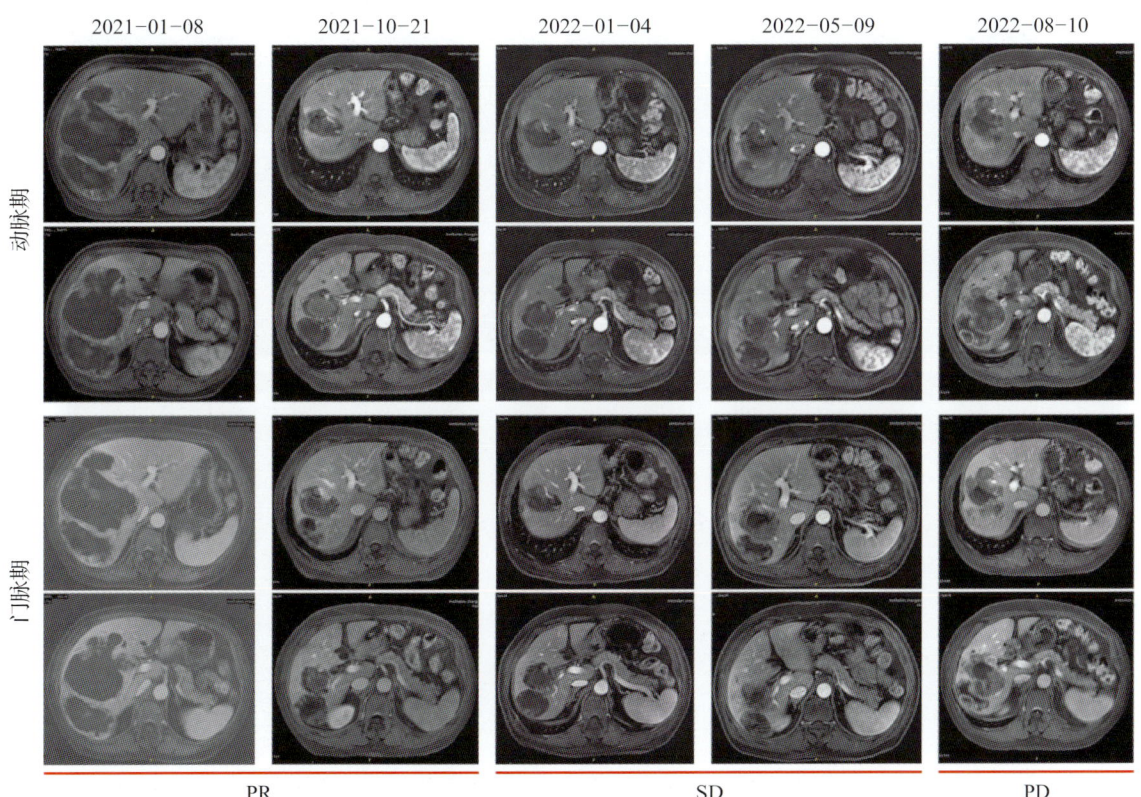

图44-2　患者MRI随访检查结果（2021-01-08至2022-08-10）

2022-01-04、2022-05-09两次复查MRI，均提示肝脏病灶较前相仿，评估病情稳定（SD），仍继续伊马替尼治疗（图44-2）。2022-08-10再次MRI复查提示肝脏部分病灶较前片增大，评估病情进展（PD）（图44-2）。2022-08-15再次行PET-CT评估，提示与2020-11-19本院PET图像比较：肝脏多发转移灶较前减少、缩小，糖代谢减低；原左侧腹腔肠系膜转移结节消失。

【**第二次入院治疗过程**】 考虑患者病情PD，于2022-08-19再次入院行肝脏病灶穿刺活检，病理提示：转移性胃肠间质瘤，免疫组化：ALK（-）；BRAF-V600E（-）；CD117（+）；CD34（+）；Des（-）；DOG-1（+）；Ki-67（60%+）；S-100（-）；SDHA（+）；SDHB（弱+）；SMA（+）；基因检测：*C-kit*基因第11外显子第565~569位密码子杂合性缺失，第573位密码子CCA（Pro）杂合性突变为CGA（Arg）；*C-kit*基因第17外显子第820位密码子GAT（Asp）杂合性突变为TTT（Phe）；*PDGFRA*基因第18外显子第842位密码子GAC（Asp）杂合性突变为AAC（Asn）。HER-2扩增：阴性。考虑患者同时存在肾功能轻度不全，放弃舒尼替尼治疗，改用瑞派替尼150 mg qd治疗。

【**第二次入院治疗后随访**】 患者改用瑞派替尼后继续门诊随访，2022-09-26及2022-11-22 MRI均提示肝脏病灶较前相仿（图44-3）。

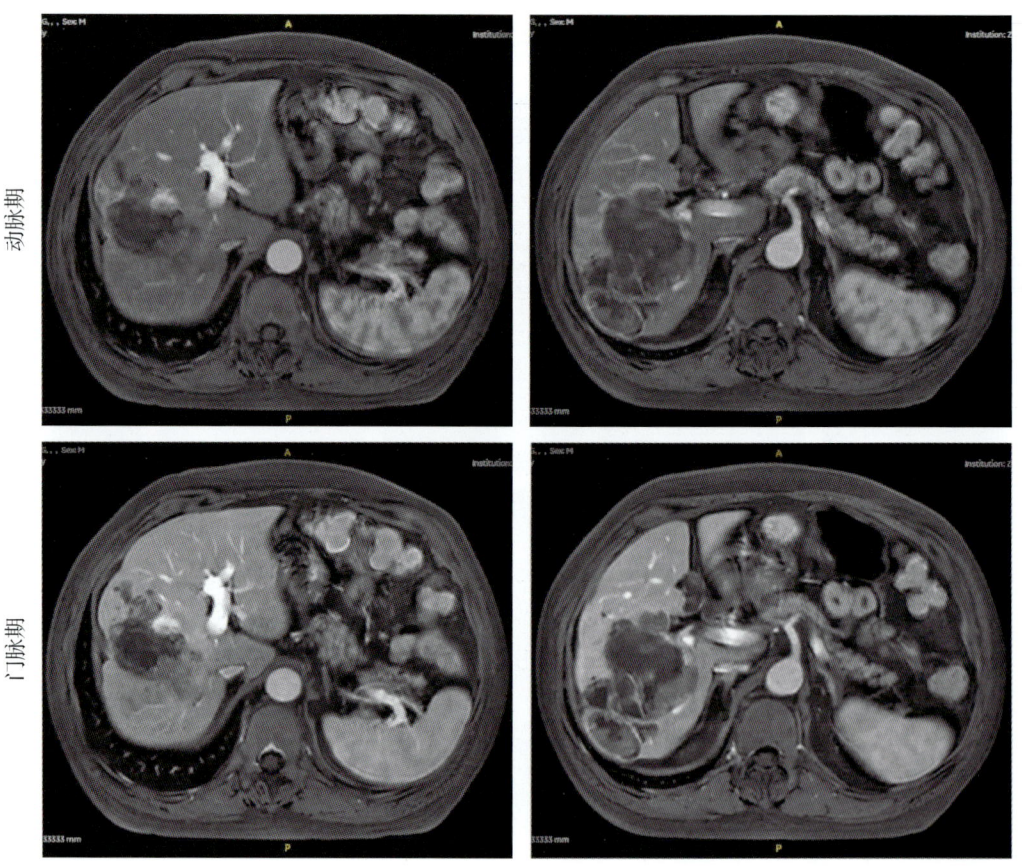

图44-3 患者PVE前最后一次MRI（2022-11-21）

【第三次入院治疗过程】 考虑患者一般状况及病情相对稳定,肿瘤局限于小肠与肝脏,且药物治疗进入瓶颈期,予以收入肝外科病房评估手术可能。2022-11-29 行肝脏体积测定,可保留左侧肝脏体积约为 505 mL,占标准肝体积的 33%,无法直接手术,决定通过分期治疗转化手术机会。结合患者年龄、用药情况,最终决定一期采用门静脉栓塞(PVE)方式。2022-11-29 介入下超选门静脉右支,3 mL 组织胶 + 碘油 10 mL 栓塞门静脉右支及其属支,2022-12-02 再次介入下针对肿瘤供血动脉行 TACE。治疗及术后恢复顺利,同时停用瑞派替尼。

【第四次入院治疗过程】 2023-01-20 患者再次入院,肝脏体积测定结果提示:可保留左侧肝脏体积增长至 834 mL(较 PVE 前增长 65%),占标准肝体积的 55%,可耐受手术切除(图 44-4)。患者于 2023-02-03 行肝叶切除术(右半肝 + 左内叶局部)+ 胆囊切除术 + 小肠部分切除术。术中探查,肝无硬化,无腹水,主瘤占据右半肝,大小约 9 cm × 8 cm × 8 cm,界清,为多结节融合,有包膜,另见左内叶脏面直径 2 cm 肿块。距屈氏韧带 20 cm 见小肠间质瘤,直径 3 cm(图 44-5)。术中顺利,出血 100 mL,未输血,阻断肝门 2 次,15 分钟 +15 分钟。术后恢复顺利,第 5 天拔除引流管,2023-02-10 出院。

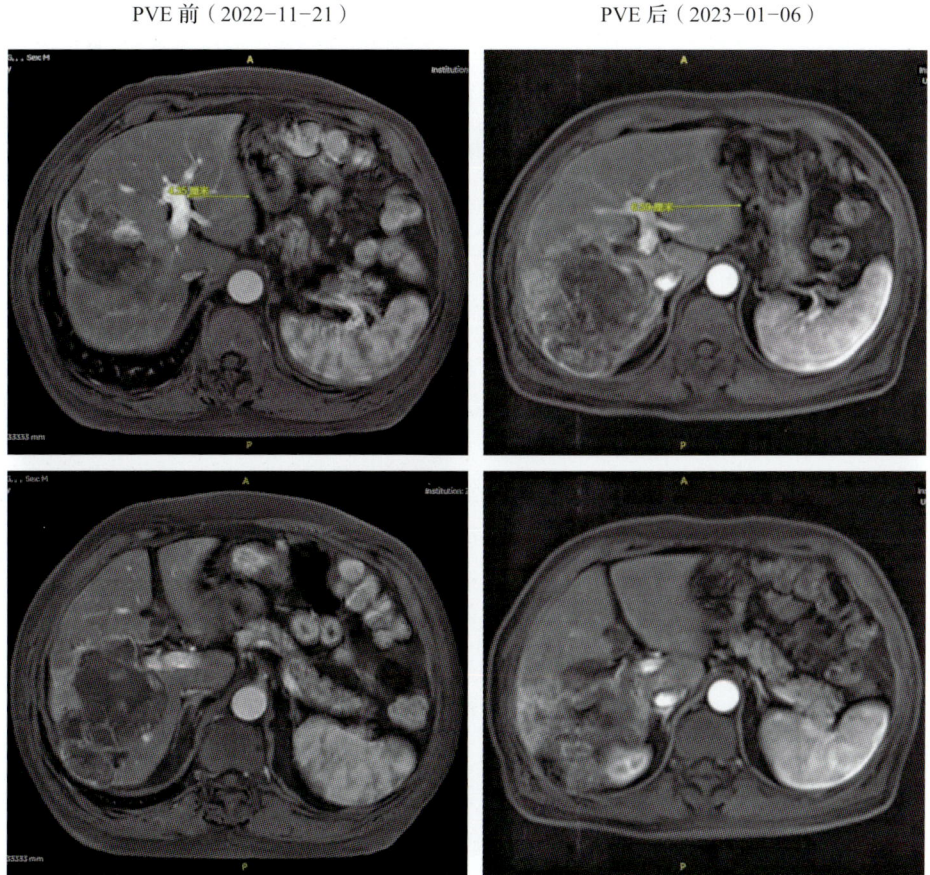

图 44-4　患者 PVE 前后 MRI 检查结果对比

小肠原发灶　　　　　　　　　　　肝脏转移瘤

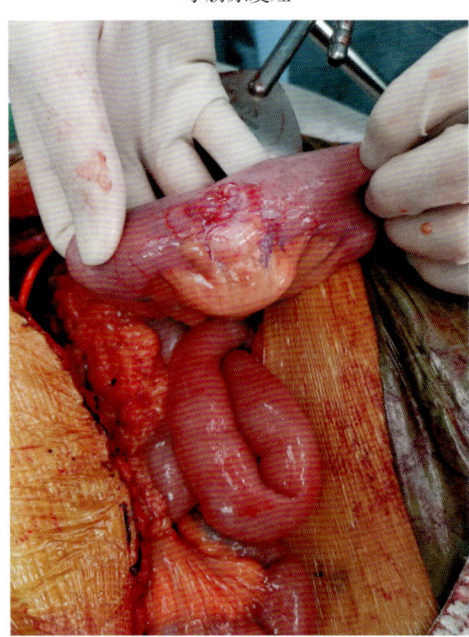
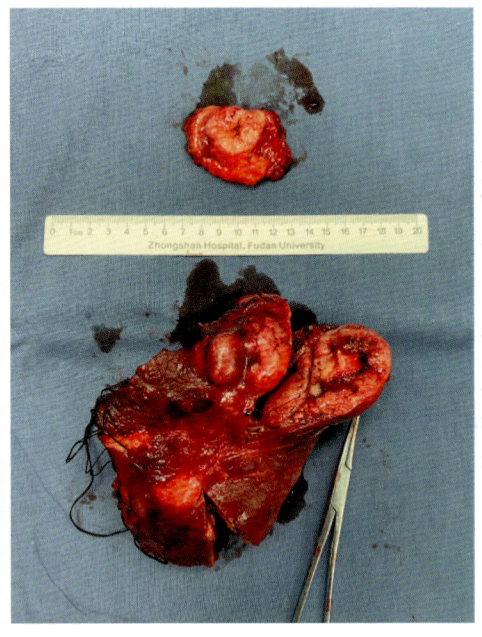

图 44-5　手术标本大体观（小肠原发灶及肝脏转移瘤）

二、临床经验

（1）胃肠间质瘤（GIST）伴远处转移（本例为肝转移），按照指南首选伊马替尼治疗。

（2）本例患者前期属于对伊马替尼敏感 GIST。在靶向治疗的过程中，联合手术处理的适应证包括：① 对伊马替尼治疗不敏感的局部进展性病灶；② 局部晚期或局部不可切除的病灶在伊马替尼治疗后转化为可切除病灶；③ 治疗过程中出现肠梗阻或出血。

（3）本例治疗过程中出现消化道出血，是符合手术干预指征的，家属对急诊手术存在顾虑，所幸停药对症治疗后出血在短时间内停止。

（4）对于伊马替尼治疗后进展的患者，舒尼替尼是指南规定的二线治疗选择。但根据 INTRIGUE 研究结果显示瑞派替尼相比舒尼替尼具有更高的客观缓解率，同时对肾功能影响更小。考虑本例患者肾功能轻度不全，且有潜在切除可能，因此选择瑞派替尼继续治疗。

（5）随着肝脏外科技术的发展，剩余肝脏体积不够不再是手术的绝对禁忌。可以通过联合肝脏离断和门静脉结扎的分步肝切除术（ALPPS）或者门静脉栓塞（PVE）来选择性调控肝脏血流，短时间内增大剩余肝脏体积，转化获得二期手术切除机会。本例中考虑患者高龄（73岁），且同时服用靶向药物，因此选择 PVE。

（6）间质瘤动脉供血为主，PVE 后可能会引起栓塞侧动脉血供增加，因此 PVE 同期加用 TACE 可以辅助抑制在等待剩余肝脏增生的过程中的肿瘤增长。

（7）本病例在间质瘤原发灶及转移灶均 R0 切除后，后续治疗属于辅助治疗（adjuvant therapy），目前指南建议间质瘤 R0 切除后仍使用伊马替尼行术后辅助治疗。

三、知识拓展

GIST 是一种比较明确的由驱动基因突变导致的疾病,可发生在整个胃肠道,其三种主要的分子亚型包括:KIT-突变型、PDGFRA-突变型和野生型[1]。其中,KIT-突变是首个在 GIST 中发现的驱动突变,发生在约 70% 的 GIST 中。而 PDGFRA-突变型 GIST 约占 15%,其中 PDGFRA 外显子 18 D842V 突变的患者接受伊马替尼的治疗有效率为 0[2]。剩余的野生型 GIST 中包括了 SDH 缺失型,其常见于年轻人,几乎完全起源于胃[3]。对于晚期 GIST 的治疗,一线标准治疗为伊马替尼,二线为舒尼替尼,三线为瑞戈非尼,四线为瑞派替尼。但是随着精准治疗的不断进展,对于一线药物的选择更加取决于基因分型结果与其相应的耐药机制。比如对于携带 PDGFRA 外显子 18 D842V 突变的患者对伊马替尼原发耐药,因此最新的 CSCO 诊疗指南推荐阿伐替尼作为一线治疗;而对于 KIT 外显子 9 突变的患者,则推荐高剂量伊马替尼。

随着药物及介入治疗的不断进展,转化治疗日趋成熟。转化治疗是将不可切除肿瘤转化为可切除的肿瘤,然后切除肿瘤。对于本例患者,初诊时肝脏的巨大、多发转移灶以及同时存在的腹腔转移灶提示其在肿瘤学上(即切除能否获得更好疗效),以及外科学上(即剩余肝体积是否足够)都处于不可切除状态。为了获得根治性治疗机会,需要同时消除这两个不可切除因素,难度更大。因此,我们选择多模式联合治疗,以争取尽快获得肿瘤缩小和降期,同时增大可保留的肝脏体积。一方面,通过伊马替尼与瑞派替尼的序贯靶向治疗,肝脏转移灶显著缩小、减少,腹腔转移灶消失。病灶在持续 PR 后进入 SD 状态,此时在肿瘤学上转化为可切除状态。另一方面,观察到药物治疗进入瓶颈期,为了把握潜在可切除的治疗窗口,我们果断通过 PVE+TACE 增大剩余肝脏体积,外科学上亦转化为可切除状态。通过双转化治疗,最终成功完成了这例晚期间质瘤的根治性手术切除。

参 考 文 献

[1] von Mehren M, Kane J M, Riedel R F, et al. NCCN Guidelines® Insights: gastrointestinal stromal tumors, Version 2.2022 [J]. Journal of the National Comprehensive Cancer Network, 2022, 20(11): 1204-1214.
[2] Heinrich Michael C, Jones Robin L, von Mehren Margaret, et al. Avapritinib in advanced PDGFRA D842V-mutant gastrointestinal stromal tumour(NAVIGATOR): a multicentre, open-label, phase 1 trial [J]. The Lancet Oncology, 2020, 21(7): 935-946.
[3] Margherita Nannini, Alessandro Rizzo, Valentina Indio, et al. Targeted therapy in *SDH*-deficient GIST [J]. Therapeutic Advances in Medical Oncology, 2021, 13: 17588359211023278.

病例 45 不可手术的小肠巨大间质瘤

龚渭华

一、病例介绍

【现病史】 患者老年男性，90岁，主因"双下肢水肿1周，发现腹腔内巨大肿物4天"入院。1周前患者因双下肢水肿、食欲减退至外院检查，发现腹腔内巨大肿物，肿瘤标志物升高，无发热畏寒、腹胀腹痛、恶心呕吐、胸闷心悸等不适，患者及家属为求进一步治疗，遂来我院就诊，门诊拟"腹腔肿瘤"收住入院。患者自起病以来精神、食欲、睡眠较前变差，大小便正常，体重未见明显减轻。既往高血压病史多年（服用苯磺酸氨氯地平片，qd），有双下肢血栓多年，BMI：23.1 kg/m²。

【辅助检查】 血常规提示：血红蛋白112 g/L（↓）；尿常规提示：尿潜血（++）（↑）；肿瘤标志物提示：糖类抗原125 174.5 U/mL（↑）、鳞状上皮细胞癌相关抗原2.6 ng/mL（↑）、前列腺特异性抗原12.148 0 ng/mL（↑）、游离型前列腺特异性抗原1.008 0 ng/mL（↑）、游离/总前列腺特异抗原0.08（↓）。入院后予以禁食、补液、护胃、营养支持、监测并控制血压等对症支持治疗。入院后腹部B超检查提示：下腹腔内可见一巨大低回声肿块，大小约18.11 cm×11.31 cm，边界可辨，CDFI示其内可见丰富血流信号，淋巴瘤待排。进一步腹部增强CT检查（图45-1）提示：下腹部巨大占位，考虑恶性肿瘤，间质瘤或其他间叶源性恶性肿瘤。双肾及输尿管扩张积水，考虑肿瘤压迫所致。双肾囊肿，左肾结石。腹水，腹膜混浊。

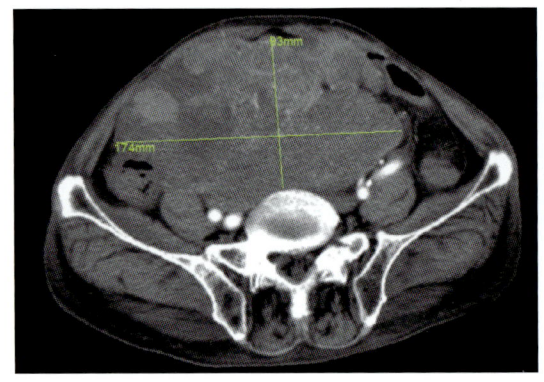 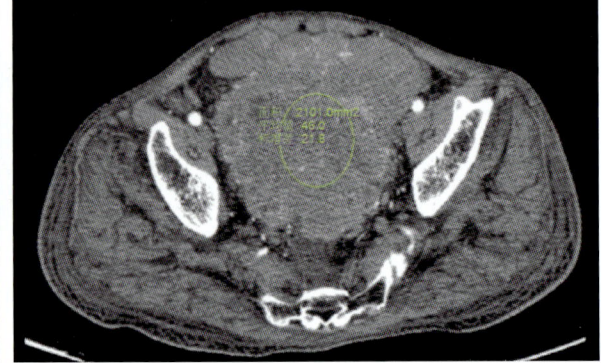

图 45-1 腹部增强CT检查结果

【入院诊断】 腹腔肿瘤；深静脉血栓；慢性支气管炎；高血压。

【治疗过程】 入院后肿瘤进展，病情加重，下肢血管B超检查提示：右侧小腿肌间静脉血栓形成。抽血检测发现：氨基端B型利钠肽原1 400 pg/mL（↑）、白蛋白29.0 g/L（↓）、钾6.10 mmol/L（↑）、钠153.0 mmol/L（↑）、氯122.9 mmol/L（↑）、尿素氮18.83 mmol/L

（↑）、肌酐 482.3 μmol/L（↑）、C反应蛋白 75.9 mg/L（↑）；凝血谱提示：活化部分凝血活酶时间 47.6 秒（↑）、血浆纤维蛋白原 6.17 g/L（↑）、D-二聚体 11 970 μg/L（FEU）（↑）。

患者双下肢可触及水肿，可见散在出血点，家属要求自动出院，出院诊断：腹腔肿瘤（间质瘤或其他间叶源性恶性肿瘤可能）；肾功能不全；高钾血症；高钠血症；双肾及输尿管扩张积水；深静脉血栓；慢性支气管炎；高血压。在当地医院继续住院治疗，考虑到肾功能不全，予以血液透析，治疗期间穿刺活检病理结果（图 45-2）提示：梭形细胞肿瘤，结合免疫组化，胃肠道间质瘤（GIST）首先考虑，建议肿块切除后进一步评估危险度。免疫组化结果：S-100（－），SOX10（－），H3K27Me3 未缺失，Ki-67 3%（＋），SMA（＋），Desmin（－），MyoD1（－），Myogenin（－），CD117 弥漫（＋），DOG-1（＋＋＋），CD34 血管内皮（＋），Bcl-2（＋），STAT6 胞质（＋），ALK/P80（－），CD68（－），CD163 散在（＋），CD31 血管内皮（＋），ERG（－），CK（AE1/AE3）（－）（备注：鉴于腹部 CT 显示肿块 > 10 cm，高危险度间质瘤可能性大）。

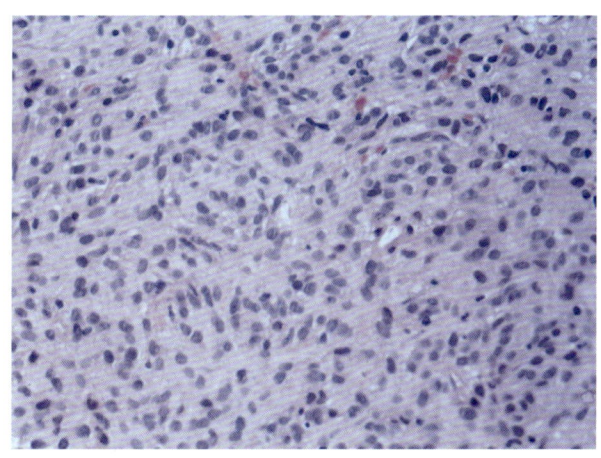

图 45-2　穿刺活检病理结果

遂予以边透析治疗边给予伊马替尼药物治疗，先小剂量 200 mg/d，经过 3 周后患者肾功能好转，能自行排尿，随后增加伊马替尼剂量到 300 mg/d。经过治疗后近 1 年，病情明显改善，但因新冠病毒感染，伊马替尼停用 3 周，病情加重，继续服用伊马替尼后出现进展，肿瘤增大，遂改用舒尼替尼治疗。

二、临床经验

（1）患者一般情况不佳，轮椅进房间，更无法步行上一楼，不能耐受手术的巨大间质瘤，可以考虑非手术药物治疗。

（2）可以在肾衰竭下，继续口服伊马替尼治疗肿瘤，剂量可以随着肾脏功能改善而增加剂量，必要时边透析边口服药物治疗。

（3）通常情况下伊马替尼治疗 18～24 个月后出现疾病再次进展，此病例治疗后 12 个月即出现，偏早。

（4）出现耐药后肿瘤会出现进展，有条件情况下，可以行再次穿刺活检，根据基因情况来指导药物使用。

三、知识拓展

小肠间质瘤来源于间叶组织，原发于小肠，发生概率比胃间质瘤低，恶性程度较高的肿瘤，早期就易发生转移情况，容易发生感染、破裂、出血等情况，甚至休克，容易发生肝脏转移，所以预后比胃间质瘤差。手术切除尽量要充分，将转移瘤一并切除。小肠巨大间质瘤手术需要仔细评估获益/风险比，包括术中麻醉、术后监护等风险。手术可以带来哪些可能的获益：① 切除已经发生耐药的肿瘤细胞克隆，使得伊马替尼再次敏感，现实中，陆续出现了更多代的新药，包括瑞戈非尼、阿伐替尼等，阿伐替尼用于治疗 PDGFRA 外显子 18 突变（含 PDGFRA *D842V* 突变）不可切除或转移性间质瘤[1]；② 减轻肿瘤负荷，研究表明晚期 GIST 减瘤手术后可以得到更好的生存获益；③ 缓解巨大肿瘤带来的压迫症状，当出现梗阻、出血、穿孔等外科急症时，更应考虑手术干预。

当然，采取手术之前，需要评估下面几个因素：① 患者是否可以耐受手术，特别是肿瘤较大，涉及多脏器切除可能；② 高龄患者，合并其他脏器功能不全，术后并发症发生可能；③ 肿瘤大小和位置，是否存在手术难度；④ 先给予新辅助化疗，待肿瘤退缩后再手术；⑤ 经济条件因素等。

参 考 文 献

[1] Senchak J, Ahr K, von Mehren M. Gastrointestinal stromal tumors: what is the best sequence of TKIs? [J]. Curr Treat Options Oncol, 2022, 23（5）: 749−761.

病例 46 罕见类型肠道淋巴瘤者反复肠穿孔

闻 良

一、病例介绍

【现病史】 患者女性，31岁，因"腹痛3天伴发热1天"急诊入院。患者于3天前无明显诱因下出现下腹痛，持续发作，无恶心呕吐、发热寒战等不适。3天来下腹疼痛持续加重，并于1天前出现发热，最高体温39℃。遂来我院急诊，查全腹CT平扫提示"小肠术后改变，双侧卵巢术后，术区低密度灶，盆腔少量积液"，给予抗炎、解痉等对症支持治疗后未见明显好转。后复查全腹增强CT提示"盆腔小肠穿孔考虑"。急诊拟"小肠穿孔"收治入院。

【既往史】 患者过去体质一般。无高血压、糖尿病、心脏病及肾病史，无肺结核、病毒性肝炎等传染病史。无食物、药物过敏史，无外伤史。有手术史多次，20个月前因"小肠穿孔"在当地三甲医院行"小肠部分切除吻合术"，1年前因"卵巢囊肿及输卵管囊肿"在我院行"腹腔镜下双侧卵巢囊肿+右侧输卵管系膜囊肿剔除术"。无输血、中毒史，无长期用药及可能成瘾药物。疫苗接种史不详。

【体格检查】 意识清，精神可，皮肤巩膜无黄染，全身浅表淋巴结未及肿大。心律齐，各瓣膜区未闻及明显病理性杂音，气管居中，两肺呼吸音清，未闻及明显干、湿啰音。下腹部压痛明显，伴反跳痛，肝脾肋下未及，移动性浊音阴性，肾区无叩痛，双下肢无水肿。神经系统检查阴性。

【辅助检查】 急诊当日，血常规提示"白细胞 20.57×10^9/L，中性粒细胞占比 91.5%"，超敏C反应蛋白 55.87 mg/L。

急诊当日，全腹增强CT提示"盆腔小肠穿孔考虑。小肠及双侧卵巢术后。两肾钙乳沉积，右肾小结石"（图46-1）。

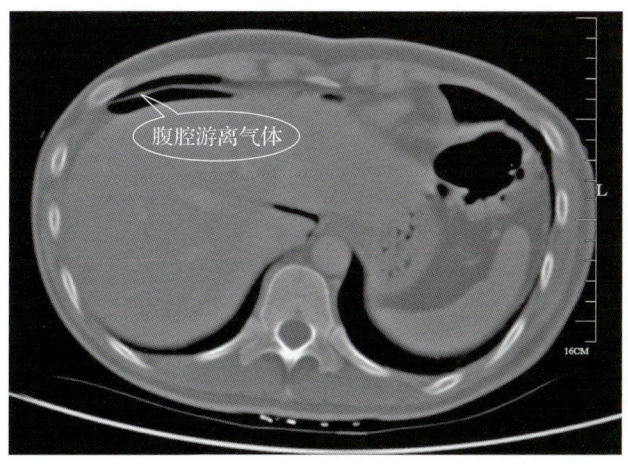

图46-1 全腹增强CT平扫期显示膈下大量游离气体信号

20个月前患者因"小肠穿孔"在当地三甲医院行"小肠部分切除吻合术",术中见距屈氏韧带约100 cm、空肠0.2 cm左右大小穿孔,术后病理提示:小肠黏膜慢性炎,局部全层变性坏死穿孔伴大量中性粒细胞、淋巴细胞浸润,符合溃疡伴肠穿孔病理改变,未见肉芽肿性病变及恶性证据,肠周18枚淋巴结呈慢性炎。术后1个月患者至我院行病理会诊,报告提示:小肠穿孔伴异常NK/T细胞浸润。结合病史考虑EBV阳性NK/T细胞增殖性疾病,不能排除NK/T细胞淋巴瘤。免疫组化:CD3(+),CD20(-),Ki-67(+60%),CD2(+),CD5部分(+),CD8(+),CD10(-),CD56(+),Bcl-6(-),CD21(-),PD-1(+),CXCL13(+),ALK(-),CD30(+),TIA-1(+),MUM1(-),EBER(+),EBNA2(-)。后定期复查血EB病毒DNA载量均为阴性。

18个月前患者至我院血液科,为进一步明确诊断,行骨髓穿刺,常规报告提示:骨髓象可见幼淋样细胞占1.5%,活检病理提示:骨髓造血组织增生十分活跃。后患者未进一步诊疗。1年前患者至血液科就诊,诊断为"EB病毒阳性T细胞淋巴增殖性疾病",建议定期复查并完善小肠胶囊内镜检查。

3个月前患者因再发"腹痛5天"至我院消化内科就诊,查无痛胃肠镜提示"慢性非萎缩性胃炎;结肠憩室",后行胶囊小肠镜检查,见回肠黏膜面占据肠腔一周溃疡,覆黄白苔,溃疡周围黏膜充血水肿明显,伴肠腔明显狭窄,后胶囊内镜未能通过狭窄处,诊断为"小肠溃疡伴肠腔狭窄"。

1月余前患者再次入住我院消化内科,至我院行双气囊小肠镜(图46-2),见回肠下段肠腔环形狭窄,内镜无法通过,狭窄口侧可见溃疡,诊断为"回肠下段狭窄伴溃疡形成"。并予

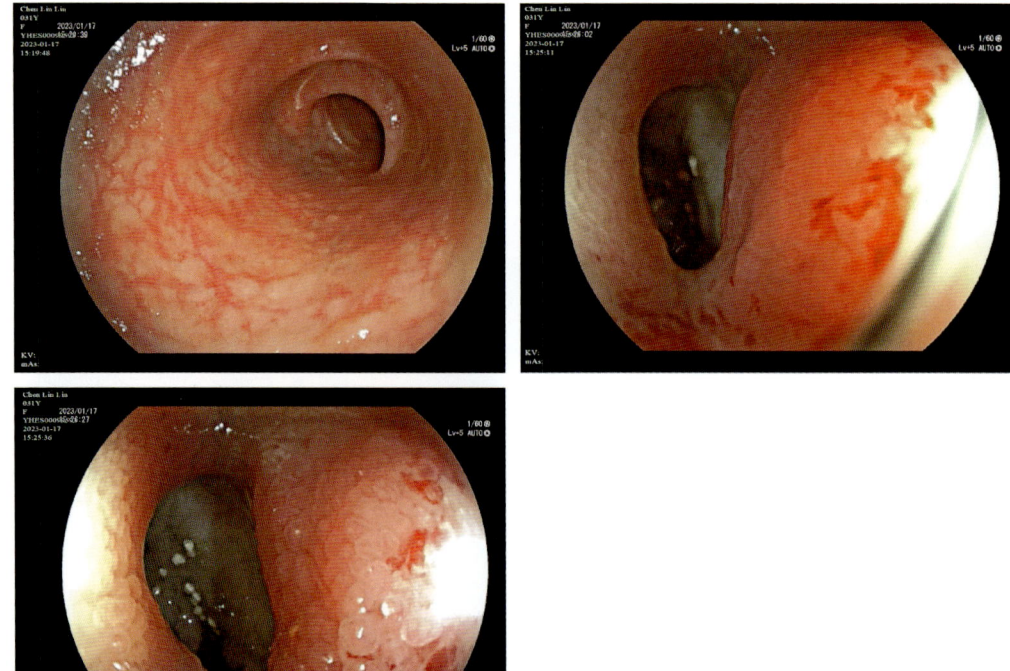

图46-2 双气囊小肠镜显示回肠下段肠腔狭窄伴多发溃疡形成

活检，病理报告提示：（回肠下段）黏膜中度慢性炎（活动性）伴固有层内散在淋巴细胞浸润，另见小片炎性坏死物，病变符合溃疡改变。免疫组化结果显示以 T 细胞增生为主，建议治疗后复查。免疫组化：CD3（T 细胞+），CD20（B 细胞+），Ki-67（15%+），CD2（T 细胞+），CD4（T 细胞+），CD5（T 细胞+），CD7（T 细胞+），CD8（T 细胞+），CD10（−），Bcl-6（少量+），MUM1（浆细胞+），ALK（−），CD30（−），TIA-1（T 细胞+），CD56（−），EBER（−），P53 少量（弱+）。

在这次住院期间，为进一步明确诊疗，患者再次行骨髓穿刺，见送检骨髓组织增生十分活跃，造血组织比例约为 80%，以粒系增生为主，粒红比例增大，分布未见明显异常，粒系多为中晚幼细胞，巨核细胞散在，并见少量淋巴细胞，特殊染色无殊。病理报告提示：（骨髓活检）粒系造血组织增生十分活跃。免疫组化：CD20 个别小淋巴细胞（+），CD3 散在小淋巴细胞（+），CD5 散在小淋巴细胞（+），CD56（−），EBER（−）。

由此可见，患者两次小肠穿孔相隔的 20 个月内，反复检查均未确诊肠穿孔的具体原因，因此不可避免地再次发生了小肠穿孔。

【入院诊断】 小肠穿孔；肠穿孔修补术后；右侧输卵管囊肿剔除术后。

【治疗过程】 患者予急诊行"小肠部分切除吻合术"。见距回盲部约 15 cm 处回肠可见一 2 cm×2 cm 左右穿孔，穿孔旁 3 cm 范围内肠壁组织明显增厚，余肠壁未见充血水肿异常。术后病理可见：肠壁全层大量急慢性炎细胞浸润，以黏膜层及浆膜层为著，其内可见散在异常淋巴样细胞浸润，浆膜侧可见广泛化脓性炎及脓肿形成；部分肠壁黏膜及肌层结构消失，代之以炎性渗出、肉芽组织增生及纤维组织增生，结合大体及手术所见，符合穿孔后改变。自检（肠周）淋巴结 21 枚，呈反应性增生。免疫组化：CD3（T 细胞+），CD20（B 细胞+），Ki-67（+，70%），CD2（T 细胞+），CD4（T 细胞+），CD7（T 细胞+），CD8（T 细胞+），CD10（−），Bcl-6（少量+），MUM1（浆细胞+），CD21（FDC+），CXCL13（少量+），ALK（−），CD30（+），TIA-1（+），CD56（+），EBER（+），P53 少量（弱+）。诊断"（部分回肠切除标本）小肠肠壁见异型 NK/T 淋巴样细胞浸润伴穿孔，结合既往病史、形态及免疫组化，符合结外 NK/T 细胞性非霍奇金淋巴瘤"。

术后 11 天患者出院，并于术后 12 天我院行 PET-CT 检查（图 46-3），可见"小肠术后确诊淋巴瘤，腹盆腔系膜模糊增厚，系膜间隙、子宫直肠陷凹见多发软组织密度影，FDG 代谢增高，考虑淋巴瘤浸润；双侧颈动脉鞘旁、左侧锁骨区、肠系膜、腹膜后、双侧髂血管旁、双侧盆壁、左侧腹股沟区多发淋巴结增大，FDG 代谢增高，考虑结内浸润"。后患者至血液科，诊断"NK-T 细胞淋巴瘤（ⅣA 组，PINK3 分高危）"，开始予 MESA 方案化疗（甲氨蝶呤 4.5 g D1，依托泊苷 150 mg D2～4，地塞米松 40 mg D1～4，培门冬酶 3 750 U D2）。

二、临床经验

（1）小肠 NK/T 细胞淋巴瘤首选以化疗为主的全身治疗，如出现肠梗阻、穿孔、出血等并发症，需积极进行手术治疗。

（2）该病例为结外 NK/T 细胞淋巴瘤（非霍奇金淋巴瘤的一种少见类型）引起的反复小肠

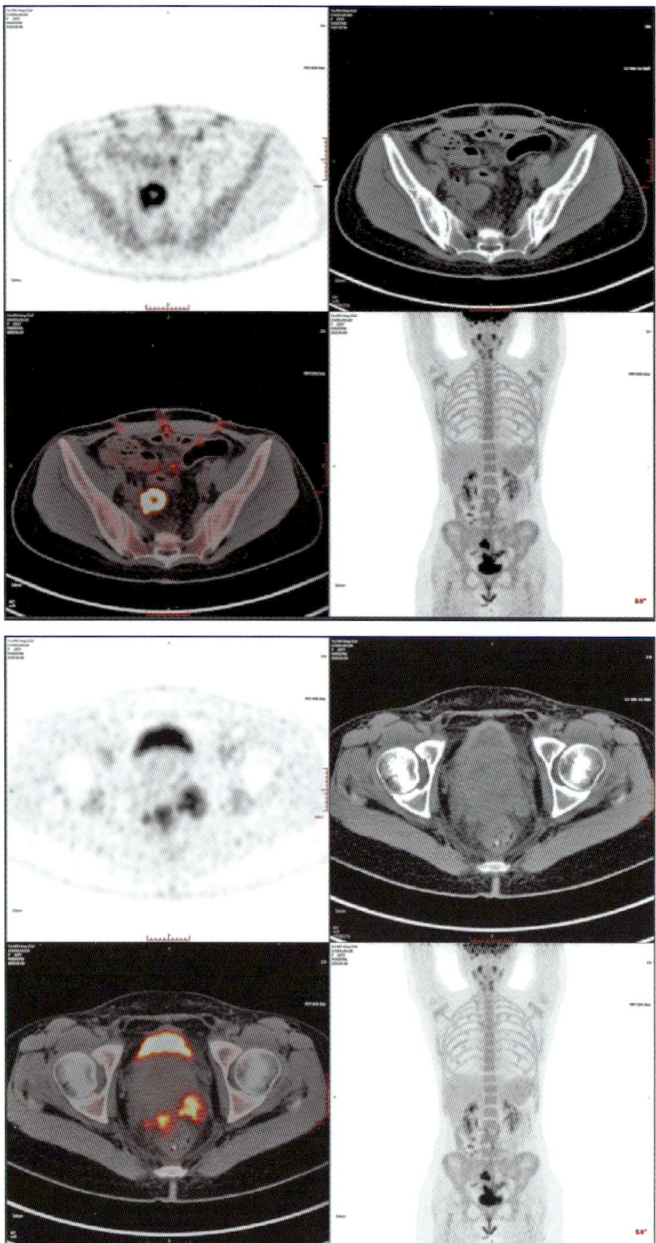

图46-3 PET-CT检查显示腹盆腔系膜间隙、子宫直肠陷凹多发FDG代谢增高软组织密度影

穿孔，经过多次手术切除、胃肠镜及骨髓穿刺取得组织病理后，经病理科科室讨论，最终方才确诊。距离第一次发生穿孔已经近2年。可见此病的明确有时候相对困难。

（3）年轻患者不明原因消化道穿孔的原因多样，应考虑炎症性肠病如克罗恩病、肠结核、淋巴瘤、病毒感染等多种疾病，该病例穿孔区域可见肠壁明显增厚，似肿瘤性改变，病理结果显示：肠壁全层大量急慢性炎细胞浸润，其内可见散在异常淋巴样细胞浸润，部分肠壁黏膜及肌层结构消失，代之以炎性渗出、肉芽组织增生及纤维组织增生。因此难以鉴别炎症性肠病、细胞淋巴增殖性疾病及淋巴瘤。

三、知识拓展

NK/T 细胞淋巴瘤（NK/T cell lymphoma）是起源于成熟 NK/T 细胞的非霍奇金淋巴瘤，因起源于 NK 细胞和 T 细胞这两种在功能和某些抗原的表达上相似的细胞而得名。先天性或获得性免疫功能缺陷、致瘤病毒（如 EB 病毒）的感染都可能是 NK/T 细胞淋巴瘤发病的潜在因素。其中结外 NK/T 细胞淋巴瘤（ENKTCL）为其中少见的类型，病因不明，免疫组织化学和细胞遗传学揭示其与 EB 病毒感染密切相关[1]。患者以中青年男性常见，中位发病年龄为 50 岁左右，最常见的原发于鼻腔，其次为口咽、咽喉、扁桃体等部位，而原发于肠道的占极少数[2,3]。肠道 NK/T 淋巴瘤多发生于空肠，病变范围广，可以累及整个小肠甚至结肠，多数表现为腹痛、血便、食欲减退、腹部包块等非特异性的消化道症状而就医，严重者可发生肠梗阻、肠穿孔[4,5]。免疫表型显示 NK/T 细胞淋巴瘤具有 NK 细胞及 T 细胞的相关表型，主要表达 CD56、CD2、TIA-1 等，CD56 被认为是其一种重要标志，提示其具有高度侵袭的特点[6,7]。因此，肠道 NK/T 细胞淋巴瘤侵袭性较强，进展较快，有嗜血管性，容易出现血管破坏以致出现肠道局部穿孔。治疗上，肠道 NK/T 细胞淋巴瘤对放射治疗敏感，对化疗中低度敏感，干细胞移植治疗目前仍处在探索之中[2]。含蒽环类药物的化疗方案，包括 CHOP（环磷酰胺、阿霉素、长春新碱和泼尼松）方案，治疗肠道 NK/T 细胞淋巴瘤效果有限，其治疗复发率高达 25%～40%，因此非蒽环类化疗方案如 DeVIC（地塞米松、依托泊苷、异环磷酰胺和依托泊苷）、GELOX（吉西他滨、L-天冬酰胺酶和奥沙利铂）和 MESA 方案化疗（甲氨蝶呤、依托泊苷、地塞米松和培门冬酶）等得到了更广泛的应用[3,8]。因此，本病的治疗应以放化疗为基础，当出现肠梗阻、肠穿孔等严重并发症时应积极外科干预，在外科治疗结束后应早期行系统治疗。

参 考 文 献

[1] Arber D A, Orazi A, Hasserjian R, et al. The 2016 revision to the World Health Organization classification of myeloid neoplasms and acute leukemia [J]. Blood, 2016, 127（20）: 2391-2405.
[2] Jeong S H. Extranodal NK/T cell lymphoma [J]. Blood Res, 2020, 55（S1）: S63-S71.
[3] Tse E, Zhao W L, Xiong J, et al. How we treat NK/T-cell lymphomas [J]. J Hematol Oncol, 2022, 15（1）: 74.
[4] Kim S J, Jung H A, Chuang S S, et al. Extranodal natural killer/T-cell lymphoma involving the gastrointestinal tract: analysis of clinical features and outcomes from the Asia Lymphoma Study Group [J]. J Hematol Oncol, 2013, 6: 86.
[5] Kim J H, Lee J H, Lee J, et al. Primary NK-/T-cell lymphoma of the gastrointestinal tract: clinical characteristics and endoscopic findings [J]. Endoscopy, 2007, 39（2）: 156-160.
[6] Zheng S, Ouyang Q, Li G, et al. Primary intestinal NK/T cell lymphoma: a clinicopathologic study of 25 Chinese cases [J]. Archives of Iranian medicine, 2012, 15（1）: 36-42.
[7] Yu B H, Shui R H, Sheng W Q, et al. Primary intestinal extranodal natural killer/T-cell lymphoma, nasal type: a comprehensive clinicopathological analysis of 55 cases [J]. PLoS One, 2016, 11（8）: e0161831.
[8] Yamaguchi M, Oguchi M, Suzuki R. Extranodal NK/T-cell lymphoma: Updates in biology and management strategies [J]. Best Pract Res Clin Haematol, 2018, 31（3）: 315-321.

病例 47　小肠系膜巨大囊性淋巴管瘤

赵高平

一、病例介绍

【现病史】　患者女性，55 岁，主因"左上腹持续隐痛 10 余天"入院。患者于 10 余天前无明显诱因出现左上腹部持续性隐痛，右侧卧位时疼痛明显加重，无畏寒发热，无头晕乏力，无恶心呕吐，无肛门停止排气排便等不适。约 8 天前出现大便困难伴腹胀不适，肛门尚排气，不伴恶心呕吐，口服乳果糖后无改善。约 6 天前自行解出黄色成形大便，大便后左上腹持续性隐痛无明显缓解，遂至当地医院就诊，完善腹部 CT 检查结果提示"左侧中上腹部巨大囊性低密度影"。近期体重未见明显增减。BMI：25.5 kg/m^2。

【既往史】　患者于 3 年前被诊断为高血压，最高血压 160/95 mmHg，平素口服厄贝沙坦控制血压，自诉血压控制欠佳，余无特殊。

【体格检查】　意识清，精神可，皮肤巩膜无黄染，浅表淋巴结未及肿大，心律齐，未及病理性杂音，呼吸音清，未及干、湿啰音。腹部平坦，未见胃肠型及蠕动波，全腹软，无压痛，左上腹扪及一巨大包块，边界尚清晰，活动性差，移动性浊音阴性，墨菲征阴性，肠鸣音 4 次/分，振水音阴性。双下肢无水肿。神经系统查体阴性。

【辅助检查】

（1）肿瘤标志物：甲胎蛋白（AFP）2.84 ng/mL（正常 ≤ 7.0）；癌胚抗原（CEA）< 1.73 ng/mL（正常 ≤ 5.0）；糖类抗原 125（CA125）25.1 U/mL（↑）（正常 ≤ 22.0 U/mL）；糖类抗原 19-9（CA19-9）< 2.06 U/mL（正常 ≤ 43.0 U/mL）。

（2）腹部增强 CT：术前全腹部增强 CT 检查（图 47-1）提示：左侧中上腹腔见一较大分房状囊性不规则低密度区，边界清楚，大小约 160 mm × 93 mm × 119 mm，囊壁可见轻度线性强化。可见肠系膜上动脉贴边走行。行 3D 重建后结果显示肿瘤包膜紧贴近端空肠系膜血管，并包绕部分系膜血管分支。

【入院诊断】　①腹部囊性肿瘤；②不完全性肠梗阻；③高血压。

【治疗过程】　完善术前检查后，在全麻下行剖腹探查＋腹腔肿瘤切除术＋小肠切除肠吻合术；术中探查见大网膜及部分小肠肠管与右侧腹壁粘连，腹腔内无腹水，肝、胆、脾、结肠、盆腔未见明显异常。肿瘤位于近端空肠距离 Treitz 韧带发出后 3 cm 起始，长约 20 cm 空肠肠段对应系膜内，大小约 200 mm × 100 mm × 120 mm（图 47-2）。肿瘤包膜完整，形态欠规则，分界欠清，内侧紧贴肠系膜上动、静脉根部，外侧紧贴系膜下静脉汇入脾静脉处，与受累肠段肠系膜组织及相应系膜血管相互推挤、粘连较重，肿瘤包绕部分空肠血管。完整分离、切除肿瘤及受累段空肠后，行空肠-空肠端侧吻合。术后剖视标本见肿瘤为囊性，内见多发分隔，囊内充满白色"豆腐渣"样内容物。术后恢复顺利，术后 2 天肛门排气排便，术后 3 天进食流质饮食，术后 5 天患者顺利出院。

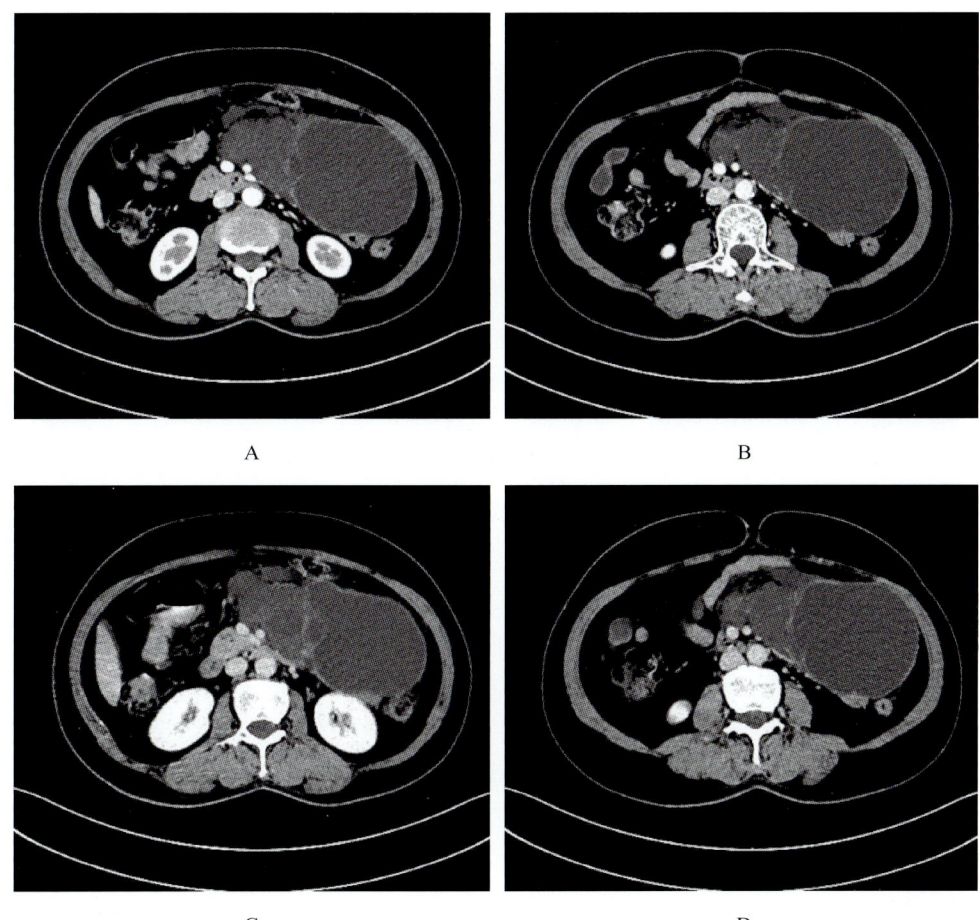

图 47-1 小肠系膜巨大囊性淋巴管瘤腹部增强 CT 影像表现。A、B. 小肠系膜巨大囊性淋巴管瘤腹部增强 CT 动脉期影像表现；C、D. 小肠系膜巨大囊性淋巴管瘤腹部增强 CT 静脉期影像表现

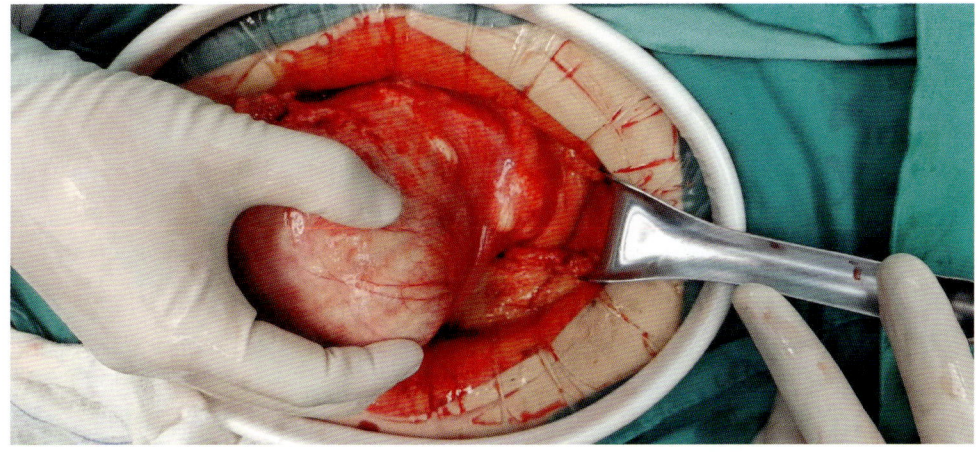

图 47-2 小肠系膜巨大囊性淋巴管瘤术中图片

术后病理检查："小肠系膜巨大肿瘤"：小肠系膜淋巴管瘤；伴坏死、出血、血肿形成及组织细胞聚集；肿瘤最大径约 12.5 cm；肠管两端切缘未见肿瘤累及；肠周淋巴结 8 枚反应性增生。

二、临床经验

（1）肠系膜囊性淋巴管瘤是一种罕见的良性腹腔内肿瘤，在腹部超声或腹部 CT 扫描发现肠系膜内囊性肿块的鉴别诊断时，需要鉴别肠系膜囊性淋巴管瘤与单纯性肠系膜囊肿。与单纯性肠系膜囊肿相比，大部分肠系膜囊性淋巴管瘤在少年、青年发病（多于 5 岁前发病），症状出现较早且较重，以男性发病居多，肿瘤体积普遍较大，多以侵袭性生长为主，影像学上多表现为与周围组织分界欠清晰。两者鉴别主要依靠病理学检查，肠系膜淋巴管瘤囊壁主要包含有结缔组织和平滑肌纤维的内皮内膜，而肠系膜囊肿的囊壁由立方和柱状细胞排列，缺乏平滑肌细胞。

（2）肠系膜囊性淋巴管瘤通常表现为不完全性肠梗阻，通常肿块巨大，大部分患者可在腹壁扪及实性可活动性肿块，主要临床症状为腹胀、腹痛、恶心、胆汁性呕吐、腹泻或便秘，部分患者可伴有肠扭转，且肠扭转部位多发生于十二指肠-空肠交界部，程度较重者可发生肠坏死。

（3）虽然肠系膜囊性淋巴管瘤是良性肿瘤，其仍然具有复发风险。其治疗方法主要是手术完整切除肿瘤，手术应完整切除包含受累段肠管在内的肠系膜组织、肠系膜血管及邻近可疑受浸组织从而减少肿瘤复发。

（4）腹腔内位置特殊、形态欠规则的肿瘤，或与重要脏器、血管相邻的肿瘤，若腹部增强 CT 扫描或 MRI 检查难以准确评估肿瘤与重要脏器、血管的毗邻关系，建议完善腹部肿瘤 3D 重建检查，以便于术前厘清肿瘤与重要脏器、血管等重要器官的毗邻关系，有利于外科医师术前就做到"心中有数"，设计更合理的手术策略，减少手术相关并发症。

三、知识拓展

肠系膜囊性淋巴管瘤是一种罕见的腹腔内良性肿瘤，其发病率约占全身所有淋巴管瘤发病率的 1%，主要累及小肠系膜，其次为结肠系膜和腹膜后组织[1]。该病在所有年龄段均可能发生，但以儿童发病多见，在儿科住院患者中该病占比约为 1/20 000，在成人中该病发病率更低，且该病以男性患者居多。约 60% 的肠系膜囊性淋巴管瘤在 5 岁前发病，约 88% 的患者合并腹胀、腹痛、呕吐、腹部活动性包块、不完全性肠梗阻等症状[2]。

肠系膜囊性淋巴管瘤的发病原因目前尚不明确。有假说认为该病为先天性淋巴系统畸形疾病，胎儿发育过程中病变部位淋巴管与肠系膜静脉血管之间缺乏有效连接，导致肠系膜淋巴管内淋巴液难以回流至静脉内，淋巴液回流障碍最终导致淋巴管被动扩张、增殖最终形成肠系膜囊性淋巴管瘤[3]。另一种假说认为该病发病主要原因为肠旋转不良或慢性反复性的肠扭转导致肠系膜淋巴管及肠系膜静脉回流通道堵塞，淋巴液回流障碍最终导致该病发生[4]。

病理学上淋巴管瘤可细分为三种主要类型：毛细血管型、海绵状型和囊性，前两种淋巴管瘤主要累及皮肤，而囊性淋巴管瘤通常发生于具有丰富淋巴管网络的疏松结缔组织中，如肠系膜和腹膜后组织[5]。据报道，腹部囊性淋巴管瘤主要发生于小肠系膜中（约占69%），其次为腹膜后组织（约占30%）。基于其特定的组织学病理特征，囊性淋巴管瘤被分类为错构瘤的一种，其囊壁主要包含有结缔组织和平滑肌纤维的内皮内膜，而且其囊肿壁上有小淋巴样聚集物。该特征可用于与单纯性肠系膜囊肿相鉴别，而后者囊壁中仅有立方形或柱状细胞而缺乏平滑肌细胞。

肠系膜囊性淋巴管瘤临床症状通常表现为腹壁可扪及活动性肿块（约占65%），常合并不完全性肠梗阻症状如腹胀、腹痛、恶心、胆汁性呕吐、腹泻或便秘，部分患者可伴有肠扭转，且肠扭转部位多发生于十二指肠-空肠交界部，程度较重者可发生肠坏死[6]。肠系膜囊性淋巴管瘤的主要依靠腹部超声及腹部CT进行检查，影像学上表现为囊性包块，多数呈分隔囊肿样改变，其内容物为浆液、浆液或白色乳糜[7]。该病常需要与单纯性系膜囊肿相鉴别，前者囊肿体积常常较大，具有更强的侵袭性生物学行为，并且较早出现不完全性梗阻等临床症状，而单纯性肠系膜囊肿可能无明显临床症状。

虽然肠系膜囊性淋巴管瘤是良性肿瘤，其仍然具有复发风险。其治疗方法主要是手术完整切除肿瘤。由于肿瘤位于系膜内，其通常与肠道血管紧密相连甚至包绕系膜血管，因此手术应尽量完整切除包含受累段肠管在内的肠系膜组织、肠系膜血管及邻近可疑受浸组织才能减少肿瘤术后复发。若病情允许，腹腔镜手术切除肿瘤是首选治疗方式。

参 考 文 献

[1] Tuan N A, Van Du N, Van Hiep P. Giant cystic lymphangioma of right mesocolon: a case report [J]. International Journal of Surgery Case Reports, 2021, 86: 106326.

[2] Mabrut J Y, Grandjean J P, Henry L, et al. Mesenteric and mesocolic cystic lymphangiomas. Diagnostic and Therapeutic Management [J]. Annales de chirurgie, 2002, 127（5）: 343-349.

[3] Geraci G, Sciumè C, Pisello F, et al. Mesenteric cyst lymphangioma: a case report and literature review [J]. Annali Italiani Di Chirurgia, 2006, 77（6）: 521-527, discussion 528.

[4] Losanoff J E, Richman B W, El-Sherif A, et al. Mesenteric cystic lymphangioma [J]. Journal of the American College of Surgeons, 2003, 196（4）: 598-603.

[5] Guachilema R A, Monard Á R T, Endara M C, et al. Intra-abdominal cystic lymphangioma of the mesocolon sigmoids: a rare entity in adult patient woman [J]. Journal of Surgical Case Reports, 2020, 2020（5）: rjaa031.

[6] Kim T O, Lee J H, Kim G H, et al. Adult intussusception caused by cystic lymphangioma of the colon: a rare case report [J]. World Journal of Gastroenterology, 2006, 12（13）: 2130-2132.

[7] Chen J, Du L, Wang D R. Experience in the diagnosis and treatment of mesenteric lymphangioma in adults: a case report and review of literature [J]. World Journal of Gastrointestinal Oncology, 2018, 10（12）: 522-527.

病例 48 肠系膜囊肿

栾凤鸣
龚渭华

一、病例介绍

【现病史】 患者男性，65岁，主因"腹胀1月余"入院。患者于1月余前进食米饭后，出现全腹胀不适，无腹痛，无腹泻，无恶心呕吐，约2小时后逐渐自行缓解。1个月来上述症状反复发作，平均2～3日发作一次，可自行缓解。患者自行口服胃药后（具体不详），仍有上述症状发作，为求进一步诊治而来我院门诊，行腹部CT检查提示：左中腹部占位，考虑囊肿或良性肿瘤。门诊以"腹腔肿瘤"为诊断收入院。患者自患病以来无头晕乏力，无便血，无停止排气排便，无畏寒发热。睡眠可。体重无明显变化。BMI：21.64 kg/m^2。

【既往史】 患者有高血压病史，用药史不详，自诉血压控制在140/80 mmHg左右。

【个人史】 出生于本地，否认异地长期居留史。吸烟40年，未戒烟，约每日20支。饮酒40年，现未戒酒。

【体格检查】 未发现明显异常。

【辅助检查】 肿瘤标志物：癌胚抗原（CEA）7.7 ng/mL（↑）（正常＜5.0 ng/mL）；甲胎蛋白（AFP）2.0 ng/mL（正常＜20.0 ng/mL）；糖类抗原19-9（CA19-9）7.0 U/mL（正常＜37.0 U/mL）；糖类抗原125（CA125）11.6 U/mL（正常＜35.0 U/mL）。

余血常规及血生化等无特殊。

腹部增强CT检查提示：左中腹部见团状软组织密度影，大小约86 mm×72 mm，边缘清晰，平扫CT值约80 Hu，增强后内部未见明显强，边缘似有强化；邻近小肠、血管受压被推移。其余小肠、结肠、直肠未见明显异常强化。左中腹部占位，考虑囊肿或良性肿瘤（图48-1）。

【入院诊断】 ①腹腔肿瘤；②高血压。

【治疗过程】 完善术前检查后，在全麻下行腹腔镜探查＋中转开放肠系膜囊肿切除＋小肠部分切除术。术中所见：腹腔内无明显积液，肝、胆、脾、结肠、盆腔未见明显异常。肿物位于距离Treitz韧带50 cm处肠系膜，大小约10 cm×10 cm×8 cm，质地中等，包膜完整，形态尚规则，无蒂（图48-2）。肿瘤所在处相应肠系膜血管部分粘连，肿瘤包绕部分空肠血管。完整分离、切除肿瘤及受累段空肠后，行空肠-空肠端端吻合。术中冰冻病理提示：肿物为囊肿性病变，囊内物为豆渣样，囊内衬上皮及脱落，伴囊壁钙化。未见恶性肿瘤细胞。术后恢复顺利，术后5天肛门排气排便，术后6天进食流质饮食，顺利出院。

术后病理：病理报告提示：肠系膜肿物：囊肿性病变，囊内物为豆渣样，囊内衬上皮及脱落，伴囊壁钙化，未见恶性肿瘤细胞。部分空肠：肠黏膜慢性炎（图48-3）。

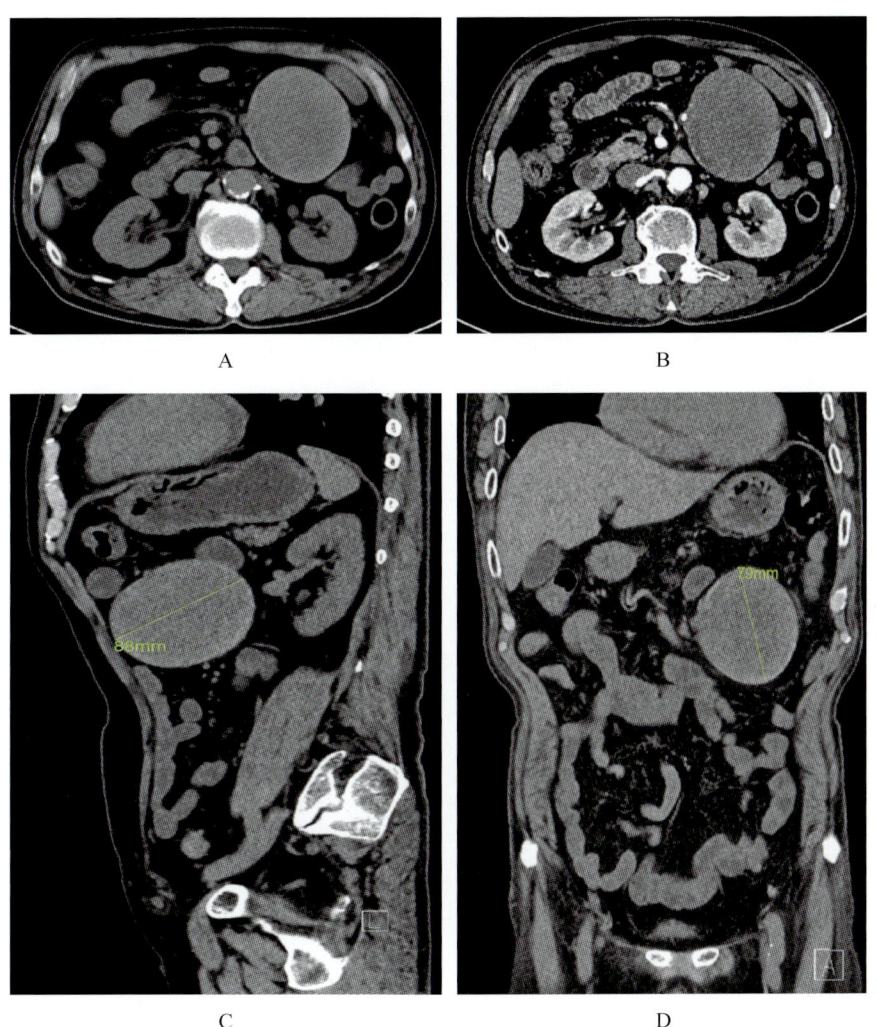

图 48-1 术前腹部增强 CT 图片。A. 静脉期影像；B. 动脉期影像；C. 矢状面影像；D. 冠状面影像

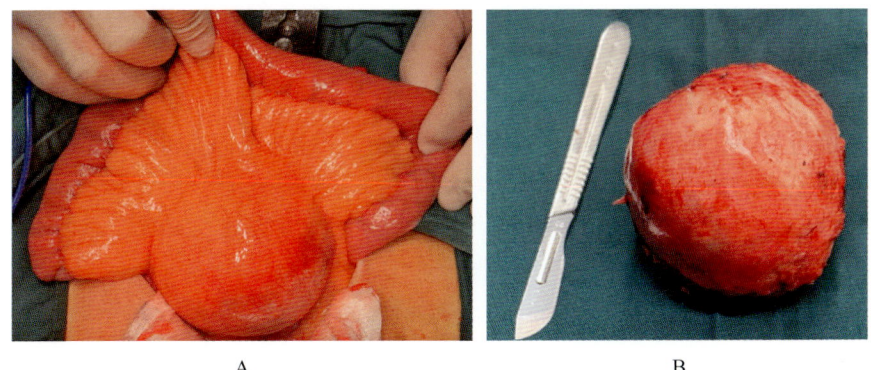

图 48-2 小肠系膜肿瘤标本图片。A. 手术中小肠系膜肿瘤；B. 手术后小肠系膜肿瘤离体标本

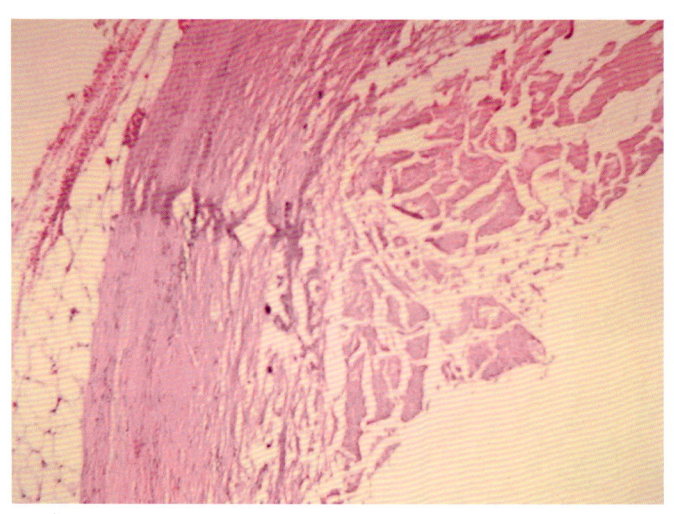

图 48-3　术后病理检查结果

二、临床经验

（1）肠系膜囊肿是较为少见的外科疾病，临床腹部增强 CT 检查有利于评估肿瘤和周围脏器、血管之间的比邻关系，可以借助冠状面、矢状面、横切面多方位判断肿瘤，甚至可以三维重建，术后全面检查评估后更利于手术方式的选择。

（2）术中完全切除囊肿后，发现部分静脉血管受累，对应的小肠发生了明显充血，当机立断决定切除这部分小肠，避免了二次手术发生可能。

三、知识拓展

肠系膜囊肿是一种少见的外科疾病，由意大利解剖学家 Benevieni 于 1805 年首次报道。肠系膜囊肿泛指肠系膜上一切来源的囊性包块，男女比例无明显差异，可发生于任何年龄段[1]，成人发生率为 1/100 000，儿童发生率为 1/20 000[2,3]。肠系膜囊肿病因尚不明确，目前一般认为是由先天性淋巴管发育障碍所引起。肠系膜囊肿多发生于小肠系膜，较少发生于结、直肠系膜，本例患者囊肿发生于小肠系膜。根据囊液性质不同，分为四类：乳糜性囊肿、浆液性囊肿、被覆其他成分囊肿、良性囊肿（或多囊性）间皮瘤，临床上以浆液性和乳糜性囊肿多见。

肠系膜囊肿起病隐匿，生长缓慢，临床表现多样，特异性差，故常被临床医师忽视，误诊、漏诊率高。其临床表现与囊肿体积大小、所在部位、活动度等相关。临床表现可为无症状、长期腹部胀痛或急腹症。多数患者可触及腹部包块。引起腹部疼痛者肿块往往较大，疼痛可继发于出血、感染、扭转或压迫。腹痛腹胀等症状多与囊肿较大，压迫肠管或造成肠管扭转有关。当囊肿侵入肠壁时，可造成便血；当囊肿破裂、出血或合并感染时，可表现为急腹症症状，且有发热和白细胞升高。本例患者临床表现为腹胀，根据术中探查结果，考虑与肠系膜囊肿压迫周围肠管有关。查体未触及明显腹部包块。

影像学检查在肠系膜囊肿的术前诊断中具有重要意义。CT 检查能够明确肿物的结构特点，与周围组织、血管毗邻关系及是否合并囊内出血、感染等，增强 CT 可进一步判断肿物的性质，为治疗提供重要的诊断参考依据。本例患者为 CT 检查，发现腹腔肿瘤收入院。超声及 MRI 等检查，同样对术前判断肿物的性质、部位、体积等具有重要的帮助。血清肿瘤标志物一般无明显变化。腹腔镜探查既可直接观察病灶，明确具体位置，又可辅助囊肿切除手术，但不适用于体积较大的囊肿。本病例首先行腹腔镜探查，但术中发现囊肿较大，与周围组织部分粘连，遂中转开放手术。术后病理检查，囊壁免疫组织化学染色 D2-40 阳性，常提示其来源于淋巴管上皮，对确诊本病也具有一定的指导意义[4]。肠系膜囊肿的鉴别诊断包括胃肠道肿瘤，卵巢囊肿，畸胎瘤、假性胰腺囊肿、肾囊肿、肠套叠等。

肠系膜囊肿临床表现各不相同，可发生囊肿压迫周围组织器官致梗阻、囊肿破裂、出血等并发症，但处理原则一致：需手术治疗。一般可行完整囊肿完整切除；对于囊肿与肠系膜血管粘连紧密，无法有效保留与囊肿紧贴的系膜血管时，或者怀疑囊肿恶变者，应考虑术中同时切除囊肿、相邻肠管及系膜，并进行一期吻合；若囊肿分布范围广泛且与相邻大血管粘连紧密、不能完整分离时，可行囊肿部分切除联合囊内摘除术。肠系膜囊肿虽为良性病变，但可导致多种相关并发症，具有持续生长和浸润周围组织的特征，且具有恶变可能，部分文献报道恶变率约为 3%[2,5,6]，但是尚缺乏大样本数据支持。通过手术行囊肿完整切除的患者复发率一般较低，预后较好，本例患者术后随访 2 个月，恢复较好。

总之，影像学检查对肠系膜囊肿具有较高诊断价值，确诊仍需依靠病理检查，手术治疗是该病首选治疗方法。

参 考 文 献

[1] Bliss D P, Jr. Coffin C M, Bower R J, et al. Mesenteric cysts in children [J]. Surgery, 1994, 115 (5): 571-577.

[2] Yavuz Y, Varman A, Senturk U M, et al. Mesenteric cyst in 22 cases [J]. J Gastrointest Cancer, 2021, 52 (3): 993-996.

[3] Huis M, Balija M, Lez C, et al. Mesenteric cysts [J]. Acta Med Croatica, 2002, 56 (3): 119-124.

[4] Iida S, Furukawa K, Terada Y, et al. A case of a mesenteric cyst in the sigmoid colon of a 3-year-old girl [J]. J Nippon Med Sch, 2009, 76 (5): 247-252.

[5] Tan J J, Tan K K, Chew S P. Mesenteric cysts: An institution experience over 14 years and review of literature [J]. World J Surg, 2009, 33 (9): 1961-1965.

[6] Kurtz R J, Heimann T M, Holt J, et al. Mesenteric and retroperitoneal cysts [J]. Ann Surg, 1986, 203 (1): 109-112.

第 8 章 阑尾疾病

病例 49 口服华法林下急诊阑尾手术及围手术期处理

刘宝清

一、病例介绍

【现病史】 患者男性，59 岁，主因"腹痛 1 天"急诊入院。患者于 1 天前无明显诱因下出现右下腹痛，无腰背部或肩部放射性疼痛，无恶心呕吐，无畏寒发热等不适，遂至我院急诊就诊，腹部 B 超及心脏彩超检查提示：三尖瓣少量反流、左心室舒张功能减低、阑尾炎穿孔可能，当时建议手术治疗，急诊拟"急性阑尾炎伴穿孔"收住入院。患者自患病以来意识清，精神可，食欲一般，睡眠可，二便无殊，近期体重未见明显增减。BMI：21.3 kg/m^2。

【入院诊断】 ①急性阑尾炎伴穿孔；②肺栓塞。

【既往史】 患者既往有肺栓塞病史 3 月余，现口服华法林抗凝治疗，否认其他病史。

【个人史】 患者有吸烟史 30 余年，每日吸烟约 10 支，有饮酒史 20 余年。

术前凝血谱检测结果（图 49-1）提示，凝血时间显著延长。

（急）凝血常规	结 果	正常参考值	单位
PT 国际标准化比率	2.39	0.9~1.1	
活化部分凝血活酶时间	57.6	30.0~45.0	秒
凝血酶时间	14.1	15.0~20.0	秒
凝血酶原时间	25.4	12.0~14.0	秒
凝血酶原时间活动度	32.0	90.0~137.0	%
血浆纤维蛋白原	6.81	2.0~4.0	g/L

图 49-1　术前凝血谱检测示凝血时间显著延长

【治疗过程】 手术前给予 30 mg 维生素 K_1（肌内注射），并加用血浆 400 mL，遂全麻下急诊行腹腔镜探查＋中转开腹阑尾切除术，术中所见：少量腹水，阑尾增粗，充血水肿，直径约 2 cm，与肠管、腹膜粘连致密，难分离，遂转开腹。开腹仔细分离粘连，暴露阑尾，离断阑尾系膜，根部结扎，根部处理满意。剖开阑尾，内可见 10 mL 脓液。标本送病理检查，手术顺利。

术后诊断：急性化脓性阑尾炎伴穿孔；肺栓塞。

术后病理检查提示：（阑尾）急性化脓性阑尾炎伴阑尾周围炎。考虑到肺栓塞病史。

术后第 1 天给予低分子肝素 1 支 q12h，第 4 天给予华法林 3 mg qd。

二、临床经验

（1）手术 6 小时后及时给予低分子肝素（q12h）抗凝治疗，3 天后同时给予华法林联合 3 天桥接治疗，然后再单独使用华法林长期治疗，并监测 INR 在 2～3；临床上也遇到类似病例，因接受心脏瓣膜置换手术后长期服用华法林，突然出现腹壁下和肠系膜出血后行介入栓塞治疗，术后依然需要华法林抗凝治疗（瓣膜置换后不适合应用利伐沙班替代），此类患者适合把 INR 控制在 1.8～2.5（不强求到 2.0），间隔 2～3 天复查两次都在区间内，可以考虑出院回家监测；进口华法林作用较强，可以从低剂量开始服用，2～3 天复查凝血谱，INR 未到区间值，每次增加 0.25 片（1/4 片），继续 2～3 天复查凝血谱。

（2）华法林需要肝素化伴行使用 3 天，如果没有"肝素化"过程，单独使用华法林反而会增加凝血风险。

（3）急诊手术前给予 30 mg 维生素 K_1 肌内注射（静脉推注可能会导致过敏反应），并加用血浆 400 mL，来对抗华法林（维生素 K_1 剂量达到 10 mg 以上即可认为是"大剂量"）的抗凝作用，保证急诊手术的顺利进行。

（4）术中发现阑尾水肿明显，并且处于回肠后位，末端一直延伸到腹正中位置。无法进行做荷包缝合，不需要强求做荷包，事实上，在腹腔镜下阑尾切除手术，都没有行荷包缝合。

（5）若阑尾穿孔形成脓肿或腹膜炎发生，在治疗后期，可能会持续出现发热，可以短期给予小剂量激素（比如 5 mg 地塞米松＋100 mL 生理盐水，低速静注，qd），加上活血化瘀药物/中药，可以促进硬结和（或）条索的吸收消散，同时可以退热。

三、知识拓展

临床急诊有时会遇到服用抗凝药物华法林患者，华法林半衰期长达 48～72 小时，而急诊手术需要尽快停止华法林抗凝作用，所以，我们需要了解它的基本机制。事实上，华法林药物虽然可以干扰抗凝系统中蛋白 C 和蛋白 S 活性来影响凝血过程，但主要是通过抑制维生素 K 及其环氧化物相互转化来发挥药效[1]，因此，一般对于 INR（国际标准化比值）在 2～3 的患者，可以给予口服/静脉/肌内注射维生素 K_1 来中和华法林抗凝作用（相对应的是，普通肝素需要用鱼精蛋白静脉注射来中和），INR＜1.5 对于绝大多数手术来说是可以接受的，未达到这个目标时，可以再次给予维生素 K_1，需要注意的是，静脉推注可能会导致过敏反应。术后 12 小时（或酌情 6 小时）即可给予低分子肝素恢复抗凝治疗。

临床上还会经常遇到利伐沙班和华法林药物之间如何有效安全地切换替换？

（1）当利伐沙班要被替换成华法林时，需要先利伐沙班和华法林联合口服（建议联合口服后第一个 24 小时先检测一次 INR），直到 INR 达到 2.0，此时再停用利伐沙班。

（2）当华法林要被替换成利伐沙班时，先停用华法林，密切监测 INR，当 INR 小于 2.0 时可以给予利伐沙班，随后不用监测 INR（这也是利伐沙班药物优势所在）[2]。

那利伐沙班和低分子肝素之间如何替换呢？可以在等同时间相互替换。

另外，在腹腔镜下行阑尾切除术，对于阑尾残端的已经不使用经典"三棒"（石炭酸、75% 乙醇、生理盐水）处理了，一般直接开放残端棒（不处理）或者用电凝钩 / 超声刀来处理，患者术后未发现有明显的异常，比如发热、瘘等情况。

参 考 文 献

[1] 范臻佳，刘禹，许冠群，等. 华法林抗凝治疗患者维生素 K 依赖性凝血因子、蛋白 C 及蛋白 S 活性改变的分析 [J]. 诊断学理论与实践，2022，21（3）：362-266.

[2] 郭婷婷，栗佳男，郑剑峰，等. 利伐沙班与华法林对肺栓塞患者的有效性和安全性比较 [J]. 中国分子心脏病学杂志，2021，(2)：1671-6272.

病例 50 孕妇阑尾炎

龚渭华

一、病例介绍

【现病史】 患者女性，38岁，孕/产次：3/1，主因"停经32周，腹痛1天"入院。孕妇平素月经规则，周期30天，量中，色红，无痛经，白带正常。末次月经2021-09-15，量与性状同前。停经1+月测尿妊娠试验阳性。停经早期无明显恶心、呕吐等早孕反应。停经3+月建围产期保健卡，定期产前检查，妊娠早中期，唐氏筛查结果低风险，妊娠25周行OGTT，餐后1小时10.75 mmol/L，诊断为妊娠期糖尿病，停经4+月自觉胎动并持续至今无明显异常。停经以来无明显头痛头晕，无视物模糊，无阴道出血，无胸闷心悸，无畏寒发热，无皮肤瘙痒皮疹，无下肢水肿等不适。1天前无诱因出现腹痛，位置不固定，改变体位无缓解，有恶心，自诉大便难解1周，无明显排气，无头晕头痛，于当地医院就诊，因腹痛原因不明建议转上级医院，遂于我院急诊发现体温37.6℃，发热门诊排除传染性疾病后转我科，急诊查超声示：胰腺稍增大，肝脏、胆囊、脾脏未见明显异常，双肾多发结晶，双侧输尿管、膀胱未见明显异常，右下腹未见明显肿大阑尾。血常规提示白细胞稍高，外科会诊：暂不考虑"阑尾炎"，内科会诊建议抗感染治疗，孕妇无阴道流血流液，无畏寒发热，急诊拟"腹痛待查，妊娠32周，妊娠期糖尿病，妊娠合并瘢痕子宫"入院。BMI：29.3 kg/m^2。

【既往史】 孕妇停经以来体健，意识清，精神可，食欲佳，睡眠可，小便正常，大便困难，体重增加10 kg。否认射线、毒物接触史。

【辅助检查】 胎位：LOA 胎心165次/分，胎动可及；双顶径8.3 cm，头围30.6 cm，腹围29.4 cm，股骨长5.9 cm；胎盘：后壁，Cr Ⅰ级，羊水：最深6.2 cm；脐动脉S/D=1.79，PI=0.59，RI=0.44。2022-04-30阑尾彩超、双侧肾输尿管膀胱彩超、肝胆胰脾彩超检查提示：胰腺稍增大，请结合临床，必要时复查肝脏、胆囊、脾脏未见明显异常，双肾多发结晶，双侧输尿管、膀胱未见明显异常，右下腹未见明显肿大阑尾。急查血常规提示：白细胞计数11.9×10^9/L（↑），急查CRP提示：C反应蛋白35.6 mg/L（↑）。

【入院诊断】 ①腹痛（待查）；②先兆早产不伴分娩；③妊娠32周；④妊娠3次；⑤产1次；⑥妊娠期发生的糖尿病；⑦妊娠合并子宫瘢痕。

【治疗经过】 入院后予以头孢曲松抗菌治疗2天，腹痛稍有缓解，但仍有腹痛，呈阵发性，体温正常，无畏寒寒战，无头晕头痛，无恶心、呕吐，无明显腹胀等不适。第3天，CT检查提示急性阑尾炎，血象略高，查体：右下腹压痛，无明显反跳痛，目前妊娠32周，外科建议可先保守治疗，抗生素加强，改成头孢哌酮/舒巴坦。若疼痛持续并加重，不排除需手术治疗。4小时过后，孕妇诉右下腹疼痛仍持续性疼痛，较前无明显缓解，有排气排便，无下腹宫缩痛，无阴道流血流液，无恶心呕吐。查体：孕妇体温37.3℃，血压正常，急性痛苦表情，子宫张力不高，胎心正常，胎心监护反应型，偶有宫缩，予间苯三酚解痉治疗，未见明显缓解，右下腹压痛，反跳痛，疼痛评分 6 分。继续予头孢哌酮钠和舒巴坦钠抗感染治疗，继续联系外科会诊，根据会诊意见调整治疗方案，告知孕妇，妊娠合并急性阑尾炎，若疼痛持续并加重，伴有血象升高，不排除需急诊手术治疗，但目前妊娠 32 周，若近期终止，新生儿为早产儿，需转儿科治疗，可能出现早产儿相关并发症、合并症，存在预后不良可能。目前根据孕妇情况，暂继续抗感染、对症处理，必要时予地佐辛肌注止痛，继续关注孕妇腹部体征、体温、胎心、宫缩等情况，必要时急诊手术。又过 10 小时，孕妇右下腹疼痛性状同前，未见缓解，无阴道流血流液，无恶心呕吐。查体同前。监测血感染指标呈渐进上升趋势，向患者及家属告知，目前妊娠合并急性阑尾炎诊断基本明确，目前患者腹痛明显、感染指标递增，保守治疗过程中随时可能出现阑尾穿孔，一旦发生阑尾穿孔，可能造成严重盆腹腔感染、感染性休克、危及孕妇自身生命安全及胎死宫内等，患者及家属要求手术治疗。

急诊下行剖宫产术（子宫下段横切口）+ 阑尾切除术，入腹腔见淡黄色稀薄脓液，量约 100 mL，子宫色泽红，位置右旋，下段见原手术瘢痕，膀胱上提与子宫下段前壁粘连，子宫下段形成欠佳，无静脉曲张，子宫切口选择下段横切口。剪开膀胱反折腹膜，下推膀胱，锐性剪开 + 钝性撕开下段。切口下见羊膜囊，破水，羊水量 500 mL，色清，胎先露位置头，手托胎头方式娩出胎儿，胎儿娩出时间 22 时 26 分，胎儿性别男，体重 2 380 g。Apgar 评分：1 分钟 6 分，5 分钟 8 分，脐带绕颈 1 圈，脐带绕体 0 圈。胎盘附着部位后壁，下缘未达子宫下段，胎盘自行娩出，检查胎盘完整，胎膜完整，无胎盘黄染，无胎膜黄染，无胎盘粘连，无胎盘植入，无胎膜粘连，未行刮宫。胎盘大小 20 cm × 20 cm，钙化点少，脐带附着于胎盘中央，脐带长约 60 cm，无脐带扭转。无存脐带血。

探查阑尾肿大、僵硬，与周围肠管、大网膜致密粘连，局部脓苔附着，予钝性分离粘连，游离阑尾，超声刀切断阑尾系膜，2 枚 Hem-o-lok 夹自阑尾根部钳夹，切除阑尾，电灼残端。

二、临床经验

（1）孕妇阑尾炎的非手术处理和羊膜感染风险呈正相关。

（2）妊娠后期尽量积极手术，因为容易发生感染性休克，处理起来棘手。

（3）妊娠后期，由于胎儿和子宫较大，不排除压迫结肠和阑尾，引起阑尾腔内压力骤然升高，阑尾炎发作。

（4）患者经过头孢哌酮钠舒巴坦钠抗菌消炎治疗 12 小时后，虽然白细胞总数不高并水平稍有回落，中性粒细胞百分比没有降低，反而略有升高，虽然 PCT 稳定不高，但 CRP 继续升高（翻倍）（表 50-1），说明治疗不见明显好转。

（5）孕妇应用地佐辛和间苯三酚治疗时疼痛并未明显缓解。

（6）中性粒细胞 / 淋巴细胞比率（NLR）在预判阑尾炎严重程度上有重要临床意义，本病例中，NLR 从高到低又变高（13.73 → 5.74 → 8.53 → 12.3），说明阑尾炎程度最后是变重的，NLR 大于 8.8 时需要高度重视和考虑手术。

（7）经历半天观察后，孕妇虽然疼痛缓解明显，主观上从强烈手术意愿到不想手术，主管医师果断坚持积极手术治疗（剖宫产 + 阑尾切除术），术后恢复佳。

表 50-1　治疗前后炎症指标动态变化

	住院当天	第3天（1 a.m.）	第3天（7 a.m.）	第3天（5 p.m.）
白细胞（$\times 10^9$/L）	11.9	10.4	10.3	9.4
中性粒细胞 %（N%）	86.6	78.6	82.8	86.1
C 反应蛋白（CRP）	35.6	50.8	49.2	115.1
降钙素原（PCT）	0.10	0.12	0.13	0.16

三、知识拓展

孕龄青年在妊娠前有急性阑尾炎病史者，建议在妊娠之前行阑尾切除术，因为妊娠期阑尾炎再发作的概率是普通的数倍之高。妊娠其实是机体处于亚健康阶段，免疫力会降低，一旦发生妊娠期阑尾炎，炎症不容易局限，易发生穿孔、阑尾坏疽，有发生弥漫性腹膜炎可能，这些并发症发生后会造成胎儿不利影响（胎儿缺氧、诱发子宫收缩），比如胎死腹中或流产，所以，妊娠期阑尾炎处理起来往往比较棘手，特别是当胎儿尚未到足月儿（胎龄满37～42周）[1,2]。并且，单纯青霉素类抗生素治疗阑尾炎效果不佳，因为约 2/3 阑尾炎患者合并有厌氧菌感染，此时，抗厌氧菌类的药物（如甲硝唑、奥硝唑等）又不适宜应用，尽管没有文献明确妊娠 3 个月后此类药物对胎儿的不利影响（文献报道这些药物在前 3 个月中有对胎儿致畸作用）。总体上对妊娠期阑尾炎处理原则包括：① 妊娠后前 3 个月的急性阑尾炎，一般建议手术切除阑尾；② 妊娠 4～7 个月急性阑尾炎，不严重情况下积极采取保守治疗，严重者可考虑手术切除阑尾；③ 妊娠 8 个月以上急性阑尾炎，多采取手术治疗。尽管如此，国内实践研究强调早期诊断和及早手术治疗，建议发病 24 小时之内手术治疗，以减少急性蜂窝织性阑尾炎和急性坏疽性阑尾炎发生[3]。

有荟萃分析显示，中性粒细胞/淋巴细胞比率（NLR）在预判阑尾炎严重程度上有临床价值，NLR 大于 8.8 提示复杂或严重阑尾炎，值得临床关注[4]。

参 考 文 献

[1] Matthew Ashbrook, Vincent Cheng, Kulmeet Sandhu, et al. Management of complicated appendicitis during pregnancy in the US [J]. JAMA Netw Open, 2022, 5 (4): e227555.
[2] 李响, 李智飞, 王妍. 妊娠期急性阑尾炎的诊治进展 [J]. 中国微创外科杂志, 2019, 19 (7): 622.
[3] 王辉, 孟松, 李超, 等. 妊娠阑尾炎的诊治体会 [J]. 中国普外基础与临床杂志, 2016, 23 (11): 1397-1399.
[4] Shahab Hajibandeh, Shahin Hajibandeh, Nicholas Hobbs, et al. Neutrophil-to-lymphocyte ratio predicts acute appendicitis and distinguishes between complicated and uncomplicated appendicitis: a systematic review and meta-analysis [J]. Am J Surg, 2020, 219 (1): 154-163.

第 9 章
结肠疾病

病例 51　结肠癌术后复发致肠梗阻再行手术后复杂腹腔感染

刘　晨

一、病例介绍

【现病史】　患者女性，71 岁，主因"横结肠癌根治术后 3 年余，腹痛伴停止排气排便 5 天"来急诊。患者于 3 年前因结横结肠癌伴有急性不全肠梗阻就诊我院，行剖腹探查＋结肠癌根治术，术后病理回报：中分化管状腺癌侵透浆膜，侵及肠周结缔组织，病理分期：$pT_3N_{1b}M_0$。术后给予 8 个周期 FOLFOX 方案化疗。入院 2 周前出现间断性腹痛伴腹胀，5 天前出现停止排气排便，就诊于当地医院诊断急性肠梗阻，行肠梗阻导管置入治疗，症状未见明显好转，遂就诊我院。

【入院诊断】　急性肠梗阻，结肠癌根治术后复发。

【体格检查】　意识清楚，体温 37.2℃，心率 102 次/分，血压 108/72 mmHg，呼吸 20 次/分。腹稍膨隆，全腹压痛，无明显反跳痛及肌紧张，未触及明显肿块，肠鸣音 4 次/分，移动性浊音阴性。

【辅助检查】　腹部 CT：腹部部分肠管明显扩张，内有气液平。

【治疗过程】　入院后完善相关检查，排除手术禁忌后在急诊全麻下行剖腹探查术。术中见：复发病灶位于腹膜后胰腺下缘，累及横结肠及横结肠系膜，同时侵及部分空肠。小肠肠管大部分明显扩张，肠壁水肿增厚。遂行"腹膜后结肠癌复发病灶切除，根治性右半结肠切除，空肠区段切除，空肠间端端吻合，回肠结肠端端吻合，胃空肠吻合术"。手术切除范围较大，术后胃肠功能恢复欠佳，一直未能正常排气排便，试行进流食后出现腹胀及恶心呕吐等症状。

术后 1 个月内予以肠外营养，规律复查血常规、肝肾功能、降钙素原及降钙素原等指标均未见明显异常，切口愈合良好，腹腔引流管逐渐拔除。但患者逐渐对肠外营养产生较重的抵触情绪。

低钠血症的出现：术后 1 个月患者出现血钠水平的进行性下降，予以积极补钠对症治疗，效果不明显（图 51-1）。

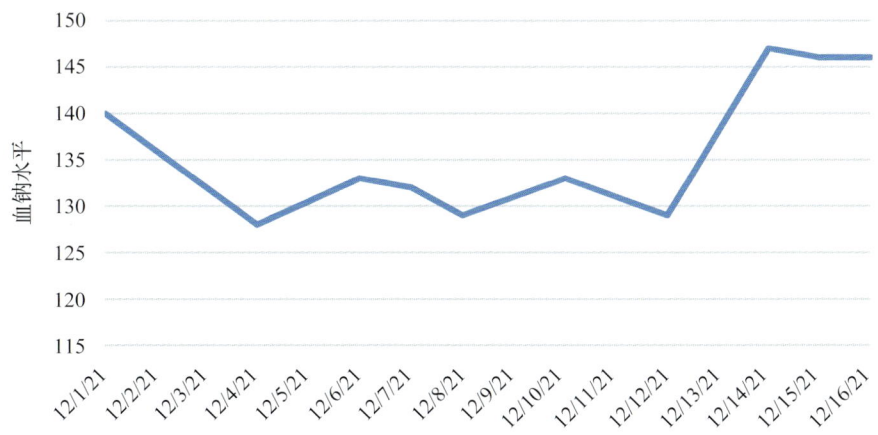

图 51-1　血钠动态变化图

血小板减少：术后 1 个月同时出现血小板水平的进行性下降（图 51-2），血红蛋白及白细胞未见明显异常。

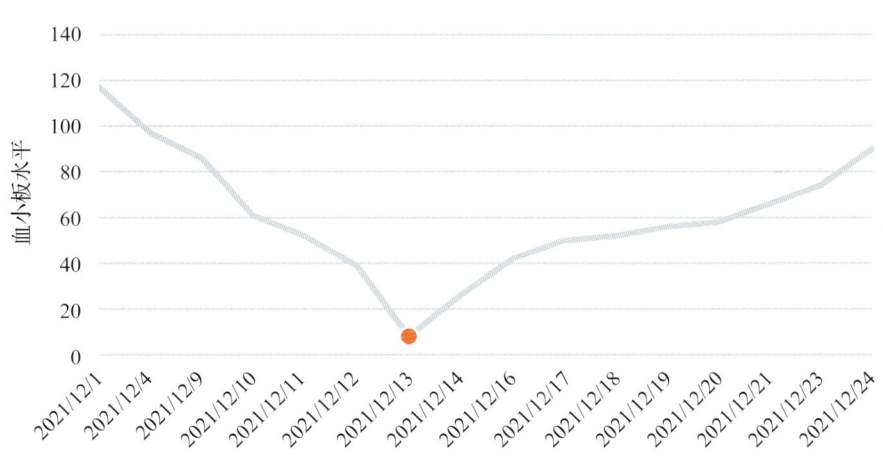

图 51-2　血小板动态变化图

出现意识不清：术后 40 天患者出现嗜睡，逐渐出现意识淡漠，考虑存在感染性休克前兆，予以积极抗休克治疗。

图 51-3 左侧为术后半个月时复查腹部 CT 的情况，右侧为术后 1 个月时复查腹部 CT 的情况。可见术后 1 个月时肠道内胀气明显，伴有液平。

同时患者腹部胀气逐渐加重，其间行经验性广谱抗生素治疗，包括头孢二代抗生素及泰能，以上症状未见明显缓解。多次进行血培养及霉菌快速检测均为阴性，但粪便细菌培养结果显示嗜麦芽窄食单胞菌和白色念珠菌感染。根据药敏试验结果，我们予以替加环素联合氟康唑抗感染治疗。因嗜麦芽窄食单胞菌属于产气菌，导致患者腹胀加重，因此灌肠治疗要慎重，可

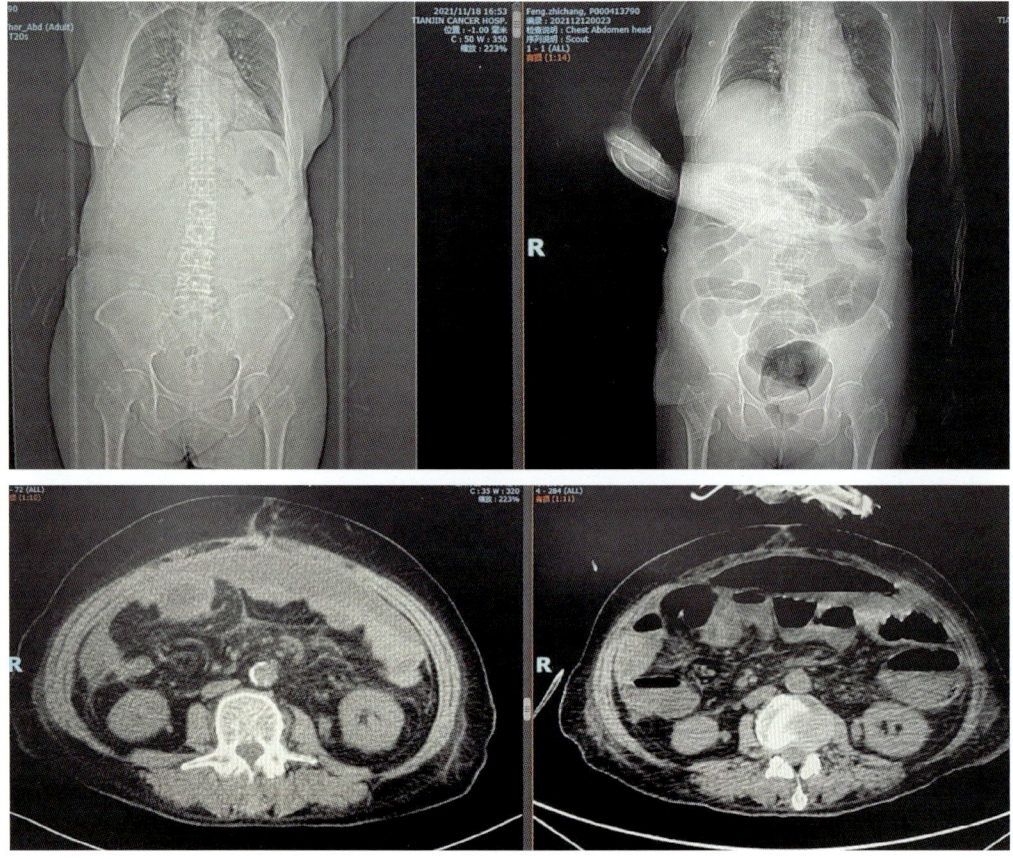

图 51-3 术后半个月和 1 个月腹部 CT 复查结果（左侧为术后半个月时复查腹部 CT 的情况，右侧为术后 1 个月时复查腹部 CT 的情况。可见术后 1 个月时肠道内胀气明显，伴有液平）

加重肠内压力，促进毒素入血。同时进行隐蔽性肠外营养加强营养支持，输注补充血小板后，患者病情稳定，意识逐渐好转，血钠水平和血小板水平逐渐恢复。

图 51-4 左侧为术后 1 个月时复查腹部 CT 的情况，右侧为术后 1 个半月时复查腹部 CT 的情况。经过积极治疗后腹腔内情况较前明显缓解。

二、临床经验

（1）医院获得性腹腔感染的特点：程度多属中重度；致病菌多为耐药菌，如铜绿假单胞菌，表达 ESBL 的大肠埃希菌；肠球菌可能参与感染。

（2）在经验性用药同时，取得细菌学资料，如腹腔积液、便、血培养，取得细菌培养与药敏结果。如果反应良好，不予更换，当无法控制感染时，根据治疗反应调整抗菌药物。

（3）重症感染患者血小板下降的发生机制较多，可能与以下情况有关：免疫途径受到代谢产物和细菌的影响，导致补体激活，血小板遭到破坏；血管内皮细胞会受到细菌内毒素的损害，此时血小板破坏增多；骨髓巨核细胞会受到细菌内毒素和炎症调控因子的影响，功能受

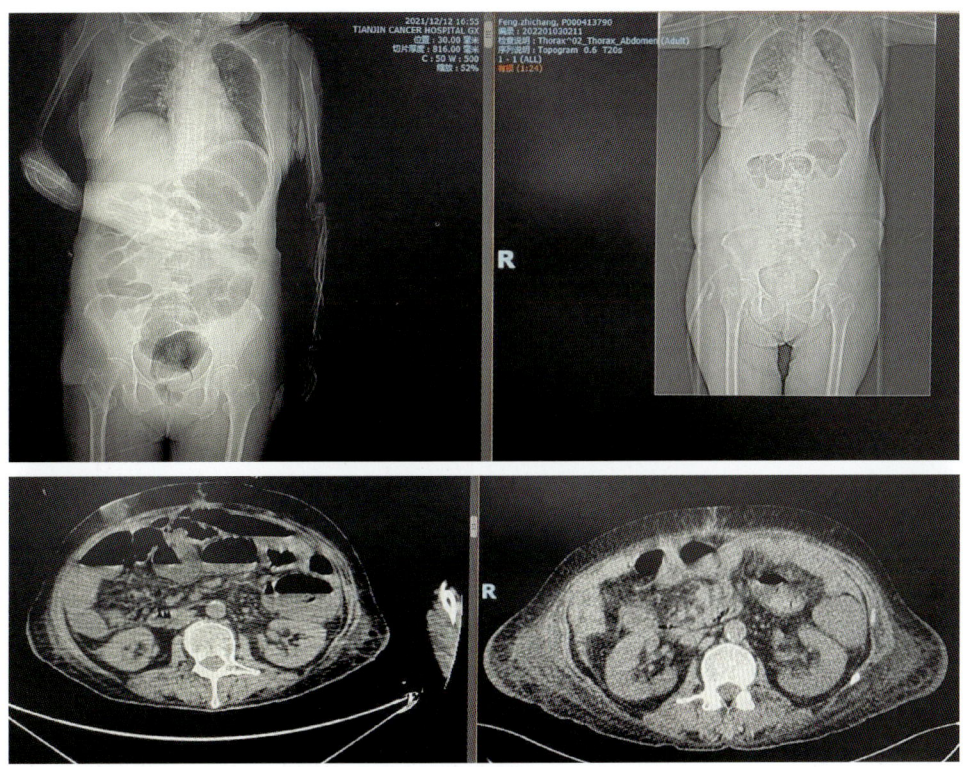

图 51-4 术后 1 个月和 1 个半月腹部 CT 复查结果（左侧为术后 1 个月时复查腹部 CT 的情况，右侧为术后 1 个半月时复查腹部 CT 的情况）

到抑制，血小板生成减少；有些患者体内感染造成血小板抗体会发生变化，导致血小板破坏增强；合并巨噬细胞活化综合征。

（4）治疗过程中要进行个体化考虑：协助患者克服对 TNP 的恐惧与抵抗，隐蔽性进行肠外营养，增强对患者的营养和能量支持，灌肠治疗时机的选择。

三、知识拓展

嗜麦芽窄食单胞菌：革兰阴性杆菌，是窄食单胞菌属中的成员，是重要的医源性感染菌，易感因素包括体弱、免疫功能低下、外伤、插管、手术、移植、使用呼吸机等。嗜麦芽窄食单胞菌具有复杂的耐药机制，外膜通透性低，对多种抗生素不易渗透，可产生多种 β 内酰胺酶，对 β 内酰胺类、氨基糖苷类、喹诺酮类抗生素耐药，同时对碳青霉烯类抗生素也耐药。由于嗜麦芽窄食单胞菌的耐药性较强，一旦发现该菌感染应及时根据药敏报告合理用药[1]。

参 考 文 献

[1] Said M S, Tirthani E, Lesho E. Stenotrophomonas maltophilia [M]. Treasure Island（FL）: StatPearls Publishing, 2023.

第10章
腹外疝

病例 52 腹股沟疝术前意外发现心房黏液瘤

龚渭华

一、病例介绍

【现病史】 患者男性，77岁，主因"发现右侧腹股沟可复性肿物1年半"入院。患者于1年半余前无明显诱因出现右侧腹股沟区包块，约鹌鹑蛋大小，质软，无腹痛腹胀，无压痛，长时间站立或剧烈活动后偶可出现，平卧或按压后可回纳，近来患者自觉包块脱出频繁，较前增大，可入阴囊内，无腹痛腹胀不适，遂于我院门诊，为求手术治疗，门诊拟"右腹股沟疝"收治入院。

【入院诊断】 右侧腹股沟疝。

【体格检查】 意识清，精神可，皮肤巩膜无黄染，浅表淋巴结未及肿大。双肺呼吸音清，未及干、湿啰音。心律齐，心音中等，未及病理性杂音。腹平软，未及压痛反跳痛，肝脾肋下未及，站立时右腹股沟区可及鸡蛋大小包块，均质软，活动佳，平卧可回纳，回纳包块后压住深环包块不突出，咳嗽时有冲击感。双下肢无水肿，神经系统检查阴性。

【辅助检查】

CT检查提示：右侧腹股沟疝囊扩大，内见小肠、腹膜、系膜及脂肪疝入。前列腺增生伴钙化（图52-1）。

心脏超声结果提示：左心房增大（心尖四腔切面左心房大小约6.38 cm×4.68 cm），左心房黏液瘤首先考虑，主动脉瓣退行性变伴少量反流，主动脉增宽（图52-2）。

再进一步追问病史，患者诉时常会自觉左胸外侧（左腋前线处）有隐痛不适感。立即请心脏外科医生会诊，建议转科手术治疗，其间和患者家属谈话，家属很不理解，认为心脏无任何不适，不需要手术，况且患者高龄，听闻手术风险大，不愿意接受手术（只想手术解除腹股

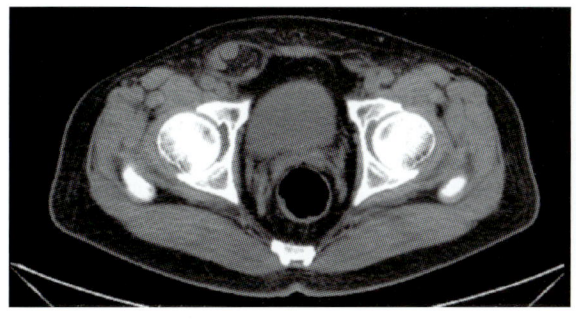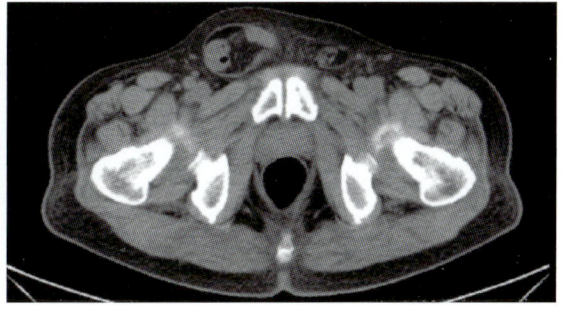

图 52-1　CT 检查结示右侧腹股沟疝

IVSd：	0.99 cm	LVIDd：	4.83 cm	LVPWd：	0.85 cm	IVSs：	1.45 cm
LVIDs：	3.42 cm	LVPWs：	1.34 cm	A0-root：	3.32 cm	LA：	5.55 cm
EF（M/2D）：	55.9%	FS	29.2%				

图 52-2　心脏超声示左心房增大

沟疝引起的不适），经过心脏外科医师解释，同意一次麻醉，心脏和腹股沟区疾病同一次手术来完成，遂转入心脏外科后继续进行术前评估，行肺部高分辨 CT 平扫、冠状动脉造影检查。CT 提示：患者屏气不佳，图像伪影较多，纵隔未见明显肿大淋巴结，心脏增大，请结合临床（图 52-3）。

【治疗过程】　转科后第 2 天，在全麻下左心房黏液瘤切除 + 房间隔缺损修补术，在心脏手术结束时，使用鱼精蛋白中和肝素作用后，开始进行右单侧腹股沟疝无张力修补术，术闭后皮下放置负压引流瓶（600 mL），防止形成积液或血肿，整个手术 3 小时。

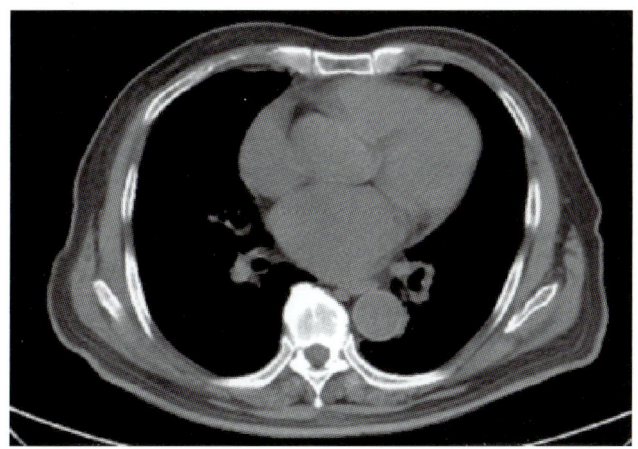

图 52-3　肺部高分辨 CT 平扫检查示心脏增大

二、临床经验

（1）对于年龄超过65岁，建议常规行心脏超声、肺功能检测，避免诊疗过程中只发现患者住院主诉部分内容，而漏诊了其他患者未注意到的"定时炸弹"，所以在治疗过程中会存在各种意外情况。

（2）由于心脏手术需要全程肝素化，所以，无法同时进行心脏手术和腹股沟疝手术。

（3）尽管心脏黏液瘤并不多见，但如果不及时发现和治疗，在住院诊疗期间，随时可能会发生瘤体部分脱落、血栓形成、黏液瘤嵌顿在房室之间，影响回心血量等。

（4）如果疝气较小、对患者影响不大的话，可以分两次手术开展。

（5）除了专科查体，应该进行心脏、肺的视、触、叩、听。

（6）询问病史时，除了专科情况，需要进一步询问是否存在其他不适。

（7）患者及家属在很多情况下"不明事理"是因为缺乏医学基本知识和常识，可能和受教育水平有一定关系，这个时候需要专业的医师运用通俗的语言反复解释专业的知识，疾病按照轻重缓急来解决。

三、知识拓展

心脏一般很少发生肿瘤，术前发现心脏原发的肿瘤——黏液瘤（占心脏肿瘤1/2），多见于女性，年龄在51～70岁，可以出现在心房和心室腔内，更多见于左心房（约占3/4），虽然是良性肿瘤，但必须及时手术切除，因为心脏是泵血器官，心脏肿瘤的蒂长的话，会因为血流和心跳而堵塞瓣膜口（比如二尖瓣膜口），有发生猝死风险，手术切除是唯一有效的办法，并且外科手术治疗效果较好[1]。

参 考 文 献

[1] 周明阳，杨秀滨，华琨，等.1106例心脏黏液瘤患者的临床特征分析及术后复发因素研究[J].中国胸心血管外科临床杂志，2022，29（10）：1337-1341.

病例 53　急诊嵌顿疝中腹腔镜应用

龚渭华

一、病例介绍

【现病史】　患者男性，29 岁，主因"右下腹痛 2 小时"入院。患者于 2 小时前出现右下腹痛，程度较剧，为绞痛，无恶心呕吐，无发热畏寒等，至我院急诊全腹部增强 CT 检查，提示右侧腹股沟斜疝，考虑嵌顿性或绞窄性疝，建议急诊手术；左侧腹股沟管稍增宽。1 年前在外省县医院行右侧腹股沟疝无张力修补手术（具体不详）。

【入院诊断】　右腹股沟斜疝伴嵌顿；右侧腹股沟疝修补术后。

【体格检查】　意识清，精神软，颈部软，听诊心肺无殊，腹平软，右下腹压痛，无反跳痛，右侧腹股沟区见长约 6 cm 手术瘢痕，局部触痛明显，四肢活动无殊（图 53-1）。

【辅助检查】　急查血常规提示白细胞正常，中性粒细胞百分比升高（75%），IL-6 升高（10.83 pg/mL，正常范围＜ 7 pg/mL），降钙素原正常，肝素结合蛋白正常。

急诊全腹部增强 CT 检查（图 53-2），提示右侧腹股沟斜疝，结合疝内肠管强化表现，考虑嵌顿性或绞窄性疝。

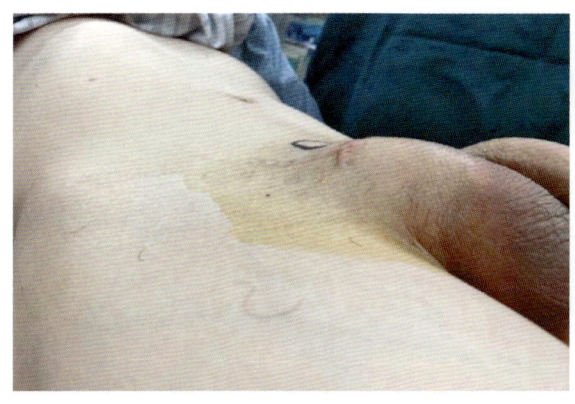

图 53-1　查体图

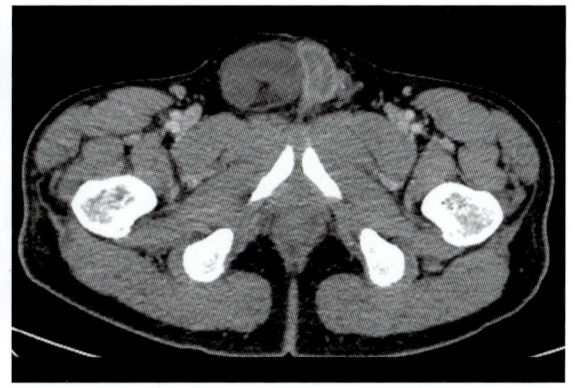

图 53-2　全腹部增强 CT 检查示右侧腹股沟斜疝

【治疗情况】　完善术前检查后，在全麻下行右腹股沟嵌顿斜疝松解回纳＋复发疝囊高位结扎术＋腹股沟斜疝修补术＋腹腔镜探查术，术中见（图 53-3）：疝囊约 10 cm×5 cm，突入阴囊，内容物为小肠肠管及腹水，并可见原补片于腹横筋膜融合。腹壁缺损 2～3 指，直疝三角及股管内未见疝囊。属于 Gilbert Ⅲ 型。松解疝囊颈部，进腹松解上次手术粘连。将嵌顿肠管松解检查，发现约 5 cm 小肠充血，色暗，将肠管回纳入腹，1 小时后予腹腔镜探查，肠管颜色转红，无明显坏死。

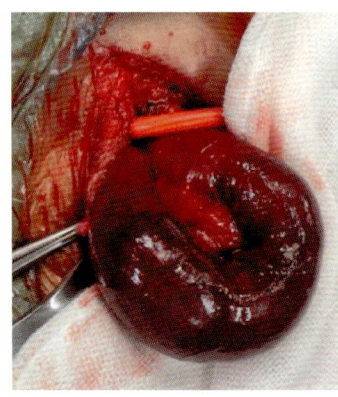
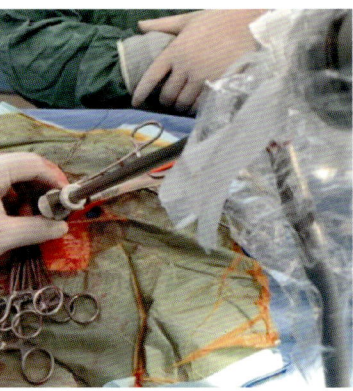
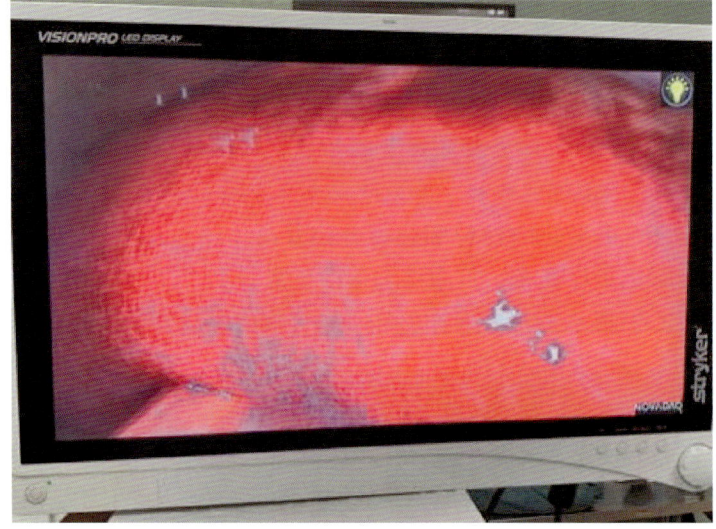

图 53-3 术中探查见疝囊约 10 cm×5 cm，突入阴囊，嵌顿肠管松解后肠管颜色转红

二、临床经验

（1）嵌顿疝来急诊时一定要问清楚嵌顿时间，如果超过 6~8 小时，嵌顿的肠管有可能出现坏死。

（2）术前一定行增强 CT 来预判嵌顿肠管是否存活，也可以加听诊、血常规、CRP、PCT 等综合评估。

（3）如果手术麻醉过程中出现嵌顿肠管突然自动还纳，可以利用腹腔镜技术通过疝囊孔进入腹腔内查明肠管活力。

（4）本例中高度可疑嵌顿肠管坏死（图 53-3），考虑到年轻患者，尽量保留有活力的肠管，一定要把嵌顿肠管先放回到腹腔内，经过 1~3 小时观察肠管活力恢复情况。此病例小肠活力完全恢复。

（5）本例患者先前已接受李金斯坦（Lichtenstein）手术，假如此次不是急诊疝嵌顿，平诊下的话，可以采取 TAPP 手术。

三、知识拓展

嵌顿疝处理原则是嵌顿时间不宜超过 6 小时（这个时间不是绝对的，和嵌顿松紧度、角度等个体因素有关），手法复位轻柔，复位后要密切观察病情，避免坏死肠管送入腹腔后引起腹膜炎。临床实践中，在手术麻醉的肌肉松弛下，嵌顿疝可以自动复位，外科医生可能会难抉择是否在此时剖腹探查明确肠管情况。我们的上述做法可以供参考：术中打开疝囊，利用腹腔镜探查肠管回纳腹腔后的活力恢复情况，观察可以持续到 3 小时，如果没有坏死，可以顺利完成修补；若发现肠坏死，可以同时行剖腹探查＋肠切除术。如果患者嵌顿疝来院后自行复位，保守治疗过程中需要密切随访观察，可以给予抗生素治疗，防止肠坏死、感染发生。研究发现，相比较于未超过 12 小时诊断为嵌顿性腹股沟疝导致肠梗阻的患者，超过 12 小时诊断为嵌顿性腹股沟疝导致肠梗阻的患者在肠管切除率、同期无张力疝修补术率、术后并发症发生率等方面存在显著性差异[1]。

手法复位方法：取头低脚高、屈髋仰卧位姿势，以利于降低腹压、疝环松弛，左手示指和拇指放置于外环口之上，遂向下推，疝内容物松开，右手张开压在疝囊的内、外、上、下方，持续缓慢用力推回内容物。

参 考 文 献

[1] 李凯，朱岭，王勇，等. 嵌顿性腹股沟疝合并肠梗阻的临床特点分析[J]. 腹部外科，2015，28（3）：168-170.

病例 54 腹腔镜疝修补（TAPP）术后血清肿

龚渭华

一、病例介绍

【现病史】 患者男性，60岁，主因"右侧腹股沟疝术后包块伴疼痛半天"急诊入院。患者于10年前出现右侧腹股沟包块，站立时明显，平卧时回纳，可进入阴囊。无明显疼痛不适，未予以治疗。此后包块逐渐增大，于10天前在我院泌尿外科行"腹腔镜下右侧腹股沟疝修补术（TEP）"，术后自觉腹部包块无明显缩小，触之较硬，平卧时不可回纳，大小便正常，无腹痛发热等不适。

【入院诊断】 急腹症：嵌顿疝？

【体格检查】 查体：意识清，精神可，皮肤黏膜无黄染，浅表淋巴结未触及肿大，颈静脉无明显怒张。心肺听诊无殊。腹软，无压痛、无反跳痛，肝胆胰未见明显异常；双肾区叩击痛阴性，耻骨上膀胱区右侧膨隆，触之有压痛。双下肢无水肿。病理征阴性。

【辅助检查】 急诊腹部CT检查提示：临床提示腹股沟疝修补术后，右侧腹股沟疝，周围渗出，请结合临床。

【治疗过程】 考虑到不能排除疝复发伴嵌顿，疑似局部腹膜炎，遂行急诊探查手术，行TAPP（腹腔镜下经腹膜前疝补片修补术）。探查腹腔内无明显腹水，无肠管坏死，未见右侧腹股沟区疝复发。在原右侧腹股沟区术野打开腹膜，继续探查，于右侧内环口上方充分分离，见涌出约30 mL暗血性液体。吸引器吸净积液。取出原3DMAX补片。仔细检查未见肠管或其他腹腔内容物经腹股沟管凸出。重新将新的3DMAX置入腹膜前间隙，覆盖缺损区域并充分铺平。3-0倒刺线缝合关闭腹膜。充分止血，清点器械无误后逐步撤气腹。手术经过顺利。

二、临床经验

（1）增强CT：若考虑肠管内容物可能，建议行增强CT更合适，可以显示出肠系膜动脉走行，观察是否供血至突出包块内。

（2）CT气体影：据主刀医师描述，上次TEP手术时把疝囊直接横断，疝囊口用夹子间断夹闭，远端疝囊较大并残留，所以术后容易发生积液/积血，所以，术后急诊CT上会呈现出似肠管组织，但仔细在CT上测量发现，并非肠管，因为没有气体影（CT值没有<-500，而是在-80左右），CT上显示囊壁没有水肿且较薄（图54-1），嵌顿肠管内一般会有气体。

（3）听诊：如果是肠管且没有坏死，可以听诊，有时可以听到肠鸣音。

（4）穿刺：若考虑不是肠管，可以穿刺包块，会发现积液。

（5）手术区域的肠管和腹膜连续性判读（图54-2）：特别是在CT的冠状位上，清楚可见肠管连续性且全在腹腔内。

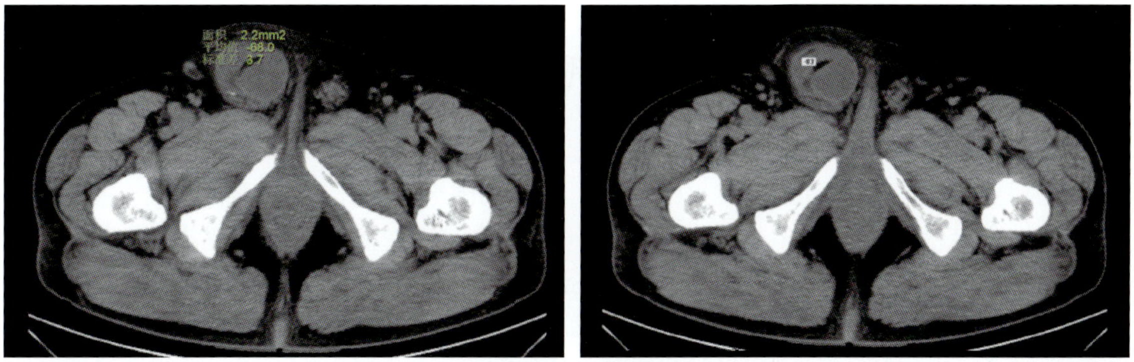

图 54-1 腹部 CT 检查示囊壁没有水肿且较薄

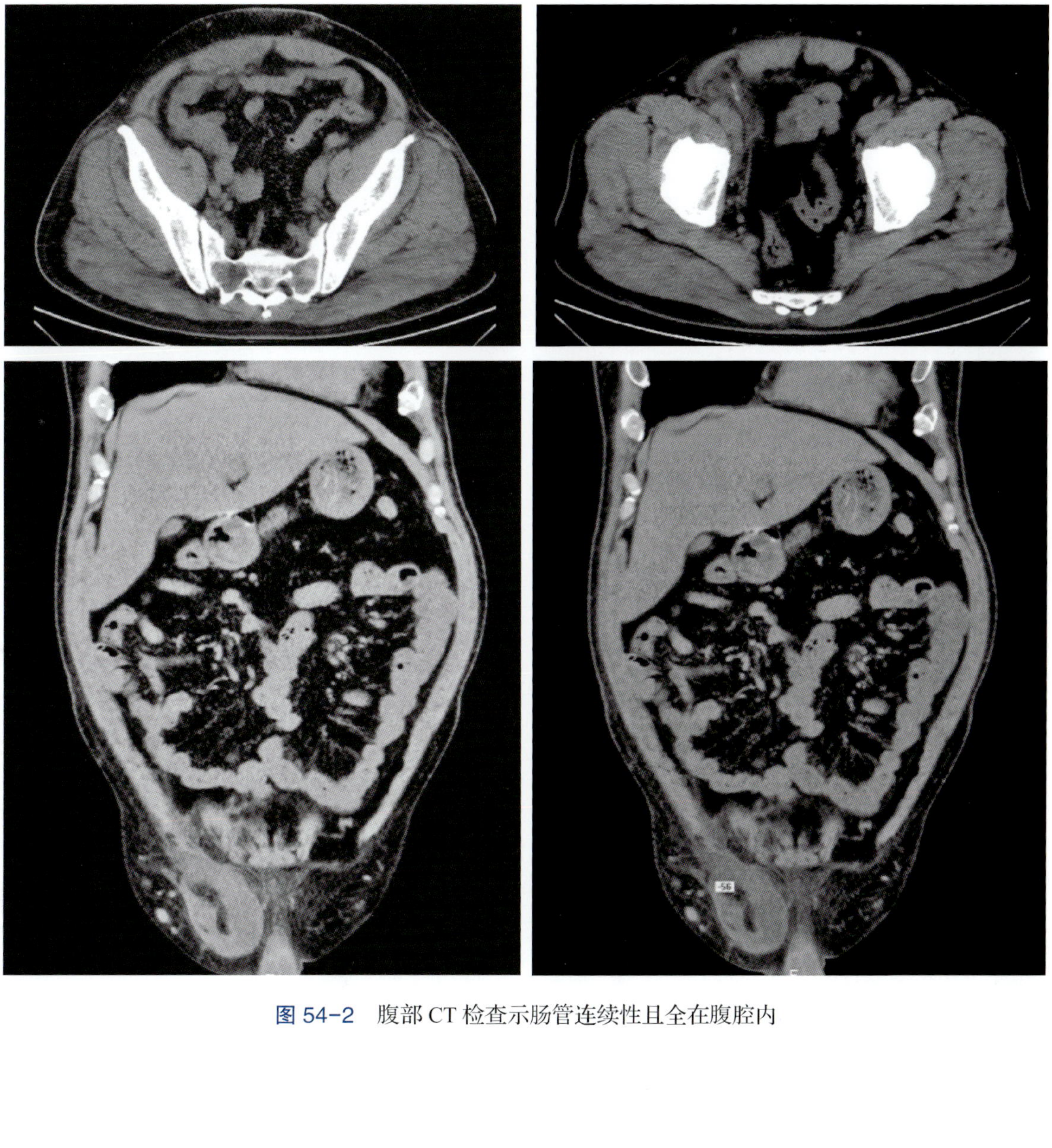

图 54-2 腹部 CT 检查示肠管连续性且全在腹腔内

三、知识拓展

腹腔镜疝修补术后二氧化碳气体蓄积于远端疝囊和（或）阴囊内，术后会常常出现血清肿，特别是疝囊过大或旷置（Ⅲ型和Ⅳ型疝），术后周围组织渗出，局部浆液积聚于疝囊内而形成包块，术后如何预防浆液肿发生呢？术中尽量把疝囊剥离彻底，把假疝囊缝合（用钩针经过腹壁缝合或者倒刺线缝假疝囊并固定于耻骨梳韧带上），消灭积液空间，术后疝区域给予必要的沙袋压迫，减少浆液渗出[1]。较小的血清肿一般1个月左右会自行吸收，在此期间不少患者会误以为疝复发了（建议术前和患者及其家属提前交代清楚），因为患者依然会发生站立或咳嗽时产生包块，平卧时包块消失。血清肿较大时需要针筒抽吸多次（绝大多数在5次以内），直接穿刺或在B超引导下穿刺，若是纯血肿的话，不一定能穿刺出液体，但会慢慢被吸收，一般2个月左右恢复正常。

参 考 文 献

[1] 王博智，李廷坚，翁少涛，等.腹腔镜腹股沟疝修补术后临床血清肿的防治体会[J].中华疝和腹壁外科杂志（电子版），2014，8（5）：46-48.

病例 55　腹部切口术后裂开

龚渭华

一、病例介绍

【现病史】　患者老年男性，82岁，主因"腹痛腹胀伴停止排便排气2周"入院。2周前，患者进食后出现阵发性腹痛腹胀，程度较剧，伴停止排便排气，有恶心感，无呕吐，无畏寒发热，无胸闷气促，无胸痛心慌等，急至当地第一人民医院就诊，考虑"肠梗阻、腹内疝"，予胃肠减压、抗炎、灌肠等对症治疗效果不佳，遂排除手术禁忌后于全麻下行"剖腹探查＋腹内疝松解回纳＋肠粘连松解＋肠梗阻导管置入肠排列术＋小肠修补术"，术程顺利。术后患者腹痛、恶心呕吐较前缓解，自觉腹胀无明显改善，3天前已排气，大便仍未解，复查腹部CT较前相仿，要求上级医院就诊。遂至我院急诊，拟"肠梗阻"收住入院。患者自患病以来意识清，精神软，睡眠欠佳，未进食，小便正常，大便如上述，近期体重无明显增减。BMI：23.44 kg/m^2。

【既往史】　发现冠心病并植入冠脉支架2月余，规律服用"阿司匹林 100 mg 1次/日、利伐沙班片 10 mg 1次/日"抗凝，"比索洛尔 2.5 mg 1次/日、厄贝沙坦片 75 mg 1次/日、螺内酯片 20 mg 1次/日、呋塞米片 20 mg 1次/日"改善心功能；高脂血症数年，口服"阿托伐他汀钙片 10 mg 1次/日"降血脂；偏头痛数年，口服"舍曲林 25 mg 1次/日、敏使朗 6 mg 3次/日、氟桂利嗪胶囊 5 mg 1次/日"控制症状；肺癌术后11年，口服"阿斯美 1片/日、孟鲁司特钠 1片/日"减轻气道反应。否认高血压、传染病、肾炎、脑血管意外、慢性支气管炎等病史，45年前因"胃穿孔"在当地医院行"胃大部切除术"，现痊愈；11年前因肺癌在外院行左肺癌根治术，现规律复查；4年前因腹股沟疝行腹股沟疝修补术，具体不详；2个月前因冠心病在当地第一人民医院行冠脉支架植入术，否认中毒、输血史，否认药物、食物过敏史，预防接种史随当地进行。

【个人史】　生长于本地，否认异地长期居留史，文化程度文盲，职业农民，吸烟20余年，约每日20支，13年前已戒烟；饮酒，酒龄20余年，已戒酒半年。

【辅助检查】　急诊入院前行胸部和全腹增强CT检查（图55-1）提示：两肺渗出两侧少量胸腔积液伴邻近肺组织膨胀不全；心包少量积液。气管内痰液考虑，请随访。临床提示"腹内疝松解回纳＋肠粘连松解术＋肠排列术＋小肠修补术后"，腹腔肠管排列欠规整，局部肠管周围渗出，部分肠道积气积液扩张，腹盆腔少量积液，请结合临床及病史。胆囊较大，胆总管扩张，胰管轻度扩张，建议MRCP进一步检查。阑尾粪石。

心脏超声检查提示：① 双房增大，心律失常；② 三尖瓣中等量至大量反流；③ 二尖瓣中等量反流；④ 下腔静脉增宽。床旁胸片（图55-2）提示：两肺渗出，两侧少量胸腔积液；心影增大，请结合临床。入院后予肠梗阻导管胃肠减压、泰能抗感染、肠外营养、抗凝等对症治疗。

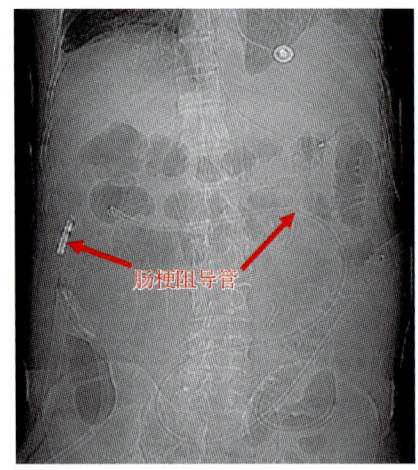
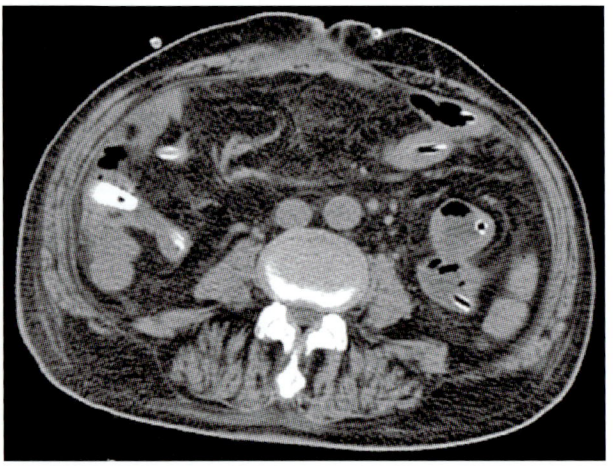

图 55-1　胸部和全腹增强 CT 检查

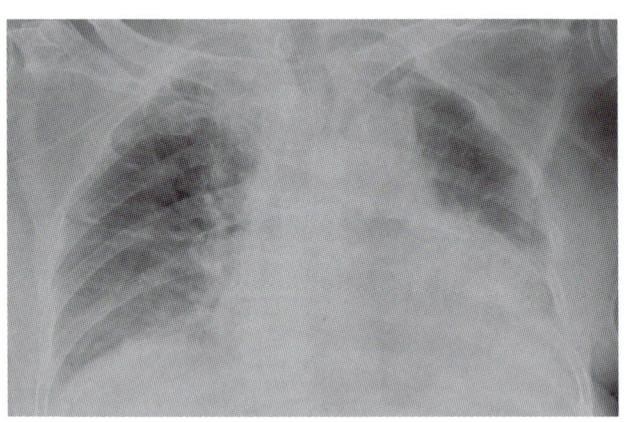

图 55-2　床旁胸片检查结果

术后 12 天查房：患者诉腹胀，伴阵发性腹痛，右下腹较剧，肛门排气尚存，时有咳嗽，无咳痰，无恶心呕吐，无畏寒发热，无胸闷气促等。查体：意识清，精神软，肠梗阻导管固定妥，全腹尚软，膨隆，腹部正中见长约 20 cm 切口，切口上段愈合不佳，见较多脓性渗出；全腹轻压痛，未及反跳痛，肝脾肋下未及，肠鸣音减弱，墨菲征阴性，移动性浊音阴性。患者腹部切口愈合不佳，伤口处理专科护士今日予以拆线，发现切口全层裂开，较多脓苔及坏死组织，咳嗽时有肠管疝出，给予凡士林纱布和无菌纱布覆盖裂开伤口，切口两侧予以腹壁贴并把伤口拉拢系好。考虑患者有急诊手术指征，予完善术前准备。

【入院诊断】　① 不完全性肠梗阻，肠梗阻术后；② 冠心病，PCI 术后；③ 心房颤动；④ 肺癌术后；⑤ 胃大部切除术后；⑥ 高脂血症。

【治疗过程】　急诊全麻下行腹部感染切口清创缝合术、肠粘连松解术，术中取出原填塞敷料，见切口和腹腔内肠管表面大量脓苔（图 55-3），小肠肠管间和腹壁间粘连，残腔内予过氧化氢溶液、生理盐水序贯冲洗后，再予 PVP- I 冲洗，再次予生理盐水冲洗干净，仔细检查未见活动性出血。基底肉芽组织搔刮至新鲜伴少量出血，去除伤口失活组织、脓苔、线结等。切口下方可见部分肠管及大网膜，将切口与周围粘连肠管钝性分离，完整游离出切口，将部分粘连肠管予以松解。腹腔内切口下方放置腹腔引流管一根，自左侧腹壁引出并固定妥。用 10 号丝线间断缝合腹直肌前鞘及腹膜，并核查确保缝线不松（以防止缝线切割肠管），并予减张线缝合，PVP-Ⅰ及生理盐水反复冲洗切口。皮下留置负压吸引管一根，固定妥。4 号丝线间断外翻缝合皮肤和皮下组织。

术后转 ICU 监护治疗，继续予泰能 0.5 g 静滴 q8h 及抑酸、补液、减少消化液分泌，术后 12 小时后予低分子肝素抗凝、胃肠减压等对症支持治疗，加强肠外营养支持，维持内环境稳定，密切关注病情变化。

第二次术后第 11、12 天，进水、流质后无不适，每日排气、排便，遂拔除腹腔内全部引流管、肠梗阻导管（图 55-4）。第 12、13 天伤口间断拆线，第 15、16 天间断拆减张线，第 16 天患者顺利出院。

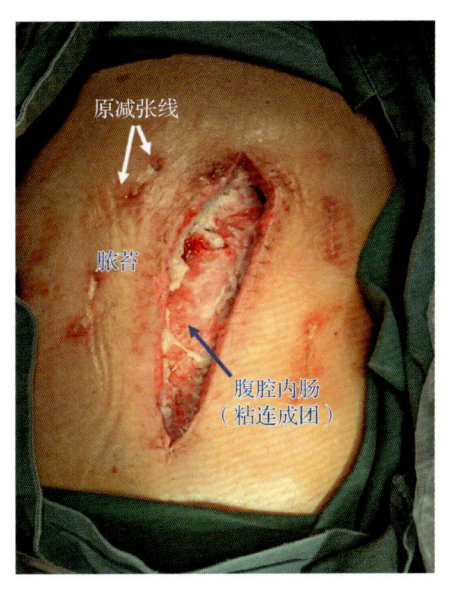

图 55-3　术中切口图

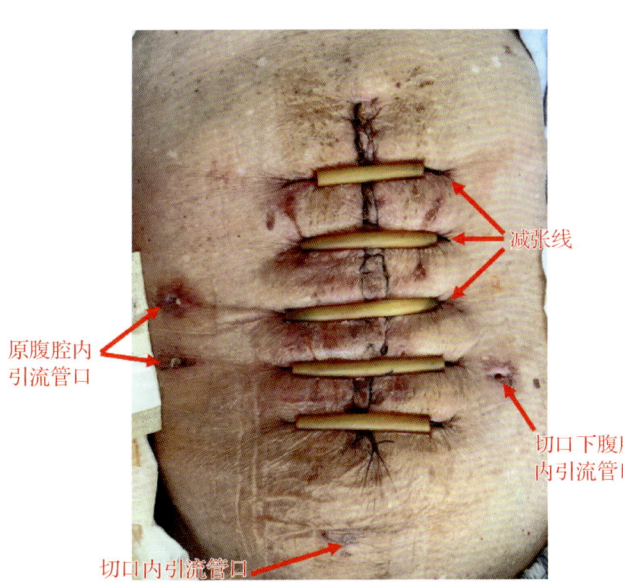

图 55-4　术后拔除引流管图

二、临床经验

（1）发现腹部伤口裂开，原来的腹部缝合线要及时拆除，否则成为切割线，会把腹内肠子进行切割形成多个瘘。

（2）术前心房颤动，考虑到年龄超过 70 岁，术后 12 小时后及时给予低分子肝素抗凝治疗。

（3）术中清创要彻底清除失活组织、脓苔（关键所在），伤口可以用过氧化氢溶液—生理盐水—聚维酮碘—生理盐水冲洗；腹腔肠管水肿，为了保护肠管，清除表面脓苔可以不彻底，腹腔会有一定"自洁"能力。

（4）在切口下方的腹腔内放置引流管一根，它的作用既有防止腹腔内感染继而再引起切口裂开，防止腹壁缝合线切割，引流腹腔内积液（腹腔内感染、脓液引流不畅也会影响切口裂开）。

（5）输注白蛋白可保持循环血容量、维持血液血浆胶体渗透压（白蛋白是保持血浆渗透压的主要成分），还可以协调血管内皮完整性、减少组织水肿、促进伤口愈合，手术创伤是个负氮平衡过程，白蛋白可以作为组织氮源提供营养；白蛋白还可以可逆性结合多种非水溶性分子，运送营养物质、药物，还可以作为自由基清除剂；白蛋白还可以降低氧化应激反应来改善细胞氧化状态，从而起到抗炎作用，减轻脓毒血症。

（6）泰能1周，不宜应用过久，体温始终控制在38℃后，抗生素可降级，比如改成头孢类。

（7）根据具体伤口愈合情况，腹部切口普通缝合线术后9天左右拆，可以适当顺延，腹部减张缝线（10号线）：12～14天（可以间断拆线）。年老体弱、营养不良、糖尿病可延迟拆线。

（8）皮下一定要放贝朗600 mL引流瓶负压引流，每天小于5 mL/24 h方可拔除引流管，此病例放置了12天；持续有效负压可以及时吸引出伤口的渗液、渗血、预防感染，促进新鲜肉芽组织形成，加快伤口愈合，负压在100～200 mmHg。

（9）病重告知，80多岁高龄患者，身患多种慢性疾病，在医疗过程中随时可能发生各种意外情况，需要向主要的家属们告知病情。

（10）出院前，需要请心内科会诊或者应用利伐沙班药物抗凝治疗（应用低分子肝素桥接），嘱患者心内科门诊治疗心房颤动。

三、知识拓展

腹部切口术后裂开后需要采用减张缝合法，减张缝合法是术中考虑到腹腔内情况及其转归不确定，年老体弱、营养不良、糖尿病等不良因素会导致腹壁组织愈合能力差，切口感染的可能性很大，所采用的一种预防切口裂开的措施[1]。一般缝合间距为3～4 cm，所缝合的腹直肌鞘后鞘、腹膜前方（做到腹膜外、腹膜前的腹壁全层缝合），让这部分组织承受更多的切口张力，在打结前需要将缝合线穿过一段橡皮管或纱布来枕垫，防止皮肤被割裂，为了避免血运受到影响，结扎千万不要过紧。

为了防止切口再次裂开，我们采用的医用丝线，它的优点是廉价和不可吸收，缺点是可以藏匿细菌，一旦感染不易清除。减张缝合优点是减少腹腔内容物膨出机会，缺点是瘢痕明显，且引起患者疼痛感[2]。

参 考 文 献

[1] 李利发, 周彤, 肖云峰, 等. 减张缝合技术对腹部手术切口愈合质量影响的Meta分析[J]. 中国普外基础与临床杂志, 2016, 23（3）: 297-303.
[2] 陈双. 腹壁切口的缝合方法[J]. 临床外科杂志, 2009, 17（3）: 151-152.

第 11 章 腹部损伤

病例 56 急诊腹部外伤（电转伤）

周　敏

一、病例介绍

【现病史】 患者男性，58岁，主因"左下腹部割伤1小时"急诊入院。患者于1小时前使用抛光机工作中不慎割伤左下腹部，切割转盘切入腹壁（图56-1），腹痛明显，无腹胀呕吐，无呕血便血，无晕倒休克，急来我院就诊。急诊查肝胆胰脾及腹水超声未见明显异常，予破伤风抗毒素肌注，头孢抗感染治疗，拟"腹部外伤"收入院。

【体格检查】 意识清，精神软，急性面容，双侧瞳孔等大等圆，直径约3mm，对光反射灵敏，全身浅表淋巴结未及肿大，双肺呼吸音粗，未闻及明显干、湿啰音，心律齐，未闻及明显杂音，腹软，无明显肌紧张，左下腹可见一电机插入，伤口约8cm，见少量出血，疼痛明显，肝脾肋下未及，墨菲征阴性，双下肢无水肿。神经系统体征阴性。

【辅助检查】 急诊肝胆胰脾及腹水彩超：肝脏、胆囊、胰腺、脾脏未见明显急症征象，未见明显腹水。

【入院诊断】 多发伤：腹部外伤。

【治疗过程】 遂在全麻下行腹腔镜探查+腹部清创缝合术，术中见：患者左侧腹壁外伤（抛光机割伤），伤口长约8cm，切口内予过氧化氢溶液、生理盐水序

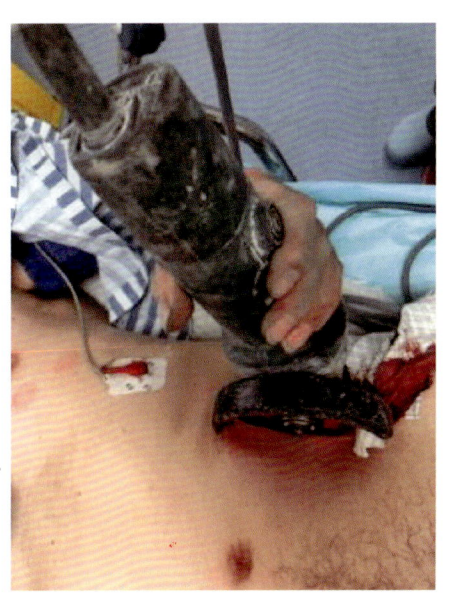

图 56-1　查体见切割转盘切入腹壁

贯冲洗后，再予 PVP-Ⅰ（聚维酮碘）、生理盐水冲洗干净，仔细检查未见明显出血。并以腹腔镜探查，见腹壁完整，腹腔脏器未见明显损伤。撤除气腹。留置伤口引流管 1 根，缝合皮下，皮钉对合皮肤。手术后患者顺利恢复出院。

二、临床经验

（1）由于患者身上的抛光机无法移除，不能行急诊 CT 或磁共振检查，B 超检查和血液检测成为评估病情的重要手段。

（2）在没有冲击力但有自我保护性（自我躲避）的局部外伤，由于无法急诊下行任何 CT 或 MR 检查，可以考虑局麻下移除切割物，随后随访观察和做腹部 CT 等影像学检查评估病情，可以节约很多医疗成本，但这个时候需要主管医师担当起医疗责任。

（3）不急于下手做"剖腹探查"，可以考虑全麻下先移除致损物，并进行腹腔镜下腹腔探查，这样对患者的手术创伤小，符合"急诊损伤控制"。

（4）清理伤口要彻底干净，包括过氧化氢、聚维酮碘、生理盐水等，必要时可以放置 600 mL 高负压引流瓶，防止残腔形成。

三、知识拓展

创伤是当前人类死亡主要原因之一，仅次于心脑血管疾病和肿瘤，临床上手术成功有时并不等于治疗的成功，不少情况下确定行的急诊修复手术虽然很成功，患者依然会发生死亡。所以，在抢救过程中尽量避免发生多发伤的"死亡三联征"——酸中毒、低体温、凝血功能障碍。低体温是指中心体温 < 35℃，酸中毒是指外周血 pH < 7.35，两者都可以影响凝血功能。对于有高度凝血功能障碍风险的严重创伤患者，应该遵循损伤控制性复苏原则（damage control resuscitation）[1]。

"损伤控制"在急诊外科特别是多发伤救治中有着重要意义，简单地表述就是，用最简单的、最短时间内的临床处理让患者顺利渡过原发性创伤造成的危险期，让机体内环境尽快稳定，必要时后期再予以第二次确定性手术，用来提高危重症的抢救成功率。需要注意：① 简化手术过程，操作简单合理，比如采取快捷的方式如造口、止血、肠外置、引流等，待二次手术时再做重建手术；② 监测乳酸、体温、出血等情况，维持生命体征稳定；③ 很多创伤患者不能耐受长时间手术，尽量缩短手术时长；④ 止血（包括填塞、压迫、介入栓塞等）、控制污染；⑤ 临时关闭腹腔，比如使用"3 L 静脉营养袋"暂时性关腹；⑥ 术后重症监护 ICU 复苏治疗。

参 考 文 献

[1] 龚剑峰，朱维铭. 低温酸中毒与凝血机制障碍 [J]. 中国实用外科杂志，2010，30（2）：96-98.

病例 57 外伤手术后十二指肠瘘

龚渭华

一、病例介绍

【现病史】 患者男性，57 岁，主因"重物砸伤致全身多处伤 1 天"急诊入院。患者于 1 天前因重物砸伤致全身多处疼痛，双下肢活动障碍，无畏寒发热，无恶心呕吐等不适，遂送至当地人民医院，予拍摄 X 线、对症支持治疗等处理后，转至我院急诊，为求进一步诊治，拟"多发伤"收住院。

【体格检查】 意识清，精神可，双侧瞳孔等大等圆，颈托固定，浅表淋巴结未及肿大，巩膜皮肤无黄染，双肺呼吸音粗，未闻及明显干、湿啰音，心律齐，未闻及明显心脏杂音，腹平软，肝脾肋下未及，未触及明显肿块，移动性浊音阴性。四肢肌力 0 级，双侧三角肌肌力 0 级。感觉平面膝水平，会阴感觉存在。

【辅助检查】 急诊头颅 CT 提示：左侧侧脑室前角旁软化灶考虑，必要时 MR 检查。附见：副鼻窦炎。急诊胸椎 CT 提示：第 11 胸椎椎体压缩性骨折。肝胆胰脾彩超检查，双侧肾输尿管彩超检查提示：肝脏、胆囊、胰腺、脾脏未见明显异常，双肾、双侧输尿管未见明显异常。颈椎 CT 平扫、腰椎 CT 平扫、胸部高分辨 CT 平扫提示：第 11 胸椎、第 1 腰椎、第 2 腰椎、第 3 腰椎椎体骨折；第 3 腰椎左侧横突可疑骨折；两肺肺大疱，两肺炎症渗出，两侧少量胸腔积液。急诊颈椎 CT 未见明显骨折、脱位征象。骨盆平片：急诊骨盆 X 线未见明显骨折、脱位征象。

【入院诊断】 ① 颈椎骨折（C3），第 11 胸椎、第 1 腰椎、第 2 腰椎、第 3 腰椎椎体骨折；第 3 腰椎左侧横突可疑骨折；② 颈髓损伤；③ 高位截瘫；④ 两肺肺大疱、肺炎、胸腔积液；⑤ 副鼻窦炎。

【治疗过程】 骨科会诊，考虑到颈髓损伤，急诊全麻下行颈前路减压固定融合术，1 周后考虑到胸腰椎骨折，行胸腰椎骨折切复内固定术，术后 3 周患者解黑色水样便数次，量较多，消化科急会诊内镜检查提示：十二指肠球部后壁溃疡出血，予胃镜下注射及钛夹止血术，并建议予输血、埃索拉唑护胃、生长抑素止血、TPN 静脉高营养等治疗，再 3 周后患者胃管内引流出鲜红色血约 350 mL，伴暗红色血便。术后 1 个半月，患者出现十二指肠球部后壁溃疡出血，予胃镜下注射及钛夹止血术，胃管仍有红色血性液体，伴有血便。经过外科会诊，急诊全麻下剖腹探查 + 十二指肠前壁切开溃疡出血灶缝扎止血 + 十二指肠造瘘 + 空肠营养管置入术。术中引流管蘑菇头置入十二指肠球部，4-0 可吸收线间断缝合十二指肠切口。Treizs 韧带远端约 30 cm 处置入空肠营养管。右肝下十二指肠造瘘口周围、左侧脾曲处各放置引流管一根，切口皮下留置负压引流管一根（防止切口感染）。

术后 3 个半月，患者无咳嗽咳痰，无胸闷气急等不适。查体：意识清，精神可，全身皮肤无黄染，腹部切口干燥无渗液；腹无膨隆，触诊软。双下肢无水肿。病理征阴性。腹腔引流管情况：肝下引流管引流出红棕色液 5 mL/24 h，十二指肠造瘘引流管引流出墨绿色液体 650 mL/24 h。

术后 4 个月，患者四肢肌力 3 级，双侧三角肌肌力 1 级。感觉平面膝水平，会阴感觉存在。十二指肠造瘘引流管引流出墨绿色液体 1 500 mL/24 h，肝下引流管持续 24 小时滴入冲洗，24 小时冲入 2 000 mL 生理盐水，冲出 2 100 mL 清水样液体。

术后 6 个月，患者诉偶感腹痛，无明显畏寒、发热、腹胀等不适。查体无殊。四肢肌力 3 级，双侧三角肌肌力 1 级。感觉平面膝水平，会阴感觉存在。十二指肠造瘘引流管引流出黄绿色液体 20 mL/24 h，肝下引流管持续 24 小时滴入冲洗，24 小时冲入 3 000 mL 生理盐水，冲出 3 380 mL 黄绿色液体。考虑到十二指肠造瘘管引流量较少，3 天后开始了夹闭，夹管 72 小时未诉任何不适，予以拔除造瘘管。十二指肠造瘘口周围的（左侧）引流管先前造影提示有肠瘘，所以，先予以退管 3 cm，24 小时无不适后予以拔管。

术后 6.75 个月，患者肌力逐步恢复：双下肢Ⅴ级，左上肢Ⅲ级，右上肢Ⅱ级。患者诉腹胀、呕吐，考虑胃内积液，胃瘫或幽门梗阻可能，予以胃肠减压，并行胃肠造影检查。CT 检查提示胃部扩张，患者拒绝插胃管。禁食 10 天缓解，予以清流质饮食，予莫沙必利促胃肠动力，考虑患者呕吐为胃肠功能性欠佳引起，这与长期禁食、胸椎颈椎损伤引起交感副交感损伤有关。48 小时后予以低脂半流饮食，辅以抑酸、止吐、促进胃动力等治疗。

二、临床经验

（1）在应激创伤加上大剂量激素应用下，十二指肠球部溃疡会出现出血。

（2）根据英国腹部外科学，的确可以从十二指肠球部前壁直接切开进行缝扎止血，切口周围放置冲洗引流管，可能的话，予以大网膜覆盖，利于防止瘘发生。

（3）是否可以考虑在胃镜引导下的开腹直视下出血灶缝合，而并不打开消化道，此想法有待实践操作来回答；有时可能会因溃疡炎症导致周围粘连，缝合处不一定能暴露开。

（4）肠瘘发生后，需要腹腔冲洗引流至少 6 周以上，这样才能保证窦道能彻底长好，后续才可以更换更细的管子，有时在冲洗过程中，肠壁瘘口会突然闭合自愈。

（5）窦道形成时间和管子本身材质密切相关，不同材质刺激机体组织形成窦道时间有异，一般来说，橡皮管刺激速度快于塑料管，前者有时 2 周即可形成，后者需要 2 个月，当然，窦道形成速度还和不同个体机体本身、营养状态等有关。

（6）一旦出现消化道瘘，恢复时间将以月为计算单位的"持久战"，本病例住院将近 7 个月，恢复进程和很多因素有关，比如瘘口大小、位置、唇状瘘、机体营养状况、护理情况等，肠瘘发生后，一般 6 个月以上再进行肠瘘切除手术，此时术前仍需要评估局部炎症是否已消退，小肠是否仍有坏死，手术需要进行肠肠端端缝合，避免侧侧吻合，也避免使用直线闭合器。

（7）患者术后 7 个月，患者可能腹胀、呕吐，考虑胃肠功能不足引起，这与长期禁食、胸椎颈椎损伤引起交感副交感损伤可能有关。

（8）患者一直四肢肌力 3 级、双侧三角肌肌力 1 级，术后 7 个月时慢慢恢复（双下肢Ⅴ

级，左上肢Ⅲ级，右上肢Ⅱ级），可以慢慢行走，因此，我们千万不要放弃治疗，应做好必要的康复训练工作。

三、知识拓展

十二指肠瘘多数是医源性引起的，随着车祸伤增多，其次是创伤性，属于高位的肠瘘，肠腔内消化液较多，容易引起发热、腹痛，消化液丢失，也有一定的病死率。此病例是为了缝扎止血、医疗需要，人为切开十二指肠前壁，尽管手术采取"纵切横缝"（理论上不超过 3 cm 切口可以"横缝"），依然会因为缝合后出现张力和十二指肠血供等因素引起瘘，这种属于肠外瘘，是上腹部手术或外伤后较为严重的并发症。此瘘口可有胰液、胆汁、胃液、肠液等，甚至消化道内容物，量大且组织腐蚀性强，使得瘘口难以愈合，严重者引起弥漫性腹膜炎，伤及生命。事实上，临床实践中发现"纵切纵缝"效果也不错，十二指肠切口采用 3-0 可吸收的 8 针线间断全层缝合（单层缝合），也很少发生瘘。术后瘘一般发生在 5~20 天，多数在 8~9 天。每天瘘的消化液超过 500 mL 为高流量瘘，而低流量瘘是指每天消化液量在 200 mL 以内。

对于十二指肠瘘的外科治疗，主要是对瘘管修补和腹腔冲洗，尤其是后者，需要放置带冲洗的引流管，加强抗感染治疗，纠正脱水，补充电解质，维持机体内环境稳定。应用生长抑素减少消化液分泌，必要时应用生长激素促进十二指肠瘘口的愈合。若准备再行十二指肠瘘修补手术，需要在肠外瘘 3 个月后，此时腹腔内炎症消退比较彻底，营养状态改善，感染得到有效控制[1]。事实上，十二指肠瘘发生后，做好"持久战"准备同时需要注意：① 日常的护理显得非常重要，包括瘘口周围皮肤保护以防皮肤糜烂、疼痛、脓苔形成；② 十二指肠周围双套管冲洗引流，及时把消化液冲洗出体外；③ 充分、有效的十二指肠肠腔内减压；④ 加强营养支持，积极纠正低白蛋白血症，包括肠外和肠内营养，促进伤口愈合；⑤ 再行肠瘘切除手术时，手术时机选择很重要，建议瘘发生后 6 个月以上再手术，此时炎症基本上消退彻底；⑥ 需要避免使用直线闭合器，推荐手工肠肠端端吻合术[2]。

参 考 文 献

[1] 林荣繁.十二指肠瘘的诊断和微创治疗研究进展[J].微创医学，2012，7（3）：282-284.
[2] 龚昆梅，郭世奎，王昆华.十二指肠损伤和十二指肠瘘的诊治经验[J].中华胃肠外科杂志，2017，20（3）：266-269.

病例 58　结肠穿孔的保守治疗

龚渭华

一、病例介绍

【现病史】　患者男性，29 岁，主因"车祸致全身多处疼痛出血 3 小时余"来急诊。患者于 3 小时余前不慎发生车祸，致全身多处疼痛出血，伴左肘、左腕、左下肢活动受限，受伤当时意识清，无昏迷，由 120 于今下午急送至我院急诊，查头颅 CT 平扫示：右侧枕部皮下软组织稍肿胀。急诊颈椎 CT 未见明显骨折、脱位征象。急诊腹部 CT 增强未见明显急症征象。X线片示：左侧肱骨下段、尺骨下端及股骨中段骨折。左侧腕关节脱位。急诊胸片未见明显急症征象。急诊左膝关节、左胫腓骨及骨盆 X 线片未见明显骨折、脱位征象。为求进一步诊治，遂急诊拟"多发伤"收住入院。

【体格检查】　生命体征平稳，意识清，查体配合欠佳，精神偏软；双瞳孔等大等圆，约 3 mm，对光反射灵敏，头枕部伤口敷料包扎固定妥，颈软，无压痛，胸腹部未见明显瘀斑，两肺呼吸音粗，未闻及明显干、湿啰音。腹软，无压痛、反跳痛。左腕及左小腿开放性创口，左腕畸形，无活动性出血，创面污染。

【辅助检查】　X 线片：左侧肱骨下段、尺骨下端及股骨中段骨折。左侧腕关节脱位。

【入院诊断】　多发伤：①（左小腿）软组织挫裂伤；②（左上肢）软组织异物；③（左肱骨）肱骨远端骨折；④（左腕关节）腕关节骨折脱位；⑤（左股骨）股骨骨折；⑥ 腹部挫伤；⑦ 头皮外伤。

【治疗过程】　入院后完善相关检查，排除禁忌后在急诊全麻下行：① 软组织清创缝合+VSD 吸引术；② 软组织异物取出术；③ 腕关节脱位复位 + 克氏针内固定；④ 胫骨结节骨牵引；⑤ 肘关节石膏固定。术后转至骨科病房进一步治疗。

入院后第 8 天，患者自诉右上腹有隐痛，体格检查：全腹平软，右上腹局限性轻压痛，无反跳痛，全腹 CT 提示：横结肠局部撕裂穿孔，周围脂肪间隙模糊，请结合临床。盆腔少量积液（图 58-1，冠状面明显，矢状面不明显）。

请胃肠外科急会诊后考虑暂时可行保守治疗，予以禁食、胃肠减压、肠外营养；排除手术禁忌后（于入院后第 21 天）在全麻下行"左股骨转子间骨折切开复位内固定 + 左股骨植骨术 + 左肱骨骨折切开复位内固定术"，术程顺利，术后予抗生素预防感染，同时护胃、补液、营养神经、肠外营养等治疗。术后第 2 天复查，行放射检查（左上肢）提示：左肱骨及股骨骨折内固定术后改变；行腹部 CT 检查提示：横结肠局部撕裂穿孔后，横结肠周边系膜模糊、渗出，局部与小肠粘连，其以上左上腹空肠局部积气积液扩张，见气-液平（部分小肠粘连性肠梗阻考虑）；胆囊壁水肿（图 58-2）。患者病情稳定，一般情况可，遂转康复科继续康复治疗。

出院医嘱：① 每 3～4 天换药，2 周后伤口拆线；② 如发生切口渗血、渗液，立即就诊；

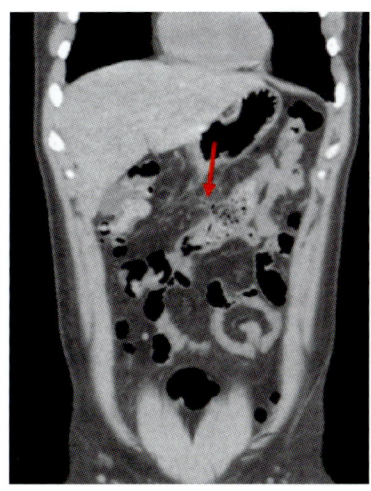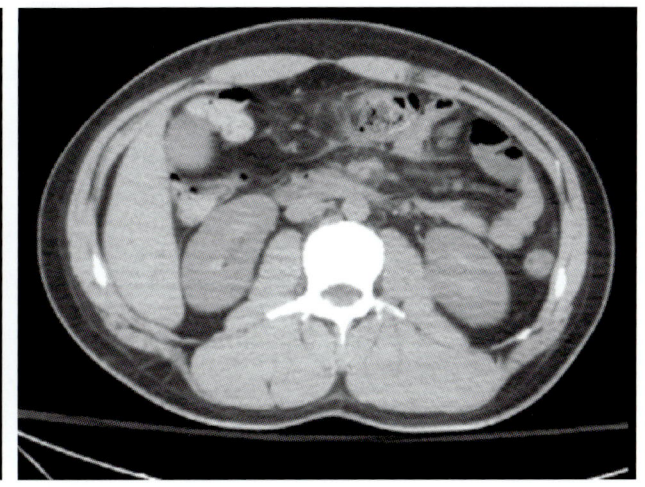

图 58-1　全腹 CT 检查结果

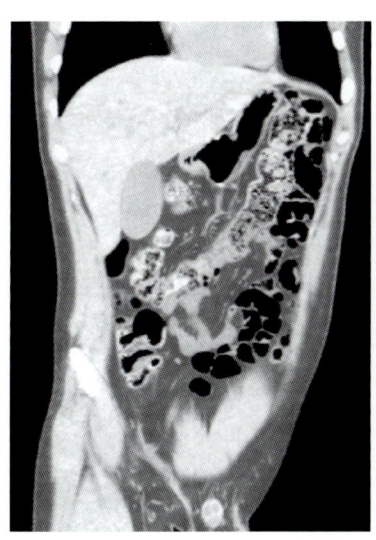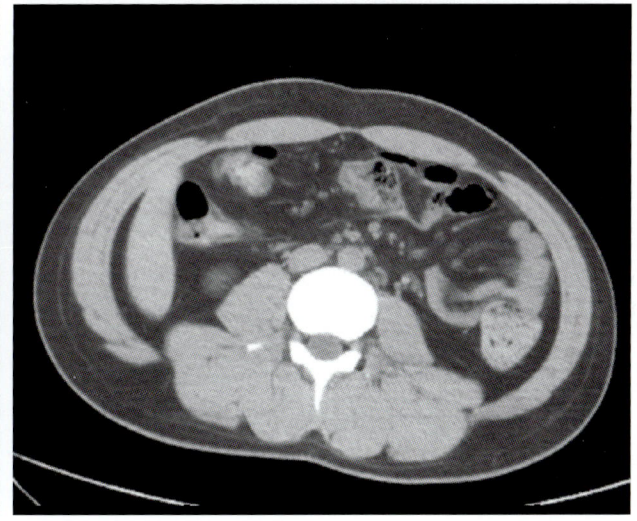

图 58-2　腹部 CT 检查结果

③ 适当行肢体功能锻炼，肌肉收缩，翻身拍背全身按摩，防止深静脉血栓、褥疮等并发症；④ 建议休息 3 个月。

健康教育：① 继续康复科康复治疗；② 注意休息，禁止负重及剧烈运动。

二、临床经验

（1）横结肠损伤的手术指征掌握，采取手术治疗措施对医师来说相对容易（但患者损伤较大），若坚持保守治疗对医师压力更大，因为医师需要承担保守治疗后病情进展所带来的后果。

（2）对于保守治疗，需要密切观察病情变化，加强抗菌治疗，并和胃肠外科保持紧密联系。

（3）即使保守治疗成功，还会发生其他可能，比如肠梗阻，需要和家属交代清楚病情。

（4）选择保守治疗，需要结合体征（局限性腹膜炎病情变化）、化验炎症指标变化（比如血常规、CRP、PCT 等），还需要考虑患者年龄、抵抗力情况。

三、知识拓展

结肠穿孔也可见于医源性，比如结肠镜检查引起医源性穿孔，其发生率为 0.016%～0.21%，在治疗性结肠镜检查中可高达 5%，严重时可危及生命，在腹膜外穿孔的情况下，可能会出现不典型的体征和症状，多数患者可以通过内镜下应用惰性金属夹闭或内镜下缝合医源性穿孔，少部分需要手术治疗。当有心肌梗死患者做结肠镜检查时，需要进行结肠穿孔和急性心肌梗死的鉴别诊断；当胸痛或腹痛加剧时，要考虑手术治疗[1]。相比较于日常创伤性结肠穿孔，结肠镜检查穿孔时结肠是经过肠道充分准备的，没有明显的污染状况。对于结肠穿孔的保守治疗指征有哪些尚未确定，一般认为经放射学证实结肠镜检查相关穿孔而无内镜证据的病情稳定患者，可谨慎尝试保守治疗，但仍需临床判断和监测病情变化。

另一种临床急症是穿孔性憩室炎（perforated diverticulitis），其治疗具有挑战性且仍有争议。四个意大利科学学会（SICCR、SICUT、SIRM、AIGO）专家选出了治疗穿孔性憩室炎伴全身性腹膜炎的 5 个临床相关待讨论问题：① 在穿孔性憩室炎伴腹膜炎的情况下，决定保守治疗和手术治疗的标准；② 确定弥漫性腹膜炎时选择最合适手术方案的标准或评分系统；③ 血流动力学稳定或病情稳定的弥漫性腹膜炎患者的手术程序；④ 全身性腹膜炎和感染性休克患者的合适手术方式；⑤ 憩室穿孔所致全身性腹膜炎患者手术前后的最佳药物治疗。在弥漫性腹膜炎或保守治疗失败的情况下，穿孔性憩室炎是手术指征，手术的决定不是基于腔外空气的存在。如果确认弥漫性腹膜炎，手术技术的选择是基于术中发现和严重感染性休克的存在或风险。需要考虑的预后因素是生理紊乱、年龄、合并症、免疫状态。在血流动力学稳定的患者中，急诊腹腔镜手术优于开腹手术。选项包括切除和吻合术、Hartmann 手术或腹腔镜灌洗。对于伴有感染性休克的全身性腹膜炎，首选开放手术方法。根据血流动力学不稳定的严重程度，非修复性切除和（或）损伤控制手术似乎是唯一可行的选择。应以控制感染、减轻术后疼痛和预防和（或）治疗术后肠梗阻为主要目的，应用多学科医学管理。总之，憩室穿孔和弥漫性腹膜炎患者的复杂性和多样性需要个性化的策略，包括对生理紊乱的彻底分类、腹内感染的分期和最合适的手术程序的选择[2]。

参 考 文 献

[1] Secchi M F, Torre C, Dui G, et al. The close relationship between large bowel and heart: when a colonic perforation mimics an acute myocardial infarction [J]. Case Rep Surg, 2018, 2018: 8020197.
[2] Nascimbeni R, Amato A, Cirocchi R, et al. Management of perforated diverticulitis with generalized peritonitis. A multidisciplinary review and position paper [J]. Tech Coloproctol, 2021, 25（2）: 153-165.

第12章
腹膜炎

病例 59　病毒性腹膜炎误诊为急性阑尾炎

王　理
龚渭华

一、病例介绍

【现病史】　患者年轻男性，21岁，主因"发热、腹痛2天"急诊入院，患者于2天前无明显诱因下出现发热，最高体温40℃，后逐渐出现腹痛，较剧，伴恶心呕吐，全身乏力肌肉酸痛，否认不洁食物史，无腹泻，无心悸胸闷，无咳嗽咳痰，无便血黑便，到当地诊所就诊，予以输液对症治疗（具体不详），症状未见明显好转，随即当地第一人民医院，急查肝肾功能异常，炎症指标升高明显，具体治疗不详，后转至我院急诊。患者自患病以来，意识清，精神软，食欲差，睡眠一般，大小便无殊，近期体重无明显增减。患者平素体健，未婚未育，无家族病史。全腹部增强CT检查提示：腹盆腔炎性病变考虑，腹盆腔少量积液；阑尾稍增粗，周围未见明显渗出。BMI：24.93 kg/m²。

【体格检查】　皮肤巩膜无明显黄染，腹软，腹膨隆，全腹压痛，伴反跳痛，墨菲征阴性，肠鸣音偏弱（2次/分），双肾叩击痛阴性。

【辅助检查】　患者有腹膜炎体征，感染指标高，CT提示腹盆腔炎性病变考虑，腹盆腔少量积液。阑尾稍增粗。但临床无阑尾固定压痛点，不能确定阑尾炎，和患者家属进行谈话沟通，认为目前存在手术探查指征，存在术中不能发现病变的可能性，家属表示同意和理解，坚持手术探查。

【入院诊断】　①腹膜炎；②阑尾炎？③感染性休克；④肝功能异常；⑤肾功能异常。

【治疗过程】　在全麻下行腹腔镜探查+腹腔镜下阑尾切除术，术中所见：术中探查腹腔内少量淡黄色积液，予留取标本送检，无脓苔脓液。探查胃、小肠、结肠、直肠未见明显穿孔表现，探查肝脏、胆囊未见明显异常，探查网膜未见聚集，探查腹壁未见明显异常，未见明显新生物。右髂窝腹壁水肿。阑尾较长、稍有增粗，术中请多位专家会诊，建议先切除阑尾，否则术后腹痛的话仍然不能排除阑尾炎，剖开阑尾未见明显炎症、积脓及肿瘤，送常规病理检查。

术后仍然不能明确病因，急诊抽血检测降钙素原升高6倍以上3.252 ng/mL（正常范围＜0.5 ng/mL），CRP升高近5倍48.4 mg/L（正常范围＜10.0 mg/L），白细胞、淋巴细胞、单核细胞、血小板都下降（"二系"降低），中性粒细胞百分比升高（84.8%），红细胞和血红蛋白水平尚正常（"红系"正常），肌酐和尿素氮升高、尿潜血（+），D-二聚体升高25倍以上，凝血时间延长，肝功能异常、胆红素水平升高，中度低白蛋白血症，球蛋白水平正常，肿瘤标志物异常（CA125略升高、鳞状上皮细胞癌相关抗原升高近4倍，游离型前列腺特异性抗原略升高）。

追问病史后，患者先前有咽喉、上腹部向右下腹部逐步转移性疼痛病史，术前有腹膜炎体征，但术中并未发现阑尾炎，患者术后转入ICU治疗，术后第1天，作为疑难病例开展了全院MDT多学科讨论：① 考虑到多脏器功能不全，感染性休克表现，感染科将抗生素改为碳青霉烯类，并监测一些特殊的病原体。② 血液科建议行外周血涂片，复查网织红细胞计数，抗人球蛋白试验、铁蛋白、抗核抗体、淋巴细胞亚群、肥达氏试验、骨穿常规＋活检、ADAMTS13。③ 风湿免疫科认为白塞病可能性小，结缔组织病有待ANA系列来排除。④ 肾脏内科考虑感染原因引起，病原体仍不清楚，建议加强抗感染等对症支持处理，完善多种病毒、细菌的检测，包括流行性出血热等。⑤ 消化内科建议完善ANA、ANCA、免疫球蛋白、补体等检测，呼吸道病毒等检测，加强抗感染、护肝、改善凝血功能等对症支持治疗。⑥ 放射科读片认为：腹膜后炎症渗出，肠系膜、腹膜后淋巴结肿大，双侧腹股沟淋巴结肿大，脾大；阑尾稍增粗，无明确急性化脓性阑尾炎征象；考虑感染性病变（病毒性较细菌性可能性更大），自身免疫性疾病需进一步检查除外；建议胸部CT除外肺部炎症。感染病因不明，MDT会诊意见：暂予经验性抗病毒及抗感染治疗，完善病毒血清学，骨髓活检及自身免疫指标等检查，遂予更昔洛韦抗病毒（0.15 g，qd×6天），派拉西林钠他唑巴坦抗感染治疗。

随后完善相关检查：（全血）NK细胞、T细胞CD分子（6项）：淋巴细胞百分比（CD45+）6.99%（↓）、辅助/诱导T细胞（CD3+CD4+）52.01%（↑），（全血）EB病毒（EBV）DNA：EB病毒核酸阳性（↑），TTP相关检验及流行性出血热检测阴性，予营养对症支持治疗及经验性抗感染治疗后患者情况好转，再次举行全院MDT多学科讨论，分析病情转归。讨论意见：消化内科会诊意见：目前患者病情好转，考虑急性EB病毒感染、肺部感染、感染所致多脏器功能不全，建议：① 继续抗细菌、抗病毒治疗；② 可4周后查病毒抗体滴度，是否存在滴度增高，复查EB病毒核酸，宏基因重新筛查；③ 复查相关炎症指标，继续对症支持治疗，病情好转后转入感染科病房治疗。

二、临床经验

（1）病毒性腹膜炎临床诊断需要密切结合病史。

（2）病毒性腹膜炎特征：起病急，全腹痛明显，高热（可达40℃），外周血白细胞、淋巴细胞、单核细胞出现明显降低，可以引起肝肾功能不全。

（3）不论 EB 病毒还是 CMV 病毒，都可以使用更昔洛韦抗病毒治疗（更昔洛韦能竞争性抑制脱氧鸟苷的三价磷酸盐与 DNA 聚合酶的结合，从而抑制病毒 DNA 的合成）。

（4）外周血检测病毒 DNA，可以出现阳性（也可以出现阴性，取决于病毒量和血样中单核细胞和淋巴细胞数量）。

（5）"二系"（白细胞、血小板）会受病毒感染下降，淋巴细胞百分比升高，特别是 B 细胞亚群，单核细胞百分比可降低，需要鉴别的是：革兰阴性菌引起的脓毒血症也会造成"三低"现象，包括低体温、低白细胞、低血压。

（6）病毒感染后可能血常规表现无异常，依然会出现 EB 病毒感染——DNA 阳性。

（7）如果病毒寄居的细胞数量很少时，病毒 DNA 可能探测不到，这种情况下不能排除病毒感染。

（8）外周血检测病毒核酸阳性即可确诊。

（9）有意思的是，笔者遇到几例阑尾术后患者出现反复右下腹疼痛，程度不等，检查排除了阑尾残株炎（增强 CT、结肠镜）、炎性肠病（粪钙卫蛋白、小肠 CT）、回盲部结核（结核抗体、T-SPOT），最终发现是 EB 病毒感染。

（10）IgM 阴性不等于没有病毒感染，病毒核酸依然能在外周血中探测到。

（11）IgM 阴性 +DNA 阴性也不能说明一定没有现症感染，因为可能外周血标本中病毒寄居的单核细胞数不足以进行 PCR 检测病毒。

三、知识拓展

EB 病毒（Epstein-Barr virus）和单核细胞降低、淋巴细胞百分比升高、中性粒细胞百分比降低密切相关。病理学家 Evans 和 Sprunt 在 1920 年首次描述传染性单核细胞增多症，1964 年 Epstein、Achong 和 Barr 从非洲 Burkitt 淋巴瘤患者中的原始淋巴细胞中发现了 DNA 病毒。循环记忆 B 细胞被认为是 Epstein-Barr 病毒的主要储存库，通过使用 Epstein-Barr 病毒编码的 RNA 探针和免疫染色。大多数（95%）Epstein-Barr 病毒阳性细胞是 B 细胞表型。Epstein-Barr 病毒（EBV）感染的细胞可引起严重的宿主免疫反应，如传染性单核细胞增多症、EBV 相关的胃癌、炎性肠病、阑尾炎、淋巴瘤、良性胃溃疡、脾炎性肌纤维母细胞瘤（IMT）等。脾 IMT 是罕见的病变，Epstein-Barr 病毒可能在脾 IMT 的发病机制中起作用，并且脾 IMT 可能与伴随疾病或恶性肿瘤有关，大多数脾脏 IMT 具有良好的长期预后[1]。

胃癌和胃淋巴瘤与 EBV 感染相关的关系已经明确，传染性单核细胞增多症特征是发热、淋巴结肿大和喉咙痛。另外，EBV 感染的胃肠道症状如消化不良、腹痛是非特异性的且很少见，这意味着很难在没有怀疑的情况下诊断 EBV 感染。经内镜和组织学检查证实的 EBV 感染的良性胃溃疡病例鲜有报道[2]。若干研究确定了克罗恩病和溃疡性结肠炎病变中存在 Epstein-Barr 病毒感染的 B 细胞，这表明具有慢性炎症的结肠黏膜可能是 Epstein-Barr 病毒复制的潜在部位。研究显示，在 63.6% 的克罗恩病病例和 60% 的溃疡性结肠炎病例中，可以通过高灵敏度的 EBV 编码小分子原位杂交检测到 EBER-1（RNA1），但在非炎症对照和阑尾炎病例中完全检测不到。EBER-1 阳性细胞在炎性肠病（IBD）患者结肠标本的非炎症区域非常罕见。

EBER-1 阳性细胞是位于结肠标本侵蚀或溃疡区域的非上皮细胞（主要是 B 淋巴细胞和一些组织细胞状细胞）。因此认为 EBV 感染可能与 IBD 有一定关联[3]。一项有意思的针对 38 名儿童急性阑尾炎研究显示，21% 患者中可以通过 PCR 法检测到 CMV（巨细胞病毒），7.9% 疱疹病毒 6 型（HHV-6）。此外，少部分 EB 病毒也能被检测到。在所有标本中，大网膜是最常被感染的组织（63.0%），而阑尾和外周血标本的病毒感染率分别为 60.5% 和 50%，研究表明可能的病毒感染或再激活与儿童阑尾炎有关[4]。另一份有意思的报道来自针对 2011—2016 年活跃的美国职业棒球大联盟（MLB）和小联盟棒球（MiLB）运动员的研究，项目调查了非创伤性停赛原因，阑尾炎（15.2%）和 Epstein-Barr 病毒/巨细胞病毒（9.1%）感染是最常见的赛季末停赛原因[5]。在免疫功能正常的患者中，作为皮肤慢性炎症的皮肤藏毛囊肿表现出 I 型潜伏期的 Epstein-Barr 病毒感染细胞，皮肤样胃肠黏膜是 Epstein-Barr 病毒复制和传播的潜在部位，这也解释了 Epstein-Barr 病毒阳性皮肤黏膜溃疡的发病机制[6]。腹痛在 EB 病毒感染患者中并不常见，通常归因于肝脏或脾脏肿大。有文献报道一名法国 8 岁女孩因与 EB 病毒感染相关的肠系膜淋巴结炎而患假性腹膜炎，经过保守治疗后治愈出院[7]。对于 EB 病毒感染治疗来说，通常是采取抗病毒治疗。但文献也报道了对患有慢性 EB 病毒感染（CAEBV）的 8 岁女孩通过来自无关供体脐带血的低强度干细胞移植成功治疗[8]。

参 考 文 献

[1] Neuhauser T S, Derringer G A, Thompson L D R, et al. Splenic inflammatory myofibroblastic tumor (inflammatory pseudotumor): a clinicopathologic and immunophenotypic study of 12 cases [J]. Arch Pathol Lab Med, 2001, 125 (3): 379-385.

[2] Gwak J W, Yoo J, Suh S O, et al. Benign gastric ulcer with Epstein-Barr virus infection mimicking malignant gastric ulcer [J]. Korean J Gastroenterol, 2019, 73 (3): 177-181.

[3] Yanai H, Shimizu N, Nagasaki S, et al. Epstein-Barr virus infection of the colon with inflammatory bowel disease [J]. Am J Gastroenterol, 1999, 94 (6): 1582-1586.

[4] Katzoli P, Sakellaris G, Ergazaki M, et al. Detection of herpes viruses in children with acute appendicitis [J]. J Clin Virol, 2009, 44 (4): 282-286.

[5] Conway J J, Curriero F C, Camp C L, et al. Time out of play due to illness in major and minor league baseball [J]. Clin J Sport Med, 2021, 31 (3): e137-e143.

[6] de Paiva G R, da Silva Jr N A, March M, et al. High frequency of Epstein-Barr virus-infected lymphocytes in pilonidal cysts [J]. Hum Pathol, 2012, 43 (12): 2241-2246.

[7] Gisserot O, Landais C, Cremades S, et al. Acute abdominal pain in a 8-year-old girl with Epstein-Barr infection [J]. Arch Pediatr, 2005, 12 (3): 288-290.

[8] Iguchi A, Kobayashi R, Sato T Z, et al. Successful report of reduced-intensity stem cell transplantation from unrelated umbilical cord blood in a girl with chronic active Epstein-Barr virus infection [J]. J Pediatr Hematol Oncol, 2006, 28 (4): 254-256.

第13章 急腹症

病例 60 合并再生障碍性贫血的黄体破裂

龚渭华

一、病例介绍

【现病史】 患者中年女性，47岁，主因"诊断再生性障碍性贫血40余年，黑蒙2天"急诊入院。40余年前，患者于当地儿童医院行骨髓穿刺诊断为再生障碍性贫血，平素不规律使用激素及雄激素，于2天前无明显诱因下出现黑蒙，伴头晕，无意识丧失，伴腹胀呃逆，后改变体位时会出现黑蒙，伴全身明显盗汗，无腹痛腹泻，无视物旋转，无畏寒发热等不适，今晨自测血压测不出，遂至我院就诊，查血常规提示白细胞水平正常（6.8×10^9/L），重度贫血（血红蛋白40 g/L），血小板明显低下（26×10^9/L），血气分析提示：全血乳酸7.30 mmol/L（↑）、全血碱剩余−8.1 mmol/L（↓）、血液酸碱度7.366、校正氧分压177.0 mmHg（↑）、钾3.60 mmol/L，遂收住急诊，予输红细胞输血浆等对症治疗，腹部B超急诊提示大量腹水，腹腔穿刺穿出不凝血，腹部增强CT未见明显造影剂外溢，血液内科会诊对症处理，普外科会诊无急诊手术指征，介入科会诊无介入指征，我科会诊拟"再生障碍性贫血、失血性休克"收住入院。

【既往史】 患者否认其他病史或服药史。

【入院诊断】 ① 失血性休克（已纠正）；② 再生障碍性贫血；③ 代谢性酸中毒（已纠正）；④ 卵巢黄体破裂出血（好转）；⑤ 腹腔积血；⑥ 低蛋白血症（好转）。

【辅助检查】 头颅CT检查提示：桥脑处可疑低密度影，建议MR+DWI复查。胸部CT检查（图60-1）提示两肺少许渗出，两侧胸腔积液伴邻近肺组织膨胀不全。腹部CT提示大量腹水，无明显腹腔游离气体等其他异常。妇科生殖B超检查提示：子宫未见明显异常子宫后方高回声团，血凝块考虑，附见：大量腹水，考虑血性腹水。

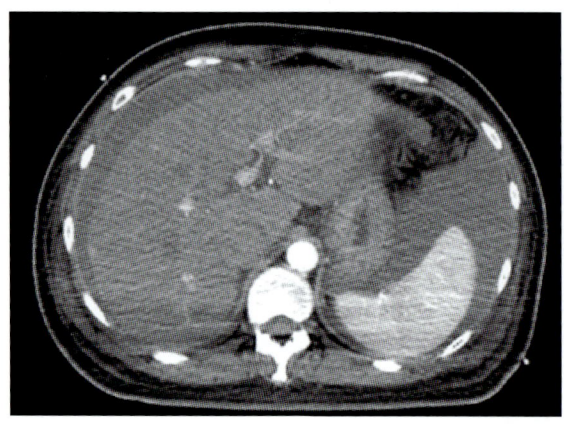 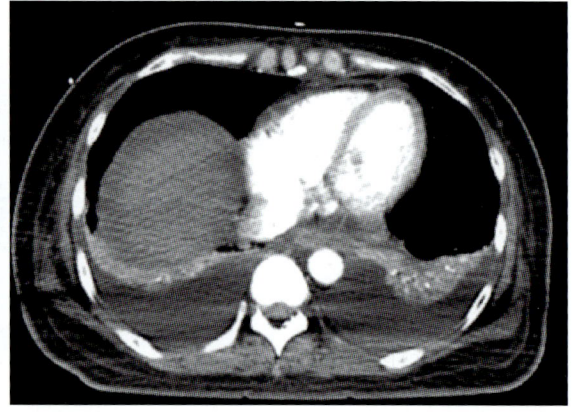

图 60-1　胸部 CT 示两肺少许渗出，两侧胸腔积液

【治疗过程】　入院后予以输红细胞改善贫血，住院期间出现血小板危机值：血小板计数 10×10^9/L（↓），考虑和再生障碍性贫血、失血性休克密切相关。予以 11 U 血小板输入治疗，输血前予以盐酸异丙嗪 12.5 mg 肌内注射防止过敏发生。入院后第 2 天，B 超提示两侧胸腔中量积液，予以胸腔穿刺引流，胸水检测 AFP 0.74 ng/mL，CEA ＜ 0.50 ng/mL。腹腔穿刺后腹水常规提示淋巴细胞 44%，中性粒细胞 56%，有核细胞 2 181/μL，颜色血性，红细胞计数 1 970 000/μL，李凡他试验阳性，革兰染色未检到。

仔细追问病史，患者于急诊入院前末次月经时出现过下腹部疼痛。B 超提示右侧卵巢回声异常，建议肿瘤指标检查，子宫和左侧附件未见明显异常，盆腔大量积液。妇产科会诊建议完善经阴道超声，结果提示：右侧附件区不均质团块，考虑黄体破裂可能；尿 HCG 定性阴性，性激素检测提示泌乳素升高（751.07 mU/L），妇产科急会诊，考虑患者有盆腔内积血，不排除黄体囊肿破裂可能，但目前无腹腔内继续活动性出血征象，且患者再生障碍性贫血，血小板计数低下，手术风险较高。因目前情况尚稳定，可继续保守治疗，注意生命体征及腹部体征，定期复查血常规等。结合患者目前情况及专科意见，继续予以保守治疗，动态监测血常规、凝血谱及腹部体征，如有变化可再次专科急会诊。

经过 6 天治疗后病情平稳，转出监护室，妇科会诊无特殊处理，后续定期复查妇科超声随访。并将病情汇报医务科备案，医务科同意目前保守处理，出院后门诊随访，并和患者本人及其家属沟通后，准予出院。

二、临床经验

（1）急诊腹部增强 CT 提示无明显造影剂外溢，说明没有明显活动性出血。

（2）尽管黄体破裂有手术指征，但不是所有案例都需要手术，在合并再生障碍性贫血情况下可成功保守治疗。

（3）在护理上需要吸氧、心电监护，注意保持排便通畅，适当情况下可给予开塞露等缓泻剂。

（4）在诊断明确情况下，可给予止痛药，减少疼痛感。

（5）腹腔内积血可能会从阴道排出，需要观察阴道出血量，余下腹腔内血液可自行吸收。

（6）通过血制品、G-CSF 等保守治疗止血效果不佳情况下，出血进行性加重，出现了循环血容量减少、休克表现，仍需要考虑手术治疗，也就是在保守过程中，需要审时度势、及时做出手术判断，文献中都有保守和手术成功案例。

（7）血小板高于 $80 \times 10^9/L$，一般较为安全；血小板高于 $50 \times 10^9/L$ 水平，可以考虑手术；血小板低于 $25 \times 10^9/L$，会引发自发性出血。

（8）大手术，要求中性粒细胞超过 $1.5 \times 10^9/L$；一般手术，要求超过 $1.0 \times 10^9/L$；临床使用 G-CSF 可让部分再生障碍性贫血患者中性粒细胞短时间内提高，减少感染风险。

（9）中性粒细胞在 $(1.0 \sim 1.5) \times 10^9/L$，可能会发生感染；$(0.5 \sim 1.0) \times 10^9/L$，容易发生感染；低于 $0.5 \times 10^9/L$，严重感染可能。

（10）卵巢黄体破裂有可能反复发生，尽管不需要绝对卧床休息，但仍要避免剧烈运动，出院后可以考虑服用 3～6 个月的避孕药，调节激素水平，防止黄体破裂发生。

三、知识拓展

虽然再生障碍性贫血合并黄体破裂出血的病例不多，但其病情复杂性需要我们足够重视和了解。再生障碍性贫血是血液恶性疾病，引起全血细胞减少，包括白系、红系、巨系，造成感染、贫血、出血表现，重度"再障"可以引起多脏器的出血。排卵是育龄女性的正常生理过程，发生于月经前 14 天，排卵后卵泡壁塌陷，泡膜内小血管破裂，血液流入腔内成"血体"（血体被吸收后成黄体），卵泡壁破口迅速被血小板和纤维蛋白凝块封堵修复，避免进一步出血发生，正常情况下，大部分患者出血量不超过 500 mL。黄体破裂往往发生在月经后 18～20 天，是妇科急腹症之一，可以出现腹膜炎表现，包括腹肌紧张、反跳痛，腹痛主要由出血刺激引起，体温可以略升高，肠蠕动活跃；绝大部分黄体破裂口可自行愈合，出血量不多，在血小板低下情况下，止血能力减退，可出现大出血，甚至危及生命[1]。

参 考 文 献

[1] 宋妍，邵宗鸿，付蓉，等. 再生障碍性贫血合并黄体破裂出血临床分析[J]. 天津医科大学学报，2009，15（3）：408-410.

第 14 章
其他普外科疾病

病例 61 腹腔内游离体

龚渭华

一、病例介绍

【现病史】 患者男性，82 岁，无意 CT 检查发现右侧中腹部肿块，肿块 CT 最大值 1 263 Hu，6.2 cm×5.5 cm。考虑到年龄较大，患者无临床症状，建议随访观察，半年后若明显增大，可考虑手术探查。图 61-1 为全腹部增强 CT 扫描结果，箭头所示为右侧中腹部内肿物钙化灶。

【入院诊断】 腹腔游离体。

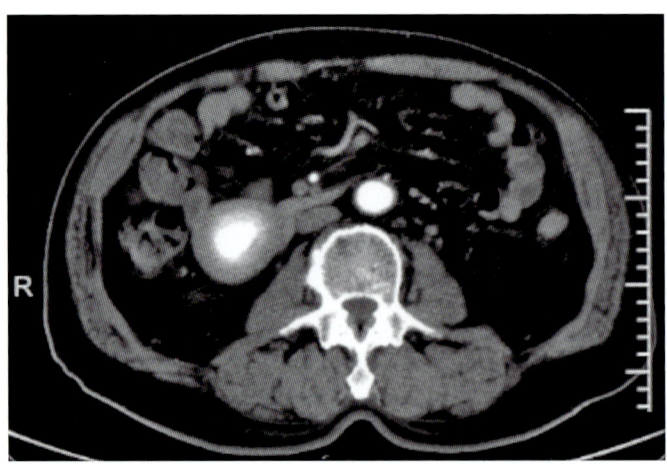

图 61-1　全腹部增强 CT 扫描结果

二、临床经验

（1）各个年龄阶段都可以体检意外发现"腹腔游离体"，需要和其他新生肿物或者转移肿瘤进行鉴别诊断[1]。

（2）无不适的腹腔内游离体，不建议积极去手术切除。

（3）少数病例中，较大的"腹腔游离体"因为重力因素，压迫到肠管、膀胱等器官，造成梗阻症状，比如便秘、肠梗阻、尿潴留、尿路刺激等临床表现，这种情况下需要手术治疗。

（4）对于有症状的、需手术切除的腹腔游离体，可以采用腹腔镜下手术，证实是安全、有效的措施[1]。

三、知识拓展

腹腔内游离体（peritoneal loose body, PLB）临床中少见，常在开腹手术或常规检查中偶然发现，尤其是直径超过 5 cm，到目前为止文献中只描述了少数病例[2]，主要见于男性，年龄多在 50～70 岁，游离体通常很小 0.5 cm，最大直径 10 cm，多数在 2 cm 之内，生长速度相对较慢，无临床症状[3]。有文献报道 5 年内增大 2 cm，多见于腹腔、膀胱、盆腔、直肠凹、结肠旁沟等处，多数单发、偶然发现，肿块可移动或粘连周围组织，可腹腔内自由漂浮，多数没有临床症状，大者可压迫周围结构引起临床症状：腹部不适、疼痛、间歇性便秘、小肠梗阻、尿潴留、尿频、感染。有时，腹腔内游离体可以附着在其他器官上并从中接受血液供应（寄生的腹腔内游离体）。确切的发病机制尚不清楚，最常见的病因是网膜附属物／肠脂垂的慢性扭转，由于慢性扭转，血液供应被切断，发生局部缺血、梗死和无菌性脂肪坏死，随后脂肪组织出现皂化反应和钙化，最后网膜附属体脱离变成了腹腔内游离体。随后的生长是因为腹腔内游离体周围的富含蛋白腹膜血清（渗出液）积聚在其周围并包裹，腹腔温度升高后发生蛋白质变性，引起类似"煮鸡蛋"样结构，体积慢慢增大，脱离肠系膜形成腹腔内游离体，显微镜下显示出凝结核中央坏死、周围层状同心圆样钙化结构[4]。由于这种病变的罕见性，诊断具有挑战性。鉴别诊断范围很广，可以是良性疾病，如平滑肌瘤或畸胎瘤；可用于结直肠癌、卵巢癌、转移性淋巴瘤等恶性肿瘤。应排除的其他诊断包括结石病、结核性肉芽肿或异物。

参 考 文 献

[1] Munzir Obaid, Salahddin Gehani. Deciding to remove or leave a peritoneal loose body: a case report and review of literature [J]. Am J Case Rep, 2018, 19: 852-857.

[2] Abraham Ariaya, Musse Ahmed, Esabalew Taddese Mindaye. Incidental peritoneal loose body in a polytrauma patient: the unnoticed scenario: a case report [J]. Int J Surg Case Rep, 2021, 85: 106158.

[3] Keiso Matsubara, Yuji Takakura, Takashi Urushihara, et al. Laparoscopic extraction of a giant peritoneal loose body: case report and review of literature [J]. Int J Surg Case Rep, 2017, 39: 188-191.

[4] Hyun-Soo Kim, Sung J Y, Park W S, et al. A giant peritoneal loose body [J]. Korean J Pathol, 2013, 47（4）: 378-382.

病例 62 EB 病毒感染

龚渭华

一、病例介绍

【现病史】 患者女性，67岁，主因"发热伴全身肌肉酸痛15小时"入院。患者于15小时前无明显诱因下出现发热，体温最高39.7℃，伴畏寒寒战，伴全身肌肉酸痛，伴胸闷气促，无恶心呕吐，无鼻塞流涕，无尿频、尿急、尿痛，无腹痛、腹泻，无关节痛及皮疹等不适，遂至当地医院就诊，予退热治疗后患者感恶心，呕吐一次，呕吐物为胃内容物，仍有发热，遂至我院就诊，急诊查血常规提示白细胞计数 $3.2×10^9$/L（↓）、中性粒细胞百分比95.2%（↑）、白细胞介素IL-6：10 177.00 pg/mL（↑）、降钙素原：3.07 ng/mL（↑）、D-二聚体：8 840 μg/L（FEU）（↑），完善胸痛CTA提示肺动脉干及主动脉根部低密度影，心动伪影所致可能大。主动脉弓钙化。胸部高分辨CT平扫示两下肺坠积性改变，予"厄他培南"抗感染、补液等对症支持治疗，患者仍有发热，伴胸闷气促，现为求进一步诊治，急诊拟"发热待查"收住入院。患者自起病以来，意识清，精神软，食欲、睡眠一般，二便无殊，体重无明显增减。

【既往史】 患者于2年前曾在我院麻醉下行"右跟骨内固定拆除术"，术后恢复可。否认其他病史，自诉对"膏药"过敏，过敏反应为皮疹。

【辅助检查】 血常规：红细胞 $4.69×10^{12}$/L、白细胞计数 $3.2×10^9$/L（↓）、中性粒细胞绝对值 $3.07×10^9$/L、血小板计数 $170×10^9$/L、中性粒细胞百分比95.2%（↑）、（2021-07-27 03:02）（急）凝血谱（血浆）：D-二聚体8840 μg/L（FEU）（↑）、国际标准化比率1.13（↑）、凝血酶原时间活动度82.0%（↓）、凝血酶原时间14.2秒（↑）、（急）心肌酶谱+（急诊）血生化+（急）血淀粉酶+（急）CRP（血液）：C反应蛋白60.9 mg/L（↑）、（急）降钙素原（血液）：降钙素原18.63 ng/mL（↑）。胸痛CTA提示肺动脉干及主动脉根部低密度影，心动伪影所致可能大。主动脉弓钙化。胸部高分辨CT平扫示两下肺坠积性改变。

入院后血气分析+电解质提示：血液酸碱度7.402、二氧化碳分压34.8 mmHg（↓）、氧分压133.0 mmHg（↑）、总二氧化碳22.3 mmol/L（↓）、实际碳酸氢根浓度21.2 mmol/L（↓）、全血乳酸2.00 mmol/L（↑）；血常规：白细胞计数 $3.1×10^9$/L（↓）、血红蛋白111 g/L（↓）、红细胞 $3.92×10^{12}$/L、血小板计数 $110×10^9$/L、淋巴细胞绝对值 $0.26×10^9$/L（↓）、单核细胞绝对值 $0.16×10^9$/L（↓）。

进一步检测淋巴细胞亚群，结果提示：总B细胞CD45+CD3−CD19+29.6%（↑）（正常范围：5.0%～18.0%），淋巴细胞百分比（CD45+）1.19%（↓）（正常范围：15.0%～40.0%）。淋巴细胞百分比（CD45+）1.16%（↓）（正常范围：15.0%～40.0%），总T细胞（CD3+CD45+）57.73%（正常范围：50.0%～84.0%），辅助/诱导T细胞（CD3+CD4+）41.74%（正常范围：27.0%～51.0%），抑制/细胞毒T细胞（CD3+CD8+）12.39%（↓）（正常范围：15.0%～44.0%），CD4+/CD8+比值3.37（↑）（正常范围：0.7～2.78）。铁蛋白：553.7 μg/L（↑）。

电解质全套：钾 3.18 mmol/L（↓）、钙 2.01 mmol/L（↓）、磷 0.71 mmol/L（↓）；免疫球蛋白＋补体＋IgG4：补体 C1q155 mg/L（↓）；降钙素原定量：降钙素原 13.71 ng/mL（↑）。

糖脂肝肾功能＋同型半胱氨酸：总胆红素 9.5 μmol/L、白蛋白 30.1 g/L（↓）、球蛋白 19.0 g/L、谷丙转氨酶 96 U/L（↑）、γ-谷氨酰转肽酶 48 U/L（↑）、谷草转氨酶 117 U/L（↑）、乳酸脱氢酶 289 U/L（↑）、脂肪酶 51.5 U/L（↑）、低密度脂蛋白 4.06 mmol/L（↑）、超敏 C 反应蛋白 93.1 mg/L（↑）。

巨细胞病毒抗体-IgM 0.4 COI（正常范围：＜1.0 COI），巨细胞病毒抗体-IgG ＞ 500.0 U/mL（正常范围：＜1.0 U/mL），巨细胞病毒核酸阴性。EB（EBV）病毒 DNA：EB 病毒核酸阳性（↑）；EB 病毒抗体三项检测：EBV 衣壳抗原 IgA5.56（+++）S/CO（↑）（正常范围：＜1.1 S/CO），EB 病毒衣壳抗原 IgG ＞ 750 U/mL（↑）（正常范围：＜20.0 U/mL），EB 病毒衣壳抗原 IgM ＜ 10.0 U/mL（正常范围：＜20.0 U/mL）。

抗环瓜氨酸肽（抗 CCP）抗体、抗中性粒细胞胞浆抗体、粪常规＋隐血＋寄生虫镜检、ASO+RF、免疫球蛋白＋补体＋IgG4（住院）未见明显异常。C 反应蛋白：3.2 mg/L；肝功能常规：白蛋白 37.6 g/L、谷丙转氨酶 86 U/L（↑）、谷草转氨酶 83 U/L（↑）。

血常规：白细胞计数 3.4×10^9/L（↓）、血红蛋白 118 g/L、血小板计数 149×10^9/L、中性粒细胞绝对值 0.37×10^9/L（↓）；降钙素原定量：降钙素原 0.55 ng/mL（↑）。

血生化常规：钾 3.65 mmol/L，钠 145.0 mmol/L，尿素氮 5.10 mmol/L，肌酐 38.0 μmol/L（↓）。总 IgE：总 IgE 66.1 U/mL。降钙素原定量：降钙素原 0.19 ng/mL。

血常规：白细胞计数 4.7×10^9/L，血红蛋白 114 g/L，血小板计数 206×10^9/L，中性粒细胞绝对值 1.56×10^9/L（↓）。

肝功能：白蛋白 34.7 g/L（↓），谷丙转氨酶 81 U/L（↑），谷草转氨酶 71 U/L（↑）；血生化：钾 4.05 mmol/L，尿素氮 6.10 mmol/L，肌酐 44.0 μmol/L。

【入院诊断】 ①脓毒血症；②发热待查：感染性发热？风湿免疫性疾病。

【治疗过程】 入院后先后予厄他培南、哌拉西林他唑巴坦钠抗感染、天晴甘美护肝、阿托伐他汀稳定斑块、伊托必利促胃肠动力等对症治疗。患者入院后出现全身红斑风团瘙痒，特请皮肤科会诊，予氯雷他定及西替利嗪抗过敏。患者眼部不适，特请眼科会诊，考虑双白内障、玻璃体混浊、干眼症，予玻璃酸钠滴眼液对症治疗。患者中性粒细胞偏低，予利可君片升白细胞治疗。现患者中性粒细胞绝对值明显上升，一般情况可，体温正常，无明显不适，予带药出院。

患者入院后各指标恢复进程如下（图 62-1～图 62-8）。

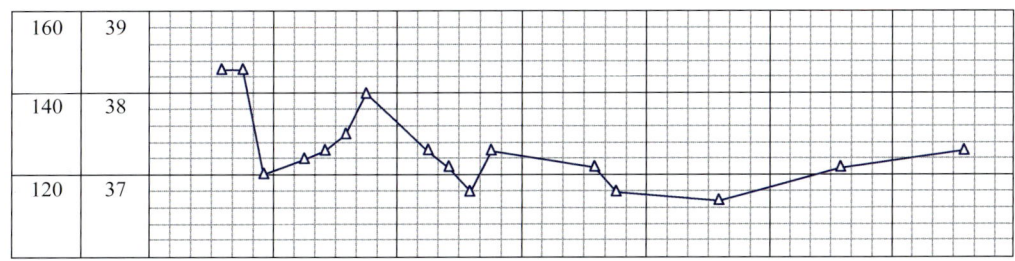

图 62-1 体温恢复情况

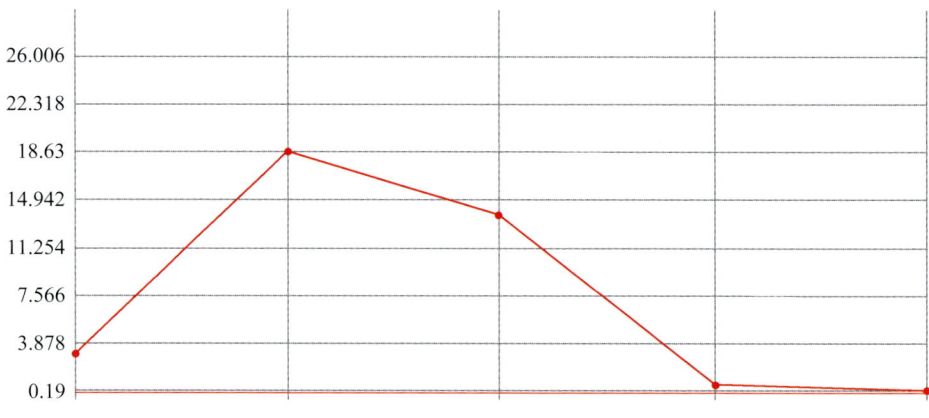

图 62-2　降钙素原动态变化图

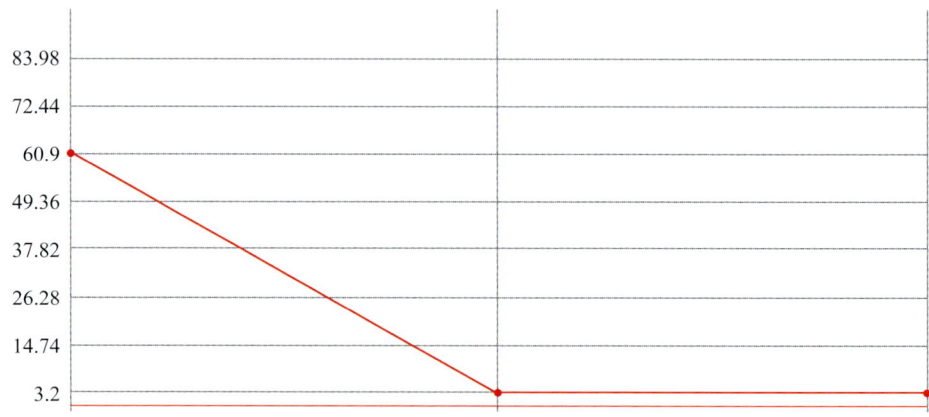

图 62-3　C 反应蛋白动态变化图

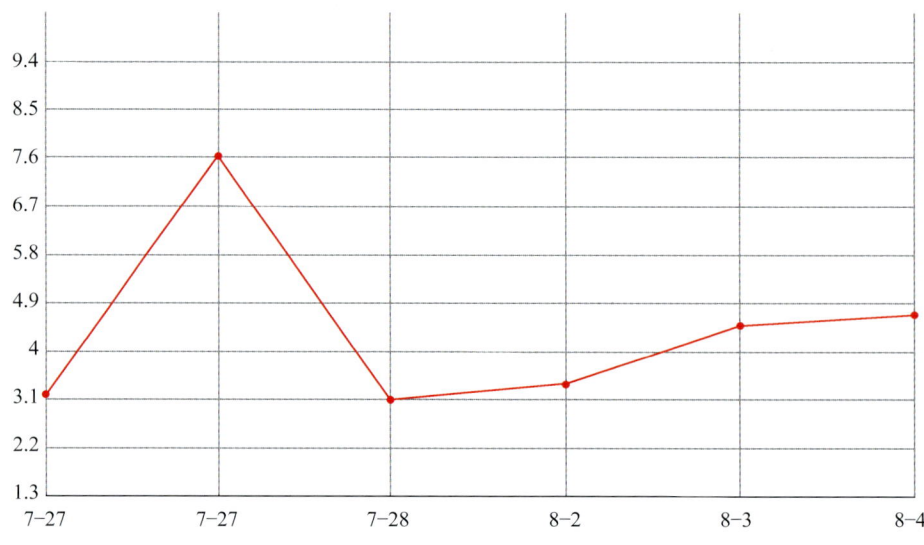

图 62-4　白细胞计数动态变化图

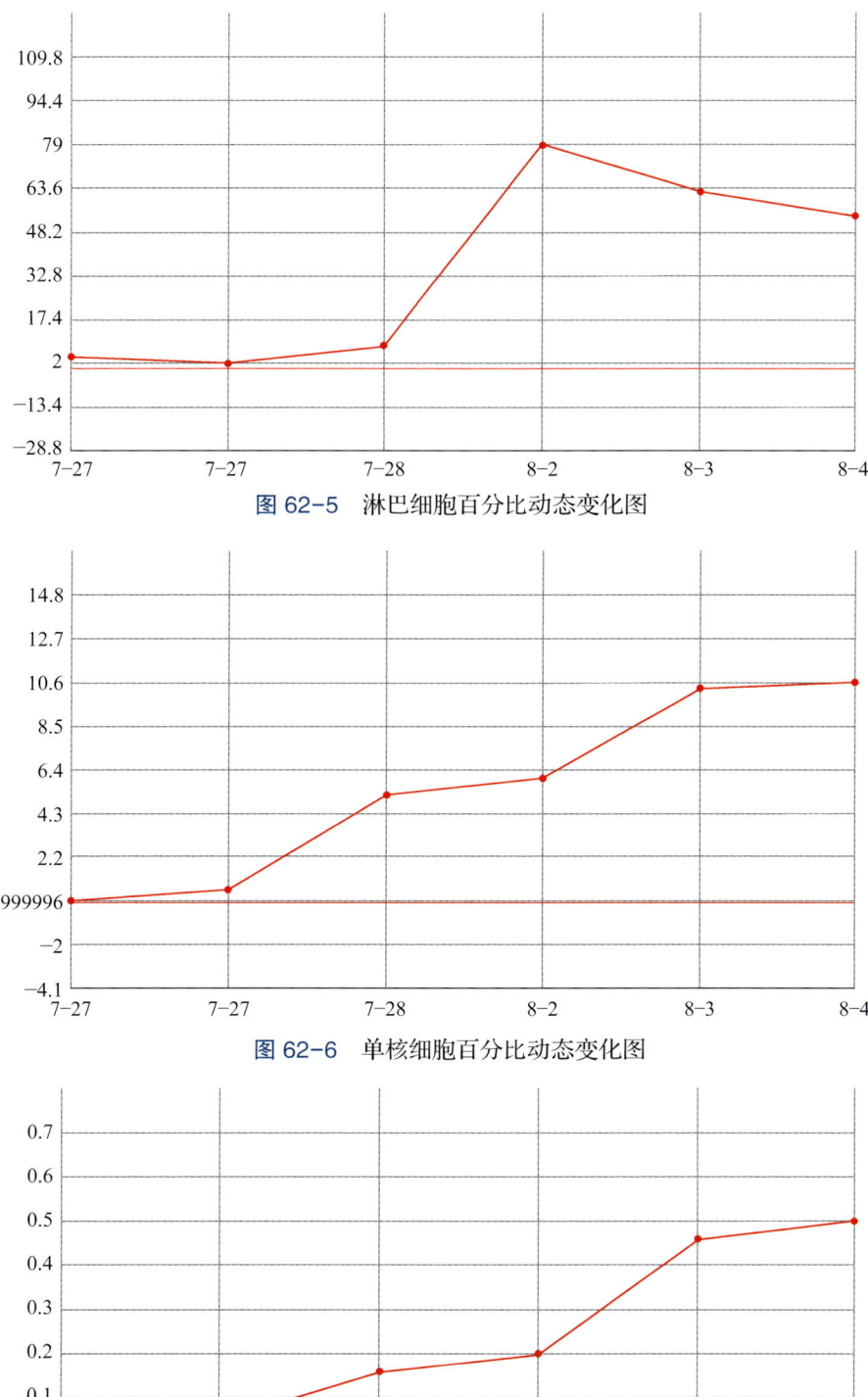

图 62-5　淋巴细胞百分比动态变化图

图 62-6　单核细胞百分比动态变化图

图 62-7　单核细胞绝对值动态变化图

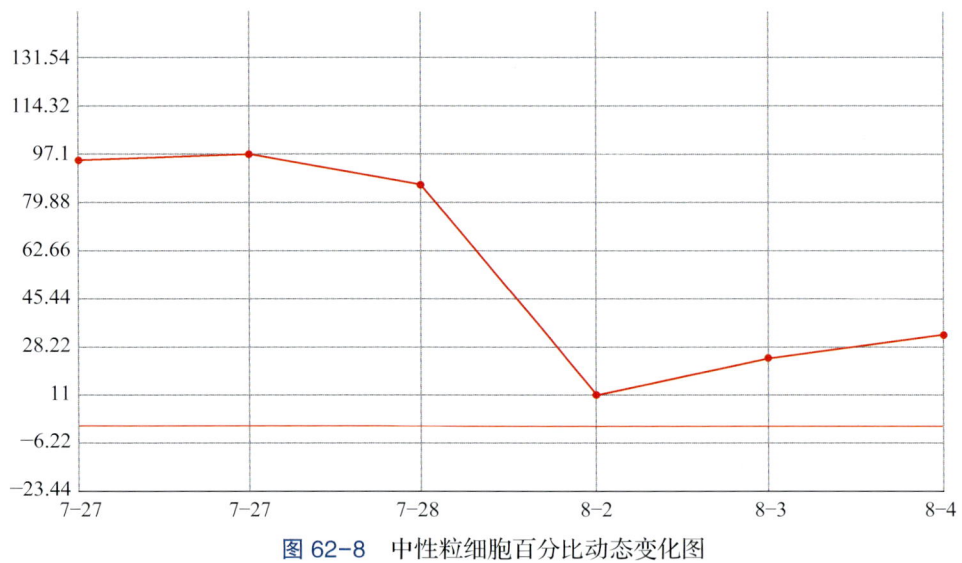

图 62-8　中性粒细胞百分比动态变化图

二、临床经验

（1）EB 病毒感染是自限性疾病，病程在 1～2 周，可以自行痊愈。

（2）EB 病毒感染引起的发热多数在 3 天即可恢复正常体温，研究发现 59/68 例（86.8%）发热经过 3～5 天后恢复正常[1]。

（3）外周血中白细胞计数正常（中性粒细胞 % 可以升高），但淋巴细胞百分比往往比较高。

（4）此病例中外周血单核细胞绝对值和百分比都在正常范围之内，但呈现持续升高，并且在发病之初，两项指标几乎为 0。

（5）当单核细胞数很低时，检测 EB 病毒 DNA 可能为阴性结果。

（6）PCT 和 CRP 可以反映病毒感染引起的炎症状态和病情恢复情况。

三、知识拓展

EB 病毒是 Michael Epstein 和 Yvonne Barr 于 1964 年实验中率先发现，它广泛存在于自然界，一般隐性感染，90% 的人感染过此病毒，但绝大多数没有明显临床症状。慢性活动性 EB 病毒感染是自限性淋巴细胞增生性疾病，病程在 3～6 周，EB 病毒感染后会引起异常活化的 T 细胞和细胞因子，继而引起淋巴细胞增生[2]。临床上产生发热、消化道症状、皮疹（红色斑丘疹）、肝功能异常等表现，诊断上，可以通过唾液、外周血、组织等病毒检测 DNA，也可以进行抗体滴度检测，在不同时间段中病毒检出率有所不同[3]，对 EB 病毒感染没有特异性药物，一般采用干扰素、阿昔洛韦、更昔洛韦等抗病毒药物，它们可以激活免疫细胞和抑制病毒的繁殖、复制，经过治疗后，病毒 DNA 可以转为阴性，肝功能转好[1]。预防 EB 病毒感染的好办法是抗病毒疫苗，但目前还没有取得临床应用的有效疫苗[3]。

参 考 文 献

［1］陈进国，李海燕，李居富，等.成人 EB 病毒感染的临床特点及治疗［J］.山东医药，2010，50（45）：18-20.
［2］胡晨旻，孙梅.EB 病毒感染及其免疫反应［J］.国际儿科学杂志，2010，37（1）：33-35.
［3］赵林清，钱渊.EB 病毒感染及其相关疾病［J］.中华儿科杂志，2003，41（10）：797-799.